高职高专"十四五"规划学前教育专业新标准实践型示范教材

总主编 蔡迎旗

0-3岁婴幼儿保育与教育

U0193801

主　编 ◎ 刘丽伟（华中师范大学）

副主编 ◎ 龚婷婷（南京城市职业学院）

　　　　宋　雪（烟台幼儿师范高等专科学校）

　　　　顾　琳（湖北省育婴行业协会）

　　　　余　琪（湖北省育婴行业协会）

参编者 ◎ 周佩琪　范书妍　陈雨轩　龙湘婕

　　　　张　婕　弓欣瑜　王书欣　陈依铭

　　　　刘慧洁　陈一诺　辛佳颖

华中科技大学出版社
http://press.hust.edu.cn
中国·武汉

图书在版编目（CIP）数据

0—3 岁婴幼儿保育与教育/刘丽伟主编. —武汉：华中科技大学出版社，2023.8

ISBN 978-7-5680-9379-8

Ⅰ.①0… Ⅱ.①刘… Ⅲ.①婴幼儿-哺育 ②婴幼儿-早期教育 Ⅳ.①R174 ②G61

中国国家版本馆 CIP 数据核字（2023）第 154504 号

0—3 岁婴幼儿保育与教育

刘丽伟 主编

0—3 Sui Yingyou'er Baoyu yu Jiaoyu

丛书策划：周晓方 周清涛

策划编辑：李承诚 袁文娣

责任编辑：林珍珍

封面设计：廖亚萍

责任校对：张汇娟

责任监印：周治超

出版发行：华中科技大学出版社（中国·武汉）　　　　电话：（027）81321913

　　　　　武汉市东湖新技术开发区华工科技园　　　　邮编：430223

录　　排：华中科技大学出版社美编室

印　　刷：湖北新华印务有限公司

开　　本：889mm×1194mm　1/16

印　　张：23.5

字　　数：563 千字

版　　次：2023 年 8 月第 1 版第 1 次印刷

定　　价：49.90 元

高职高专"十四五"规划学前教育专业新标准实践型示范教材

编写委员会

总主编

蔡迎旗　华中师范大学早期教育学院院长，教授，博士生导师

教育部高等学校幼儿园教师培养教学指导委员会委员

中国教育学会学前教育分会副会长

教育部"国培计划"专家库首批专家和学前教育师范类专业认证专家

副总主编

（按照姓氏拼音排序）

邓艳华	衡阳幼儿师范高等专科学校	徐丽蓉	江汉艺术职业学院
李　娜	湖北幼儿师范高等专科学校	杨冬伟	湖北工程职业学院
刘丽伟	华中师范大学	杨　龙	郑州幼儿师范高等专科学校
罗春慧	湖北幼儿师范高等专科学校	杨素苹	武汉城市职业学院
唐翊宣	广西幼儿师范高等专科学校	叶圣军	福建幼儿师范高等专科学校
王任梅	华中师范大学	尹国强	华中师范大学
王先达	福建幼儿师范高等专科学校		

编委

（按照姓氏拼音排序）

陈启新	三峡旅游职业技术学院	苏　洁	湖北幼儿师范高等专科学校
董艳娇	安阳师范学院	孙丹阳	铜仁幼儿师范高等专科学校
段　为	湖北艺术职业学院	谭学娟	江汉艺术职业学院
俸　雨	武汉商贸职业学院	田海杰	烟台幼儿师范高等专科学校
郝一双	湖北商贸学院	王　梨	常州幼儿师范高等专科学校
焦　静	福建幼儿师范高等专科学校	王　淼	湖北商贸学院
焦名海	深圳信息职业技术学院	王任梅	华中师范大学
李　卉	华中师范大学	王　雯	华中师范大学
李志英	三峡旅游职业技术学院	王先达	福建幼儿师范高等专科学校
廖　凤	湘南幼儿师范高等专科学校	闫振刚	郑州升达经贸管理学院
刘翠霞	湖北工程学院	杨　洋	三峡旅游职业技术学院
刘凤英	湘南幼儿师范高等专科学校	尹国强	华中师范大学
刘丽伟	华中师范大学	张　娜	华中师范大学
刘　艳	三峡旅游职业技术学院	郑艳清	湖北幼儿师范高等专科学校
欧　平	衡阳幼儿师范高等专科学校	赵倩倩	湖北三峡职业技术学院

网络增值服务

欢迎使用华中科技大学出版社人文社科分社资源网

1 教师使用流程

（1）登录网址：http://rwsk.hustp.com（注册时请选择教师用户）

注册 ＞ 登录 ＞ 完善个人信息 ＞ 等待审核

（2）审核通过后，您可以在网站使用以下功能：

浏览教学资源　　　建立课程　　　管理学生　　　布置作业　查询学生学习记录等

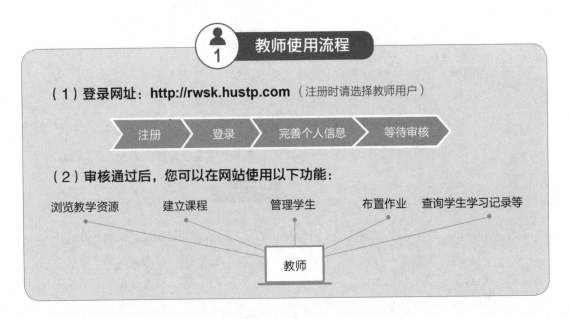

教师

2 学员使用流程

（建议学员在PC端完成注册、登录、完善个人信息的操作）

（1）PC端学员操作步骤

① 登录网址：http://rwsk.hustp.com（注册时请选择普通用户）

注册 ＞ 完善个人信息 ＞ 登录

② 查看课程资源：（如有学习码，请在个人中心－学习码验证中先验证，再进行操作）

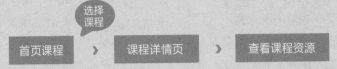

选择课程

首页课程 ＞ 课程详情页 ＞ 查看课程资源

（2）手机端扫码操作步骤

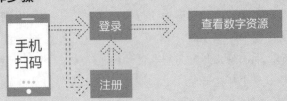

手机扫码　　登录　　查看数字资源

注册

Abstract
内容提要

本教材聚焦0—3岁婴幼儿的相关基础问题，为读者提供婴幼儿保育与教育领域的基本概念、政策、活动、特点、机构等相关信息，使读者对0—3岁婴幼儿的保育与教育有一个基本了解。本教材包括十个单元，从概念、发展、照护、政策、机构、家庭与社区六大模块对0—3岁婴幼儿的保育与教育领域内容进行阐述。十个单元内容分别为：婴幼儿保育与教育概述，婴幼儿阶段发展特点，婴幼儿成长与发展，婴幼儿生活与照护，婴幼儿保健与护理，婴幼儿照护服务制度与政策，婴幼儿托育机构组织与管理，婴幼儿教养活动组织与实施，婴幼儿家庭教育，婴幼儿社区支持与服务。本教材适合高职高专院校学前教育和托育服务相关专业学生及教师使用。

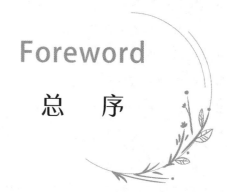

总　序

人生百年，立于幼学。学前教育是我国学校教育制度的奠基、国民教育体系的重要组成部分和重要的社会公益事业，其关系到我国千万儿童的健康快乐成长和家庭的和谐幸福，故我国各级政府高度重视，社会各界高度关注。推动学前教育普及、普惠和高质量发展已成为我国学前教育事业改革与发展的未来路向。

幼儿园教师是决定幼儿园保育与教育质量的关键因素，是我国构建现代化、高质量的学前教育体系的根本保障。当前，我国学前教育事业发展的薄弱环节是幼儿园教师队伍的建设，当务之急是补足配齐幼儿园教师。高质量的幼教师资来源于高水平的学前教师教育。为顺应我国学前教育事业发展的迫切需求，我国颁布了《教师教育课程标准（试行）》《幼儿园教师专业标准（试行）》《新时代幼儿园教师职业行为十项准则》《学前教育专业师范生教师职业能力标准（试行）》等多部法规，对我国幼儿园教师教育课程、幼儿园教师专业素养、职业道德与行为、职业能力与岗位适应等进行规范与引导，以努力提升我国学前教师教育的整体质量与水平。

当前，我国幼儿园教师起点学历已由中专提升为专科层次。在职幼儿园专任教师中专科及以上学历比例超过了90%，其中近八成是专科学历。高职高专在我国幼儿园教师人才培养中具有举足轻重的地位，是我国学前教师教育的主力军。

职业教育是我国国民教育体系和人力资源开发的重要组成部分，是培养多样化人才、传承技术技能、促进就业创业的重要途径。我国各级各类职业教育院校守正创新、锐意改革，大力提升职业教育办学质量和适应性，而职业教育课程与教材是提高职业教育办学质量和适应性的关键所在。华中科技大学出版社计划出版的"高职高专'十四五'规划学前教育专业新标准实践型示范教材"，正好回应了我国学前教育事业发展之所急和职业教育事业发展之所需。本人受邀作为本套教材的总主编，深感荣幸且责任重大。经过跟出版社深度沟通、市场调研和全国学前专业相关院校教师专家的研讨，本套教材试图实现如下六个方面的创新与突破。

第一，坚持立德树人，创新教材理念。本套教材将以培养高素质专业化幼儿园教师为目标，坚持教材的思想性和先进性，把社会主义核心价值体系有机融入教材，精选对培养优秀幼儿园教师有重要价值的课程内容，将学前教育领域的前沿知识、教育改革和教育研究最新成果充实到教学内容中，加强中华优秀文化的渗透与融入，实现课程思政一体化，立德树人，德技并修。本套教材注重引导学习者树立正确的儿童观、教师观、教育观和长期从教、终身从教信念，塑造未来教师的人格魅力；加强职业道德教育和职业态度与行为的养成；着力培养学习者的社会责任感、创新精神和实践能力。

第二，分层分类设计，优化教材体系。本套教材从"教育信念与责任、教育知识与能力、教育实践与体验"三个维度，按照《教师教育课程标准（试行）》对幼儿园教师教育课程的要求，设计了"人文素养与思政类、保教理论与实践类、教师技能与艺术类"共三个层次 40 多本教材，分别着重培养学习者的人文科学素养与师德理念、幼儿园保育与教育职业能力以及幼儿园教师教育素养与艺术素养；强化教育实践环节，加强职业技能训练内容，编写教育见习、实习和研习手册，提供名师优秀教学案例；坚持育人为本，促使学习者"德、才、能、艺"全面发展，人才培养目标从促进就业、创业转变为促进人的全面发展和专业与职业的可持续发展。

第三，"课、岗、证、赛"并重，精选教材内容。本套教材的大纲与内容、拓展练习与教学资源库，均依据我国幼儿园教师职前和职后教育、幼儿园教师职业与岗位准则、幼儿园教师资格制度、幼儿园教师职业技能大奖赛等方面的相关法规，实现"课、岗、证、赛"一体化。每本教材坚持职前教育和职后培训贯通设计，在全面夯实学习者专业知识与能力的基础上，注重学习者职业道德与能力的培养和从业态度与行为的养成教育。另外，教材注重课前、课中与课后的整体设计，课前预习相关学习资源，课中精讲关键知识点，课后链接"课、岗、证、赛"相关练习，以利于学习者巩固所学内容并学以致用，提升学习者的专业与职业综合素质以及职业与岗位适应能力，实现终身学习和毕生发展。

第四，以生为本引导学习，完善教材体例。本套教材从"教"与"学"两个角度设置教材体例，使其符合学习者的学习、内化直至实践应用的规律，具有启发引导性，也充分考虑了教材面向的主体——高职高专学生的学习特点，内容编排由浅入深，理论与实践并重，努力做到

"教师好教，学生好学"；注重培养学习者对学前教育学科知识的理解和感悟，设计模拟课堂、情境教学、案例分析、技能训练、教学竞赛等多样化的教学方式，增强学习者的学习兴趣，提高学习效率，使其实现学习能力、实践能力和创新能力的三重提升。

第五，数字技术强力支撑，丰富教材形式。本套教材注重将信息技术作为基础条件与支撑，构建丰富多彩、高质量的电子资源库，努力实现课程与教学资源的共建共享；实现"互联网＋教育"和教材形态的多样化与电子化，将纸质媒介和电子媒介相结合，创设数字化的教育教学情境。教材中穿插大量数字资源，引导学习者在课前和课后拓展学习海量专业知识，培养学习者的数字化教育能力和数字化学习能力，做新时代高素质的数字化教育者和学习者。针对幼儿园管理与保教的特点，本套教材尤其注重提升学习者的信息素养和利用信息技术进行保育与教育、安全风险防控和质量管理的能力。

第六，"校、社、产、教"多元合作，确保教材质量。为确保本套教材质量，特聘请全国开设学前教育专业的高职高专院校、本科高校推荐遴选教学经验丰富、有影响力的专家和一线骨干教师担任每本教材的主编和副主编，拟定本套教材编写体例，给出编写样章，同时参与审定大纲、样章，总体把控书稿的编写进度与品质。参与的作者分别来自高校、行业领域和实践一线，来源广泛而多元，实现"校、社、产、教"不同领域人员的协同创新与深度合作。

当然，以上六个方面只是本人作为总主编对本套教材的美好期待与设想，这些想法是否真正得以实现和彰显，有赖于所有参编人员和编辑的共同努力，也有待广大读者的审读与评判。在本套教材编写的过程中，我们参阅、借鉴和引用了国内外大量学术成果和实践经验与案例。学术成果为本套教材提供了学术滋养，而实践经验与案例展示了当前我国学前教育改革与发展的生动样态，在此一并表示感谢。书中如有疏漏和不妥之处，敬请各位读者批评指正。

最后，我谨代表本套教材的所有编委和作者，衷心感谢本套教材的策划者——华中科技大学出版社人文分社社长周晓方，周社长对学前教育充满热情和信心，对本套教材的编写、出版和发行倾注了大量心血，还要感谢本套教材的策划编辑袁文娣和其他各位编辑及相关工作人员。我们基于教材出版的首次合作渐趋默契和融洽。让我们携手共进，继续为我国学前儿童的福祉和学前教育事业的健康可持续发展贡献智慧与力量！

2023 年 5 月

武汉桂子山·华中师范大学教育学院

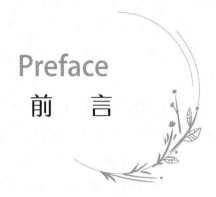

Preface
前　言

　　在托幼一体化的发展趋势下，0—3 岁婴幼儿的科学养育成为学前教育的重要内容。2019 年 5 月国务院办公厅发布的《关于促进 3 岁以下婴幼儿照护服务发展的指导意见》首次为婴幼儿托育服务行业的发展提供了国家层面的指导意见，2019 年也因此被称为我国的"托育元年"。同年 10 月，为加强托育服务机构规范化、专业化建设，国家卫生健康委员会发布《托育机构设置标准（试行）》和《托育机构管理规范（试行）》。2021 年，为了指导托育服务机构为 3 岁以下婴幼儿提供科学规范的照护服务，国家卫生健康委员会发布《托育机构保育指导大纲（试行）》。一系列文件的颁布充分体现了 0—3 岁婴幼儿托育的重要性。《幼儿园教师专业标准（试行）》中也明确规定幼儿园教师要了解 0—3 岁婴幼儿保教的有关知识与基本方法。

　　本教材响应国家大力发展 0—3 岁婴幼儿托育的号召，旨在为学生和教师提供更为全面的理论与实践指导，引导学生了解 0—3 岁婴幼儿保育与教育的基本概念与基本理论，掌握 0—3 岁婴幼儿各阶段的身心发展特点（认知、语言、动作、情感与社会性）和照护需求，能够开展婴幼儿教养活动；让学生具备 0—3 岁婴幼儿的基本生理与卫生保健知识、基本的照护技能（营养与喂养、睡眠、生活与卫生习惯），以及婴幼儿保育与教育实践能力。

本教材兼具理论性与实践性，结合新形式，致力于培养满足市场需求的专业化人才。本教材理论部分来源于最新的国内外相关研究，为读者提供婴幼儿保育与教育的基本理论和最新发现；本教材实践部分来自一线托育机构的经验，提供了大量的优秀实践案例供读者参考。因此，本教材可同时面向教师、学生、研究者等，在学科发展和研究水平方面均具有重要的价值。

本教材主编为华中师范大学刘丽伟，副主编为南京城市职业学院龚婷婷、烟台幼儿师范高等专科学校宋雪、湖北省育婴行业协会顾琳和余琪。其他参编人员包括烟台幼儿师范高等专科学校陈依铭、刘慧洁等，华中师范大学陈雨轩、范书妍、周佩琪等。具体分工如下：第一单元由刘丽伟、龙湘婕撰写；第二单元、第三单元由龚婷婷撰写；第四单元由张婕撰写；第五单元由宋雪、陈依铭、刘慧洁撰写；第六单元由范书妍撰写；第七单元由陈雨轩、王书欣撰写；第八单元由宋雪、陈一诺、辛佳颖撰写；第九单元由弓欣瑜撰写；第十单元由周佩琪撰写。湖北省育婴行业协会顾琳、余琪为本教材各个单元提供了部分案例、图片、拓展阅读材料、视频资料和实践实训资料。

此教材成于编者孕育新生命之时，也恰好呼应了本教材的主题，在此感谢华中科技大学出版社的信任，感谢袁文娣编辑的理解与支持，感谢编写组各位成员对编者特殊时期的包容、对本教材的全力付出。由于能力有限，书中难免存在不足之处，还望各位同行专家不吝批评指正。

刘丽伟

2023 年 6 月于武汉

Contents
目 录

数字资源目录

第九单元　婴幼儿家庭教育

第一单元　婴幼儿保育与教育概述

◇ **学习目标**

1. 了解婴幼儿保育与教育的内涵、特点及基础理念，理解婴幼儿保育与教育的意义和价值。

2. 认识婴幼儿身心发展特点，理解婴幼儿保育与教育的目标、原则和意义，并能够在教育实践中为婴幼儿的保育与教育提供完整而优质的服务。

3. 掌握婴幼儿保育与教育的主要内容、实施方法和基本原则，深入理解婴幼儿的保育与教育对其成长发展的重要价值，树立科学的保育与教育理念，并能将其运用于实践，为婴幼儿的生存、发展创设有利的环境，促进其身心健康发展。

◇ **情境导入**

随着国家生育政策的逐渐转向和社会需求的持续发展，越来越多的幼儿园向下延伸开设了"托小班"，为家长提供0—3岁婴幼儿的托育服务，同时社会上出现了更多专门的托育所，满足了家长多样化的托育需求。然而对于婴幼儿来说，"保"和"教"到底哪个更重要、更优先？在实践中托育从业者应该如何科学地开展婴幼儿的保育与教育工作？……面对这些关于婴幼儿的保育与教育问题，许多婴幼儿教育工作者感到迷茫和困惑。想要解决上述问题，就需要先明白婴幼儿保育与教育的内涵和差异，理解婴幼儿保育与教育之间的关系，明确婴幼儿保育与教育的理念和原则，认识婴幼儿保育与教育工作的意义和价值。学习完本单元以后，相信你就能找到上述问题的答案了。

第一课　婴幼儿保育与教育的内涵

　　婴幼儿期是人类发展的初始时期，是个体一生中身心发展最快、可塑性最强的时期。脑科学、发展心理学和教育学等多学科的研究均表明，为婴幼儿提供科学、适宜的保育与教育服务有利于促进婴幼儿的身心健康发展，为其终身发展打下良好的基础。同时随着社会环境和养育观念的逐渐变化，0—3岁婴幼儿的早期保育与教育服务需求不断增加，供需不平衡现象也日益显著。为了促进我国婴幼儿教育事业的发展，实现"幼有所育"的目标，我国政府颁布了一系列有关婴幼儿教育改革与发展的文件，以法律形式保障婴幼儿保教服务体系的形成和完善，并根据现实情况形成相应的政策指导方针，确立政策决策机制和制度推行方案，以此带动我国婴幼儿照护服务体系和学前教育的全方位发展，整体提高我国基础教育的发展质量和水平，满足人民的现实需要。早在2003年，国务院办公厅转发的教育部等部门（单位）《关于幼儿教育改革与发展的指导意见》中就指出了"幼儿教育改革与发展的目标"，即"为0—6岁儿童和家长提供早期保育和教育服务"，强调了幼儿早期保育与教育服务体系构建的重要战略地位，要求"进一步完善幼儿教育管理体制和机制，切实履行政府职责"，并对幼儿保育与教育工作划定出分级管理与部门分工的行政管理体制，对教育部门和卫生部门的具体要求如下。

　　教育部门是幼儿教育的主管部门，要认真贯彻幼儿教育的方针、政策，拟订有关行政法规、重要规章制度和幼儿教育事业发展规划并组织实施；承担对幼儿园的业务领导，制定相关标准，实行分类定级管理，向有关部门提出对幼儿园收费标准的意见；建立幼儿教育督导和评估制度；培养和培训各类幼儿园的园长、教师，建立园长、教师考核和资格审定制度；具体指导和推动家庭幼儿教育；与卫生部门合作，共同开展0—6岁儿童家长的科学育儿指导。

　　卫生部门负责拟订有关幼儿园卫生保健方面的法规和规章制度，监督和指导幼儿园卫生保健业务工作，负责对0—6岁儿童家长进行儿童卫生保健、营养、生长发育等方面的指导。

政策法规链接
扫一扫，阅读《关于幼儿教育改革与发展的指导意见》全文。

　　2019年，国务院办公厅颁布《关于促进3岁以下婴幼儿照护服务发展的指导意见》政策文件，明确提出了"坚持以人民为中心的发展思想"，要求"多种形式开展婴幼儿照护服务，逐步满足人民群众对婴幼儿照护服务的需求"，进一步强调了发展3岁以下婴幼儿托育照护服务体系的重要意义，并提出了以下几点关于促进婴幼儿照护服务发展的基本原则。

一是家庭为主，托育补充。发展婴幼儿照护服务的重点是为家庭提供科学养育指导，并对确有照护困难的家庭或婴幼儿提供必要的服务。

二是政策引导，普惠优先。大力推动婴幼儿照护服务发展，优先支持普惠性婴幼儿照护服务机构。

三是安全健康，科学规范。按照儿童优先的原则，最大限度地保护婴幼儿，确保婴幼儿的安全和健康。遵循婴幼儿成长特点和规律，促进婴幼儿在身体发育、动作、语言、认知、情感与社会性等方面的全面发展。

四是属地管理，分类指导。在地方政府领导下，从实际出发，综合考虑城乡、区域发展特点，根据经济社会发展水平、工作基础和群众需求，有针对性地开展婴幼儿照护服务。

政策法规链接

扫一扫，阅读《关于促进3岁以下婴幼儿照护服务发展的指导意见》全文。

2021年，国家卫生健康委正式印发了《托育机构保育指导大纲（试行）》，对于托育机构如何加快提高科学保育与教育水平，促进婴幼儿健康成长给予了明确的发展指导。该试行大纲以了解和尊重不同年龄段婴幼儿的生理和心理特点为保育工作的根本出发点，提出了促进婴幼儿在营养与喂养、睡眠、生活与卫生习惯、动作、语言、认知、情感与社会性七个保育重点领域发展的目标，并根据婴幼儿7—12个月、13—24个月、25—36个月三个不同年龄阶段的身心发展特点和规律提出了不同年龄段保育工作的要点与相关指导建议，以最大限度地保护婴幼儿的安全和健康，切实做好托育机构的保育工作，满足每个婴幼儿全面发展的具体需要。

政策法规链接

扫一扫，阅读《托育机构保育指导大纲（试行）》全文。

由此看来，婴幼儿的保育与教育是关系到我国经济与社会可持续发展的重要问题，是关乎国计民生和人民福祉的整体共识问题，也是我国政策探究领域的关键议题。为了更好地提升我国儿童的整体健康水平，促进未来的教育发展，形成社会发展的人才优势，婴幼儿保育与教育服务体系构建势在必行。那么，婴幼儿保育与教育的具体内涵究竟包括哪些？两者之间的关系到底是怎样的？我们一起来学习下吧！

 一　婴幼儿保育的概念

由于0—3岁婴幼儿体质弱，不具备独立生存的条件和能力，自我照料和自我保护意识较差，

自身知识、经验匮乏，必须依赖成人生存和成长，因此成人要为婴幼儿提供必需的生活环境和条件，为婴幼儿进行合理的喂养和饮食搭配，保障他们的生理卫生，并注意防范婴幼儿的生理疾病和意外伤害。

"保"即保护，是对身心尚未发育成熟的婴幼儿给予全方面的保护；"育"有"生育、养育和教育"之意。所谓"保育"，综合起来理解就是，成人精心照管儿童，使之在身心与环境适应等方面健康发展。[1] 婴幼儿保育则是指成人（家长或保育人员）为0—3岁婴幼儿提供生存和发展所必需的环境与物质条件，并给予其精心照顾和培养，以帮助其获得良好的身心发育的过程。保育的概念有狭义与广义之分。狭义的保育专指对婴幼儿身体的照顾和养育，广义的保育则不仅包括对婴幼儿身体的照顾，还包括对婴幼儿各种心理素质的培养和完善。[2] 现代意义上的保育一般包含保健和教育两个方面，其含义显然要比卫生、保健更加宽泛。保健更多的是关注医疗防治措施，它只是现代保育工作的一部分，现代保育工作还包含养育和教育，所以简单来说，保育是一种促进儿童健康发展的教养活动。[3]

婴幼儿保育的实施地点不仅是家庭，也可以是社会婴幼儿服务机构（早期教育机构、婴幼儿托儿所）或专门的婴幼儿保教机构（幼儿园、保育所）。由于婴幼儿保育在内涵上包含保健、养育以及教育等多方面的内容，所以婴幼儿保育的实施者并不仅限于家长及其他法定监护人，还包含教师、医疗卫生人员、社会以及政府等多主体。

拓展阅读
扫一扫，阅读《婴幼儿喂养健康教育核心信息》全文。

二　婴幼儿教育的概念

过去很长一段时间内，人们习惯性地认为婴幼儿阶段的孩子缺乏学习的能力和基础，因此忽视了对婴幼儿的大脑机能发展的研究，也使得对婴幼儿教育的研究长期处于空白状态。近二十年来，新的脑科学和生命科学的理论研究成果不断涌现，人们发现在婴幼儿生命的最初阶段，感知觉系统迅速发展，并在比运动系统更发达的层次上发挥功能。意大利著名学前教育家蒙台梭利认为，人生的头三年胜过以后发展的各个阶段，甚至胜过三岁直到死亡的总和。[4] 脑科学和生命科学的最新研

---

① 向洪，张文贤，李开兴. 人口科学大辞典 [M]. 成都：成都科技大学出版社，1994：742.
② 祝士媛，唐淑. 幼儿教育百科辞典 [M]. 上海：上海教育出版社，1989：3.
③ 王立文. 英国"儿童保育十年战略研究" [D]. 昆明：云南师范大学，2011.
④ 马磊，钱晓飞. 社区0岁～3岁早期教育现状及对策思考——以桂林市象山区为例 [J]. 早期教育（教科研版），2012（10）：11-14.

究表明，婴儿在出生后的三年神经突触发展最快，其脑细胞组织到 3 岁时就发育完成了 60%，因此出生后的前几年是大脑发育的关键时期，对大脑潜能的开发必须尽早。研究还表明，大脑对环境的吸收是整体性的，为婴幼儿创造一个适宜的富有教养意义的整体环境可以促进其各方面良好发展；同时，大脑中主管各类发展的脑区的出现和发展使得人们对环境的吸收有不同的敏感期。在敏感期，人们对于环境中有关事物特别敏感、容易吸收，因此敏感期是个体学习和发展的最佳时期。[①] 此类相关研究为人类逐渐重视 0—3 岁的婴幼儿教育指导提供了一定的理论依据，也表明了婴幼儿教育对个体终身发展有着不可忽视的作用。

提到教育，人们往往容易偏向于它的狭义概念，即根据预定的目标对受教育者施加有目的、有计划的影响。[②] 然而，处于个体发展初期的婴幼儿在此阶段的发展更多地受控于生物学规律和个体规律性，如果过于注重成人设计的目标和计划性因素，则容易违背个体发展的内在逻辑。因此，当我们聚焦婴幼儿教育的内涵时，需要关注这一特定对象在发展上的特殊性，突破传统意义上"教育"范畴的局限性，关注婴幼儿的身心发展状况，关注他们逐渐形成的情感和社会活动能力，关注他们的成长规律和情感需要。在此基础上，婴幼儿教育在内容上主要是指根据 0—3 岁婴幼儿的生理和心理发展特点而进行的有针对性的全面教育，其中包括智力教育、健康教育、品德教育等多项内容。[③] 婴幼儿教育以促进婴幼儿多元智能、情感、身体和社会性等方面的良好发展为目的，为婴幼儿健康人格的形成和个体的终身发展奠定良好的基础。

三 婴幼儿保育与教育的概念

婴幼儿保育与教育是对"婴幼儿保育"与"婴幼儿教育"两个概念的整合，体现了统一的保教观念。现代婴幼儿保育从之前的保护身体发育发展到后来的教育过程中生理、心理和社会的保健[④]，婴幼儿教育也强调了对婴幼儿主体身心发展规律的重视，保育与教育的内涵在延伸中走向了融合。婴幼儿保育与教育，简称婴幼儿保教，是对 0—3 岁婴幼儿进行培养和照护的教育过程，是能够促进婴幼儿身体健康成长，认知、情感、意志、性格和行为等方面发展的完整系统。婴幼儿保育与教育的对象为 0—3 岁婴幼儿，其内容既包含对幼儿进行培养和指导的教育活动的全部特征，又包含对婴幼儿日常生活的看护与保育方面的特殊要求。

目前，我国专家学者在婴幼儿保教领域主要提及和使用的核心概念有婴幼儿保育与教育、婴幼儿照护和婴幼儿教养等。这些核心概念之间既有区别，又有联系。婴幼儿保育与教育同时强调了对婴幼儿的生活照料与看护以及对婴幼儿的培养和发展两方面的内容，是婴幼儿保育与婴幼儿教育两

① 蒙台梭利．蒙台梭利早期教育法 [M]．龙玫，译．杭州：浙江工商大学出版社，2018：26-29.

② 王道俊，郭文安．教育学 [M]．6 版．北京：人民教育出版社，2009：13.

③ 向洪，张文贤，李开兴．人口科学大辞典 [M]．成都：成都科技大学出版社，1994：224-225.

④ 王萍．学前儿童保育学 [M]．北京：清华大学出版社，2015：14-15.

个概念的融合。而婴幼儿照护主要强调的是保育方面的内容，体现了对婴幼儿日常生活的保健和照顾，着重关注婴幼儿发展过程中，成人对其"安全保护与卫生"方面的照顾内容。婴幼儿教养的本质内涵与婴幼儿保教基本一致，都指向了婴幼儿保育与教育的融合统一。我国上海市教育委员会印发的《上海市0—3岁婴幼儿教养方案》提到了婴幼儿教养的概念，其具体内涵与婴幼儿保教并无本质区别，由此两者之间可做同一理解。

经济合作与发展组织（OECD）认为，早期教育与保育（Early Childhood Education and Care，ECEC）指的是为促进儿童综合发展，政府、社会、家庭等多方主体构建并参与的为学龄前儿童提供早期智力开发教育与身心照顾服务的所有安排。[1] 这一概念框架反映了OECD国家日益形成的共识，即"照料"和"教育"是不可分割的概念，政府、社会和家庭必须为儿童的"照料"和"教育"提供优质的服务。婴幼儿保育与教育的相互渗透，是符合教育规律、幼儿身心发展特点和社会要求的。[2] 婴幼儿的保育与教育应该相互贯通，成为一个整体概念：婴幼儿保育要体现全面发展的终身教育观，反映人才发展的新要求；婴幼儿教育也要避免"去保育化"的倾向，重视保育与教育的相互作用与有机融合。婴幼儿的身心发展是一个统一的整体，托育从业工作者应该将婴幼儿的保育与教育结合起来，既照顾婴幼儿的生活与身体，又促进婴幼儿的多元发展，为其接受正规教育以及终身成长做好准备。

第二课　婴幼儿保育与教育的理念

婴幼儿保育与教育的对象是0—3岁的婴幼儿，该年龄段的特殊性决定了婴幼儿保育与教育具有特殊的教育理念和教育原则。在早期教育发展如火如荼的今天，科学的保育与教育理念更值得早期教育从业者进行深入的探究和讨论，以更好地为婴幼儿的健康成长营造良好的环境。2010年的《国务院关于当前发展学前教育的若干意见》明确指出，发展学前教育必须坚持科学育儿，遵循幼儿身心发展规律，促进幼儿健康快乐成长；为促进学前教育事业科学发展，要坚持科学保教，面向全体幼儿，关注个体差异，坚持以游戏为基本活动，保教结合、寓教于乐，促进幼儿健康成长。这体现了国家层面对于科学发展学前教育的理念指导方向。

政策法规链接
扫一扫，阅读《国务院关于当前发展学前教育的若干意见》全文。

① Starting Strong：Early Childhood Education and Care［M/OL］.（2001-05-28）［2023-01-30］. https：//www.oecd-ilibrary.org/education/starting-strong_9789264192829-en.

② 李静，方红.我国学前教育保教一体化的初步构建［J］.幼儿教育研究，2016（3）：56-58.

随着科学研究与教育理念的转向升级，已经有越来越多的人意识到婴幼儿时期是个体成长与接受教育的奠基期与最佳期，此外，婴幼儿许多能力的发展都存在相应的敏感期。正如蒙台梭利所言："孩子出生时从精神到物质都一无所有，但是他拥有巨大的潜能。"① 因此，现代婴幼儿教育应重视及早施教，以免错过0—3岁婴幼儿各种身体机能成长的敏感期和关键期，不利于幼儿的未来发展。然而，目前大多数家长和早教从业工作者只意识到了早期教育和及早干预的重要性和迫切性，对于婴幼儿保育与教育的科学理念却思维匮乏，只是人云亦云，产生焦虑心理，不想让孩子输在起跑线上。由于成人对幼儿身心发展特点与规律的理解不够，没有正确的保育与教育理念，一些人过早地让幼儿积累知识、"开发大脑"、"拔苗助长"，或者只关注婴幼儿身体而不关注其心理，只注重环境卫生而不注重环境的教育作用，缺乏对婴幼儿进行恰当的保教工作的意识，这无疑对婴幼儿的健康发展造成了阻碍。因此，了解和学习婴幼儿保育与教育的正确理念，进一步深入认识科学的婴幼儿保育与教育原则，对我们真正为婴幼儿营造健康科学的教育成长环境有着至关重要的作用。

一　确保婴幼儿福祉，满足需求

婴幼儿阶段是个体成长发展的起始阶段，婴幼儿的教育理应成为教育的首要关切，不管是家庭、社区还是政府，都有责任、有义务立足于婴幼儿福祉、健康和安全，致力于提高婴幼儿保教服务质量。早期教育从业人员首先应该树立以婴幼儿为中心的理念，坚持婴幼儿福祉优先，将落实婴幼儿教育与保育有关举措视为构建国家未来发展战略的重要举措。

为了确保婴幼儿的福祉，成人应该将婴幼儿的健康与成长需求放在首位，将满足婴幼儿生长与发展各项需要的活动付诸实践。婴幼儿养育照护人员需要认识到婴幼儿是完全独立的个体，在成长过程中会产生各种类型的生理与心理需要，因此在对婴幼儿进行教育与保育的过程中需要关心婴幼儿的心理健康和身体健康，确保他们在这样的教育环境中能得到安全保障并充分开发自身潜能。确保婴幼儿福祉，构建科学的保教系统，重视婴幼儿的情感关怀，强调以情为主、关爱婴幼儿，充分尊重婴幼儿的意愿，这样才能创造良好的成长环境，使他们积极主动、健康愉快地发展。

二　保育与教育融合，以保为主

保育侧重于对0—3岁婴幼儿身心发育、发展特点的关心和照顾；而教育是有目的、有计划地对婴幼儿实施感知觉、认知、语言、情感和社会性等方面的培育。个体在婴幼儿阶段相比其他时期

① 蒙台梭利.蒙台梭利的早教全书［M］.周舒予，编译.北京：北京理工大学出版社，2015：15.

更需要成人的生活照料和情感呵护，且0—3岁是受生物发展节律控制最强的时期，外在的影响作用相对较弱，婴幼儿具有内生发展动力，因此对婴幼儿进行保育与教育的过程中应该明确婴幼儿的身心健康是发展的基础，强调保育先于教育。① 在开展保教工作时，我们应把婴幼儿的健康、安全及养育工作放在首位。

婴幼儿阶段是个体大脑机能发展的关键时期，也是其成长发展过程中最稚嫩的阶段。婴幼儿不仅有学习与发展的教育需要，对于生活与成长的照顾需求也十分强烈，因此家长和保教从业者需要坚持保育与教育紧密结合的原则，保中有教，教中重保，自然渗透，教养合一，促进婴幼儿生理与心理的和谐发展。

三　关心婴幼儿成长，顺应发展

联合国教科文组织曾针对社会存在的早期教育过度或失当，甚至把成人的愿望和要求强加给婴幼儿这一问题提出了婴幼儿早期关心和发展（Early Childhood Care and Development，ECCD）这一概念。其目的是在科学的婴幼儿发展理念指导下，合理地激发婴幼儿潜能，优化婴幼儿健康成长的环境。② 婴幼儿早期关心是指关心婴幼儿的健康和营养，关心婴幼儿逐渐形成的情感和社会交往能力需求，关心他们的身体发展状况和认知发展能力。这种关心的理念在一定程度上突破了传统意义的教育范畴的局限性，体现了对婴幼儿主体地位的尊重。婴幼儿发展是指婴幼儿在感知觉、运动、思维、人际交往能力等方面的进步和变化。婴幼儿有其自身的成长发展规律，成人应该顺应婴幼儿特殊的身心发展规律，并在此基础上进行有针对性的干预，促进婴幼儿的健康发展。③

婴幼儿养育照护人员应该增强全面关心、关注和关怀婴幼儿成长的教育理念，在保育与教育实践中，把握婴幼儿发展阶段和发展过程，关注多元智能和发展差异，为婴幼儿获得生活经验与成长机会创造良好的条件，同时尊重婴幼儿身心发展规律，顺应其天性，让他们在丰富的、适宜的环境中自然发展、和谐发展、充实发展。

四　提倡生活与游戏，开发潜能

良好的生活环境是促进婴幼儿全面发展的重要条件，其可以一种隐性教育的形式对婴幼儿外

① 何慧华.0～3岁婴幼儿保育与教育［M］.上海：上海交通大学出版社，2013：12.
② Goal M D. Laying the foundations：Early childhood care and development［J］. Save the Children，2012，43（1）：132-139.
③ 张民生，胡育，何幼华，等.每个儿童都应该有一个尽可能好的人生开端——"0～3岁婴幼儿早期关心与发展的研究"概述［J］.上海教育科研，2009（7）：4-7.

在行为举止以及内部心理活动产生影响。游戏是婴幼儿的天性，是婴幼儿的基本生活活动，对于婴幼儿来说，一日生活和游戏活动是其积累经验的主要方式，蕴含重要的发展契机。婴幼儿的认知发展特点决定了他们主要在直接感知的生活活动和游戏体验中获得教育的经验，因此相对于有组织、有纪律的学习活动环境，自发又自然的生活活动更符合婴幼儿的认知发展特点，有利于婴幼儿与成人的亲密互动，更有利于婴幼儿的健康成长。

在婴幼儿保育与教育过程中，家长和保教从业者应该注重营造自然而丰富的生活活动和游戏场景，并注意提供适宜刺激，诱发和丰富婴幼儿的多种经验，充分利用日常生活和游戏中的学习契机，开发婴幼儿潜能，推动婴幼儿健康发展。

需要特别提醒的是，成人在关注婴幼儿发展契机的同时不能急功近利、片面追求跳跃式发展或以功利性心态看待婴幼儿的经验机会。例如为让婴幼儿获得跳的经验，成人可以为其提供诱导跳跃行为产生的高低悬挂物，但不规定一定要跳多高，也可以为其提供跳绳，但不强求在多长时间内必须跳多少个。成人必须树立婴幼儿可持续发展的意识，注意经验的延续性和发展的潜在性，看到婴幼儿早期经验与未来发展的关系。

第三课　婴幼儿保育与教育的意义

在21世纪的知识经济时代，各国综合国力的竞争就是科学技术的竞争，也是人才的竞争和教育的竞争。重视早期教育已经成为国际社会共同的行动。世界范围内的许多国家和地区组织都以早期教育的高回报率为共识，普遍认为优质而公平的早期教育可以加强儿童的长期学习基础，并支持家庭的广泛教育和社会需求。各国普遍在国家政策层面强调了婴幼儿教育与保育的重要作用，通过努力提供有利于婴幼儿发展的社会条件来促进广大儿童的发展，提高教育质量和水平，促进社会的整体发展。[①]

学前教育是终身学习的开端，是中国国民教育体系的重要组成部分，是重要的社会公益事业。[②]学前教育改革是我国教育发展的方向，也是目前我国国家发展规划的重要内容。促进高质量的学前教育发展对于弥补我国教育发展弱势、提升整体教育质量、促进教育公平具有重要的意义。0—3岁婴幼儿保育与教育是学前教育的重要环节，是整个教育的起点。发展婴幼儿保育与教育对于增强个体的终身学习成果、增加未来的福祉和发展机会以及促进经济社会的整体发展、提高社会竞争力和国民整体素质、消除贫困、促进社会公平等都具有十分重要的意义。

---

① Starting Strong Ⅱ：Early Childhood Education and Care［M/OL］.（2006-09-14）［2023-02-01］. https：//www.oecd-ilibrary.org/education/starting-strong-ⅱ_9789264035461-en.

② 国务院关于当前发展学前教育的若干意见［EB/OL］.（2010-11-24）［2023-02-01］. http：//www.gov.cn/zwgk/2010-11/24/content_1752377.htm.

拓展阅读
扫描文旁二维码，了解《适合儿童生长的世界》行动计划的具体内容。

一 对个人的意义

（一）抓住教育契机，为个体发展和学习奠定基础

已有研究表明，高质量的早期经验对婴幼儿的短期认知、社会和情感发展，以及他们在学校和未来生活中的长期发展具有重要意义。婴幼儿大脑发育的可塑性意味着对婴幼儿保教服务体系的投资有利于促进婴幼儿未来的发展与学习，能够使他们在终身学习的道路上有一个良好的开端。婴幼儿阶段是个体诸多机能和领域发展的关键时期，在这一时期对婴幼儿进行科学的保育与教育，可以充分挖掘人的潜能，从而对其终身的成长和发展产生不可估量的影响，为其终身学习奠定良好的教育基础。

蒙台梭利认为，0—3岁是个体智力发展最快的阶段，也是开发潜能的重要时期。如果家长和婴幼儿保教从业人员能抓住婴幼儿潜能发展的敏感期，并在生活中善于利用针对婴幼儿的教育契机，就能激发婴幼儿在智力、情感、创造力、兴趣爱好等方面的学习潜质。例如，0—3岁是婴幼儿语言学习的关键期，婴儿在出生后就有区分语言刺激和其他刺激的能力。语言优先在大脑左半球发育，如果婴幼儿一直没接触正常的语言环境，其大脑左半球的语言潜能就会消失。如果婴幼儿的语言学习过了关键期，其学习效果和速度也会明显降低。[①]

拓展阅读
扫一扫，了解"不会说话的'狼孩'"。

（二）干预问题行为，防止早期问题行为持续恶化

由于婴幼儿大脑的可塑性和发展关键期具有特殊性，他们更容易学习某种知识技能或形成某种心理特征。如果能对具有问题行为、身心发展障碍或发育迟缓等婴幼儿进行早期干预，会更容易防止早期问题行为持续恶化，从而产生较好的弥补和改善效果，为婴幼儿的后续发展奠定良好的基础。

---

① 鲍秀兰.0～3岁儿童教育的重要性［J］.实用儿科临床杂志，2003（4）：243-244.

家长和婴幼儿保教从业人员要对婴幼儿存在的发展问题进行早期鉴别、早期发现、早期诊断，针对其特殊需要提供特殊的保育与教育服务，并通过持续的系统的干预与教育、医疗与康复等措施使婴幼儿在身体、认知、行为和社会适应等各方面都得到改善和提高，缓解婴幼儿的发展性障碍，促进其长远发展。

（三）提高教育质量，促进婴幼儿的全面发展

《关于促进3岁以下婴幼儿照护服务发展的指导意见》提出了"家庭为主、托育补充"的原则，指出发展婴幼儿照护服务的重点是为家庭提供科学的养育指导，并为确有照护困难的家庭或婴幼儿提供必要的服务。婴幼儿的保育与教育主要是指家长和婴幼儿保教从业人员在喂养、照料、陪伴、玩耍和交流的过程中保障和促进婴幼儿的健康成长。家庭环境是婴幼儿成长发展和接受早期教育的最重要的环境，国家对于婴幼儿保育与教育的重视，有助于提高家庭教育的质量，促进婴幼儿的全面发展。

婴幼儿保育与教育具有内容和形式的多样性，成人一般会通过各种各样的教学形式、游戏和丰富的玩教具引导婴幼儿形成良好的品质和习惯。0—3岁是婴幼儿的行为习惯和思想情感基本形成的特殊时期，此阶段的科学教养对婴幼儿的社会性及人格品质的发展有着根本性影响。因此早期教育相当关键，丰富多样的保教培养方式能够对婴幼儿的体格生理发育、情绪情感发育、思想观念发育和社会能力发育等方面带来广泛而深远的影响，帮助婴幼儿拥有强健的体魄和全面的发展，为其一生的发展打好基础。

 ## 对社会的意义

（一）提高人口素质，增强国家的国际竞争能力

婴幼儿的身体和心理能否得到健康发展，不仅关系到婴幼儿自身的成长，还关系到社会的发展和国家的综合竞争能力。现代社会建设需要身心健康的公民扛起大旗，重视婴幼儿的身心健康、不断提高婴幼儿的健康水平可以提高新一代人口素质，使其更好地适应社会、服务社会、推进社会的发展与进步。[1] 在经济竞争日益激烈的现实条件下，知识经济和人才素质作为综合国力的重要体现，也让早期教育的重要性逐渐突显。

过去我们认为婴幼儿的大脑发育没有成人活跃，而现在的科学研究表明，3岁以前婴幼儿的大脑比成人活跃两倍，到青少年时期活跃程度才逐渐降低。新生儿的大脑主要处于脑皮层下，大脑皮

---

① 何慧华.0～3岁婴幼儿保育与教育［M］.上海：上海交通大学出版社，2013：12-13.

层相对处于睡眠状态。在出生后的前三年，神经突触发展速度最快。^① 大脑的发育是遗传和经验相互作用的结果，个体在婴幼儿时期是否接受过优质的保教，将极大地左右其今后的人生。而且从社会经济效益来看，婴幼儿保育与教育将会给社会带来超过其成本5～6倍的效益。^② 婴幼儿保育与教育对个体未来成长发展的潜能具有显著的影响，对在源头上提高我国人口素质、最大限度地提升我国人才储备量也具有重要作用，有利于为我国社会发展和国际竞争奠定优质的人才基础。

（二）减少代际贫困，促进不利处境的群体正常发展

根据人力资本理论和社会投资理论，作为教育体系的开端，婴幼儿保育与教育具有高回报、高效益的特点。优质的婴幼儿保育投资是一种针对经济繁荣和社会可持续发展的有效社会投资，可以在宏观层面上增加社会竞争力，减少代际贫困，打破不利处境中的幼儿群体由于缺少教育和发展机会而引起的长期贫困的恶性循环，促进教育公平。^③

贫困的长期影响是十分深远的。无论是从身心发展、健康状况、教育成就，还是从工作前景或未来生活期望等各方面衡量，个体幼年时期的教育匮乏都会对其未来发展形成显著的劣势。这种教育匮乏威胁着一些人的生活质量，使贫困和不利处境长期存在并延续到下一代。我国社会也在一定程度上存在教育不公的问题，"幼有所育"是促进社会和谐稳定发展的重要举措。对婴幼儿早期保育与教育事业的投入是对处境不利的人群所进行的高效益的教育补偿，将有利于从根源上促进他们的正常发展，改善幼儿的生活，为贫困婴幼儿的成长提供更多的发展机会，有利于真正实现教育兴国和教育强国战略。

（三）满足社会需要，顺应新时代社会发展趋势

改革开放以来，我国社会经济的迅速变迁使家庭模式发生重大变化，家庭的小型化、代际关系简单化、形态多元化等特征愈发突出，家庭的养老抚幼功能逐渐弱化。近年来群众生育意愿走低也让我国面临高龄化、少子化的人口危机。在应对社会发展挑战的过程中，增强婴幼儿保育与教育服务有利于改善家庭作用乏力的问题，顺应了我国社会婴幼儿保教需求不断扩大的趋势。因此，高质量实现幼有所育是人口发展的基础和关键，是提高人口质量、贯彻落实三孩生育政策及配套支持措施的内在要求，是新时代应对人口形势变化、促进人口长期均衡发展的必然选择。

① 胡娟，裴小倩，张婕. 从重新认识大脑看关系中的0～3岁婴幼儿保教（一）[J]. 幼儿教育，2004（7）：40-41.

② Starting Strong Ⅲ：Early Childhood Education and Care [M/OL]. （2013-05-02）[2023-01-30]. https://www.oecd-ilibrary.org/education/starting-strong-ⅲ_9788996987529-ko.

③ Lundkvist M，Nyby J，Autto J，et al. From universalism to selectivity? The background，discourses and ideas of recent early childhood education and care reforms in Finland [J]. Early Child Development & Care，2017，187（10）：1-14.

◇ 单元小结

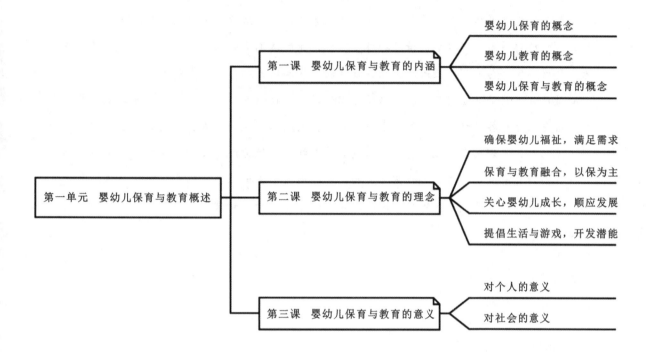

婴幼儿保育与教育是指成人（家长或保育人员）对3岁以下婴幼儿进行培育和照护的教育过程。婴幼儿保育与教育通常以3岁以下婴幼儿及其教养人为教育对象，以促进3岁以下婴幼儿身心健康发展、提升教养人的科学教养水平。婴幼儿保育的内容包括为婴幼儿提供生存和发展所必需的环境和物质条件，并给予精心照顾和培养，以帮助其获得良好的身心发展。婴幼儿教育是根据3岁以下婴幼儿的生理和心理发展特点而进行的有针对性的全面教育，主要内容包括婴幼儿的智力教育、健康教育、品德教育等。虽然现代意义上的婴幼儿保育与教育概念侧重不同，但婴幼儿身心发展是一个有机统一的整体，因此婴幼儿的保育与教育在实践中应相互结合、相互渗透，实现保教结合、教养并举。

婴幼儿保育与教育具有特殊的理念和原则。要对婴幼儿进行科学的保育与教育，需要深入认识与理解婴幼儿成长发展的特殊性，为婴幼儿成长与发展提供良好的物质环境和心理环境。早期教育从业人员要做到以下几点。第一，树立以婴幼儿为中心的理念，坚持婴幼儿福祉优先，重视满足婴幼儿的情感需要，将落实婴幼儿保育与教育相关举措视为构建国家未来发展战略的重要内容。第二，在开展保教工作时，把婴幼儿的健康、安全及养育工作放在首位，保中有教，教中重保，促进婴幼儿生理与心理的和谐发展。第三，强调全面关心、关注和关怀婴幼儿成长的教育理念，顺应婴幼儿特殊的身心发展规律。第四，对婴幼儿进行保育与教育应该为其创造自然而丰富的生活活动和游戏场景，充分利用日常生活和游戏中的学习契机，开发婴幼儿潜能，推动婴幼儿健康发展。

对于个人而言，高质量的婴幼儿保育与教育有利于抓住教育的关键契机，促进婴幼儿未来的发展与学习，使他们在终身学习的道路上有一个良好的开端，为其将来的终身学习奠定良好的基础。除此以外，针对具有特殊问题和早期缺陷的婴幼儿进行特殊的干预和教育，能使他们在身体、认知、行为和社会适应等各方面有所改善和提高，缓解和减轻他们的发展性障碍，防止早期缺陷情况的持续恶化，促进他们未来的长远发展。从宏观角度来看，婴幼儿保育与教育的投入还关系到社会的发展和国家的综合竞争能力。重视婴幼儿的身心健康，不断提高婴幼儿的健康水平可以提高新一代的人口素质，使他们更好地适应社会、服务社会、推动社会的发展与进步。针对我国改革开放后愈发突出的家庭小型化、代际关系简单化、形态多元化等特征，家庭的养老抚幼功能逐渐弱化等现实情况，增强婴幼儿保育与教育有利于改善家庭作用乏力的问题，顺应了我国社会婴幼儿保教需求不断扩大的趋势，有利于满足我国人民在新时代对于婴幼儿保教的迫切需要，是保障和改善民生的重要内容。

思考与练习

1. 单项选择题

（1）0—3岁阶段通常合称为（　　）。

A. 乳儿期　　　　　　　　　　　　B. 新生儿期

C. 婴儿期　　　　　　　　　　　　D. 婴幼儿期

（2）婴幼儿保育与教育的参与者除了0—3岁婴幼儿以外，还包括（　　）。

A. 政府管理部门　　　　　　　　　B. 教养人

C. 早期教师　　　　　　　　　　　D. 社区志愿者

2. 简答题

简述婴幼儿保育与教育的基本理念。

3. 材料分析题

蒙台梭利认为，三岁决定一生。联合国前秘书长安南也认为，每个儿童都应该有一个尽可能好的人生开端，每个儿童都应该接受良好的基础教育，每个儿童都应该有机会充分发掘自身潜能，成长为一名有益于社会的人。

他们主要表达了什么观点？对于他们的观点，你是如何理解的？

实践与实训

【实训一】

参观一所托育服务机构或幼儿园，观察并记录其中的婴幼儿和保教人员的一日活动安排，比较 0—3 岁婴幼儿的保教活动与 3—6 岁幼儿幼儿园一日活动安排的异同。

目的：深入感受 0—3 岁婴幼儿保育与教育的特殊性，掌握保教活动的主要特征和基本原则。

要求：学会观察记录，从保育活动和教育活动两个方面入手，分析 0—3 岁婴幼儿保教过程的重点和中心。

形式：实地考察和分析。

【实训二】

结合有关幼儿园见习与实习经历，对所见习或实习幼儿园的保育与教育情况进行分析，探讨与评估该幼儿园保育与教育工作的具体顺序和保教一体工作的实施情况。

目的：掌握婴幼儿保育与教育的基本原则和实施方法，并能在教育实践中有效实现保教一体的教育过程。

要求：根据幼儿园见习与实习经历，分析幼儿园一日生活每一环节渗透的保育与教育的具体内容与相互关系，评估其保教结合的程度与措施。

形式：小组合作。

第二单元　婴幼儿阶段发展特点

◇ **学习目标**

1. 了解婴幼儿体格、生理各系统发展的内容和概念。

2. 掌握0—1岁、1—2岁、2—3岁不同年龄段婴幼儿体格、生理各系统的发展特点，并能够进行科学的保健，促进婴幼儿的健康发展。

3. 形成婴幼儿发展的正确理念，具备良好的职业素养，能够将婴幼儿发展的理论知识科学地运用于实践。

◇ **情境导入**

体格、生理各系统的发育是婴幼儿发展的重要内容，掌握其发展的特点对于科学从事婴幼儿保教活动十分重要。那么，体格、生理各系统包括哪些内容？0—1岁、1—2岁、2—3岁不同年龄段发展分别有什么特点？如何根据婴幼儿发展的特点进行科学的保健活动？学习完本单元的内容，你就可以找到上述问题的答案了。

第一课　0—1岁婴儿的发展特点

婴幼儿期是个体发展的关键期，体格、生理各系统的发育是婴幼儿发展的重要内容。体格指标一般包括体重、身高（身长）、头围、胸围等。生理各系统的特点可以从运动系统、呼吸系统、循环系统、消化系统、泌尿系统、内分泌系统、免疫系统、神经系统等八个方面进行分析。掌握婴幼儿体格发育特点和各系统的生理特点是从事婴幼儿保教工作必备的知识和技能。

Note

体格发育特点

（一）体重

体重是身体各器官、系统、体液的总和。体重是反映婴幼儿生长与营养状况的重要指标，也是最常用的指标。体重测量方便且准确值高。0—1 岁是婴儿体重增长最快的时期。

1. 新生儿的体重

出生时男婴的体重平均为 3.3 千克，女婴的体重平均为 3.2 千克，男婴较女婴重。出生一周内，新生儿会出现生理性体重下降，主要原因为体内水分丢失、胎粪排出、奶量摄入不足等，属于正常的现象。婴儿体重在出生后的 3—4 日降至最低点，然后逐渐回升，在出生后的 7—10 日恢复至出生时的体重。新生儿生理性体重下降幅度一般不超过出生体重的 10%。如果下降的体重超过出生体重的 10% 或体重恢复缓慢，就要及时进行临床和喂养方面的评估，分析是否喂养不足或存在其他疾病等，必要的时候采取一定的干预措施。一般早产儿的体重恢复会相对迟一些。

2. 体重的增长

新生儿的体重增长速度快，7—10 天、3—6 周为两个生长的爆发期。新生儿的体重平均每天增加 20—30 克，满月时体重可达 4.5 千克。正常足月儿在前三个月体重增长最为迅速，出生后 3 个月时体重约为出生时的 2 倍，平均每月增长 800—1200 克。出生后 4—6 个月体重增长速度减慢，平均每月增长 500—600 克。之后，每月体重增长速度更慢一些，后 9 个月体重增加量约等于前 3 个月的体重增加量。也就是说，1 岁时婴儿的体重约为出生时的 3 倍。

（二）身高（身长）

身高（身长）是头部、脊柱与下肢长度的总和。3 岁以下的婴幼儿立位测量不准确，应采用仰卧位，称为身长。3 岁以后可以采用立位测量，称为身高。一般来说，立位测量值比仰卧位少 1—2 厘米。

身高的增长规律是年龄越小，增长速度越快。新生儿出生时身长平均为 50 厘米，出生后第一年身长增长最快。第一个月，新生儿的身长会增加 4.5—5 厘米，前三月平均每月身长增加 4 厘米，总增长 11—13 厘米，婴儿 3 个月时身长为 62 厘米左右。之后的 3 个月，身长平均每月增长 2 厘米。半岁以后每月平均增长 1 厘米，1 周岁时身长约为 75 厘米。

身高（身长）的发育受到先天和后天多种因素的影响，如遗传因素，疾病、营养及内分泌因素等。

（三）头围

头围的增长反映个体脑和颅骨的发育程度。出生后的头半年，婴儿头围增长最快。出生时，婴儿的头围平均为 34 厘米，前半年约增长 9 厘米，后半年约增长 3 厘米，1 岁时头围约为 46 厘米。

（四）胸围

胸围反映个体胸廓及肺的发育程度。出生时，婴儿胸围约为 32 厘米，比头围小 1—2 厘米。随着年龄的增长，到 1 岁时，婴儿胸围约等于头围，大约为 46 厘米。

（五）12 月龄婴儿体格发育标准

根据我国最新的标准，12 月龄婴儿的体格发育标准如表 2-1 所示。

表 2-1　12 月龄婴儿的体格发育标准[①]

性别	身高（厘米）	体重（千克）	头围（厘米）
男	76.5 (71.5—81.8)	10.05 (8.16—12.37)	46.4 (43.9—48.9)
女	75.0 (70.0—80.2)	9.40 (7.70—11.57)	45.1 (42.8—47.7)

注：表内平均值为中等水平，括号内为最低值和最高值。

专家精讲

扫一扫，学习了解"如何正确给婴儿进行体格测量"。

二　各系统的生理特点

（一）运动系统

人体的运动系统由骨、骨连接和骨骼肌三部分组成。

1. 骨

（1）骨的组成

骨按照部位可以分为颅骨、躯干骨和四肢骨。

[①]　鲍秀兰等 . 婴幼儿养育和早期教育实用手册：0～3岁儿童最佳的人生开端 ［M］. 北京：中国妇女出版社，2020：200.

（2）骨的特点

有机物赋予骨骼弹性，无机物赋予骨骼硬度。婴幼儿骨骼中有机物较多，无机物较少，因此，其骨骼弹性大、硬度小，容易弯曲变形。婴幼儿如果发生骨折，常出现折而不断的现象，被称为"青枝骨折"。

（3）骨发育的特点

① 颅骨。

颅骨随脑发育而增长，头围、骨缝闭合及前后囟门闭合时间是衡量颅骨发育情况的主要指标。

囟门指婴幼儿颅骨结合不紧所形成的颅骨间隙，有前囟和后囟之分（见图 2-1）。前囟门在头顶部，是额骨与顶骨形成的菱形间隙；后囟门靠近头枕部，是顶骨与枕骨的骨缝构成的三角形间隙。

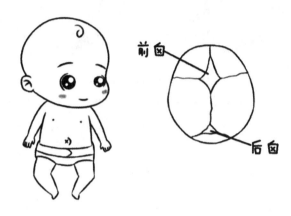

图 2-1　婴儿的囟门

（图片来源：https://www.sohu.com/a/355949765_823566? scm＝1002.44003c.fe017c.pc_article_rec）

刚出生时，婴儿的前囟门直径为 1.5—2 厘米，个体差异较大。前囟在婴儿出生后数月会随颅骨生长而增大，6 个月之后会逐渐缩小，一般在出生后的 12—18 个月闭合，个别婴儿可推迟至 2 岁左右才闭合。后囟门出生时已经很小或已经闭合，一般在出生后 2—3 个月闭合。

② 脊柱。

成年人的脊柱骨骼存在生理弯曲，而新生儿的脊柱还没有形成弯曲。脊柱在婴儿出生后第一年增长速度特别快。一般情况下，婴儿在 1 岁前会经历三个脊柱发育阶段，这样才能形成相对完善的生理弯曲。新生儿的脊柱非常柔软，脊柱是直的，没有支撑力，仅呈现轻微后凸；3 个月左右，脊柱出现第一个生理弯曲，呈现颈椎前凸；6 个月左右，脊柱出现第二个生理弯曲，呈现胸椎后凸；1 岁左右，脊柱出现第三个生理弯曲，呈现腰椎前凸（见图 2-2）。

每个脊柱弯曲形成的时期，都是婴幼儿生长发育的黄金期。家长和婴幼儿保教从业人员要抓住关键期，在不同的年龄段采取不同的方式进行科学引导，帮助婴幼儿健康成长。以下案例具体说明了婴儿抬头、坐、站立的动作练习方法[①]。

---

① 人力资源和社会保障部，中国就业培训技术指导中心. 育婴员 ［M］. 北京：海洋出版社，2013：103-106.

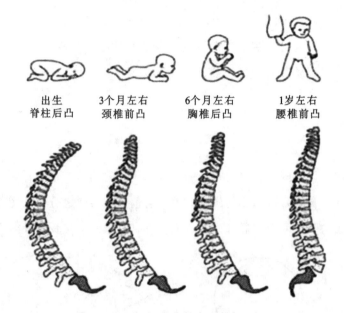

| 出生 | 3个月左右 | 6个月左右 | 1岁左右 |
| 脊柱后凸 | 颈椎前凸 | 胸椎后凸 | 腰椎前凸 |

图 2-2　婴儿脊柱发育阶段

（图片来源：http://k.sina.com.cn/article_2940306862_af4185ae01900vtsr.html）

案例一

抬头的动作练习

一、适宜年龄

0—3个月。

二、练习方法

1. 竖抱抬头

喂奶后将婴儿竖抱，成人不扶婴儿的头，让婴儿的头靠在成人的肩膀上自然立直片刻；轻拍婴儿背部，给婴儿拍嗝以防其吐奶。这样，可以使婴儿的颈部肌肉力量得到锻炼。

2. 俯卧抬头

选择合适的时间（比如两次喂奶之间），让婴儿俯卧，轻抚婴儿的背部。成人在婴儿的前方用玩具引逗其抬头，同时左右移动玩具引导婴儿进行转头练习。

3. 俯腹抬头

选择合适的时间（比如两次喂奶之间），将婴儿放在成人的胸腹前，使其自然地俯卧在成人的腹部，成人用手轻轻抚摸婴儿的背部，亲子间亲密互动交流，引逗婴儿抬头。

三、练习次数

每天 4—5 次。

案例二

<h2 style="text-align:center">坐的动作练习</h2>

一、适宜年龄

5—7 个月。

二、练习方法

1. 拉坐

让婴儿呈仰卧位，成人握住婴儿的手慢慢将其拉坐起来，然后慢慢放下。在这个过程中，注意使婴儿的头伸直，不向前倾。成人拉的时候注意用力不要过重，之后慢慢减力，引导婴儿逐渐自己用力。

2. 扶坐

成人采取坐位，让婴儿坐在成人腿上。成人用手扶住婴儿的腋下或者髋部，帮助其坐稳。注意婴儿每次坐的时间不要太长，几分钟就可以了。

3. 靠坐

成人在婴儿的背部放置枕头类支撑物，或者将婴儿放在有扶手的沙发或者椅子上，让婴儿在靠坐的状态下玩。随着婴儿逐渐坐稳，成人可适当减少放在其背部的支撑物。同时需要注意婴儿每次坐的时间不能太长，一般不超过 10 分钟。

4. 独坐

如果婴儿已经练习了靠坐，在此基础上，可以逐渐练习独坐。成人在一开始可以给予婴儿一定的支撑，之后慢慢拿走支撑物。同样，婴儿练习独坐也需要注意时长，与前面的练习相比，时间可以稍微长一些，但不超过 15 分钟。

三、练习次数

每天 4—5 次。

案例三

<h2 style="text-align:center">站立的动作练习</h2>

一、适宜年龄

10—12 个月。

二、练习方法

1. 扶物站起

成人将婴儿抱到沙发或椅子旁，引导婴儿扶着支撑物站起来。婴儿站起后，成人可以用玩具引逗婴儿，吸引婴儿的注意力。成人要注意不能让婴儿久站，扶站3—5分钟后，要扶住婴儿让其慢慢坐下。

2. 坐膝站起

成人采取盘腿坐姿，让婴儿坐在成人的腿上，成人托住婴儿腋下帮助其站起来再坐下来，如此反复练习几次。

3. 坐椅站起

成人将婴儿放置于高度适宜的座椅上，引导婴儿练习站起来再坐下去，可反复练习几次。

4. 站起坐下

成人发出语言指令，要求婴儿站起来或者坐下去，锻炼婴儿的平衡感，引导婴儿逐渐灵活地站起来、坐下去。

三、练习次数

每天4—5次。

③ 胸骨。

胸骨是胸廓的重要组成部分。正常的胸骨位于胸前壁正中，呈上宽下窄、前凸后凹的形状。先天性因素、维生素D缺乏、常患呼吸道疾病等都会影响婴幼儿的胸骨发育。

④ 腕骨。

新生儿时期的腕骨都是软骨，后期随着年龄的增长逐渐钙化。通过左手腕骨的拍片，可以测量婴幼儿的骨龄。

⑤ 髋骨。

婴幼儿的髋骨还没有形成一个整体，骨盆尚未定型，不牢固，容易在外力的作用下发生位移。

⑥ 足骨。

正常人体的足部会有一定的足弓。足弓可以起缓冲震荡的作用，还可以保护足底的血管和神经免受压迫。扁平足没有足弓或者足弓塌陷（见图2-3）。

1岁前婴儿的脚掌生长速度很快，1岁时脚掌长度为12厘米左右。0—3岁婴儿足部脂肪厚，脚部骨骼大多数还未骨化，仍为软骨，脚的稳定性差，容易出现生理性扁平足。

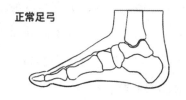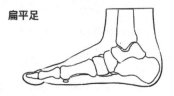

图 2-3 正常足弓与扁平足弓

（图片来源：https://www.sohu.com/na/460722978_374887）

2. 骨连接

（1）骨连接的基本特点

骨连接指骨与骨之间的连接，可以分为直接连接和间接连接。直接骨连接指两骨间连接无间隙，运动范围极小或完全不能活动，如颅骨。间接骨连接即关节，活动范围比直接连接要大。

婴幼儿关节的伸展性和柔韧性高于成人，因此其关节的活动范围大于成人。但是婴幼儿关节周围的肌肉和韧带不够坚韧，关节的牢固性差，如果用力过猛容易造成脱臼。

婴儿的关节有时会发出响声，这主要是因为其关节比较松弛，软骨之间间隙较大，在活动过程中软骨和软骨之间发生摩擦，这是正常的生理现象，不必担心。但如伴有关节疼痛、肿胀等情况，则需要及时带婴儿就医，明确原因。

（2）先天性髋关节发育不良

先天性髋关节发育不良是儿童常见的髋关节发育问题，通常在婴幼儿时期就有一些异常表现。髋关节先天发育不良的发生概率大约为1/1000，其中左侧发生概率高于右侧，女婴发生概率高于男婴。

先天性髋关节发育不良越早发现越早治疗，效果越好。婴儿先天性髋关节发育不良的诊断方法有观察皮纹对称情况、检查长短腿、检查髋关节活动情况等，如图2-4所示。

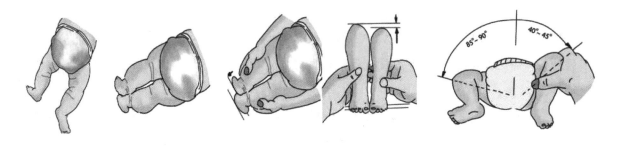

图 2-4 婴儿先天性髋关节发育不良的诊断

（图片来源：https://www.sohu.com/a/206567524_100035346）

皮纹不对称是先天性髋关节发育不良的早期表现之一。皮纹不对称指婴儿臀部、腿部皮肤皱褶的深度、长度、数量不对称。因此，对于婴儿先天性髋关节发育不良的早发现，一个简单易操作的方法是观察婴儿臀部和腿部皮肤的褶皱和纹路。具体方法为：让婴儿仰卧、俯卧，观察其臀部、大腿左右两侧的纹路是否对称。

需要注意的是，皮纹不对称不一定都是髋关节发育不良。对于婴儿先天性髋关节发育不良的早期诊断，还需要结合其他临床表现，如双下肢不等长、外展受限等，必要时到医院就诊。

检查长短腿的方法为：让婴儿俯卧，两腿和两脚跟并拢，观察婴儿两脚跟位置是否对齐；让婴儿仰卧，两腿并拢、屈膝，脚跟对齐，观察两膝盖的位置是否平齐。

检查髋关节活动情况的方法为：让婴儿仰卧，屈膝，外展髋关节，观察两边外展的范围，以及活动是否有异常弹响。正常情况下可外展 85°—90°，若只能外展 40°—45°，则为外展受限。

以上方法适用于 3 个月以内的婴儿。同时，在规定时间内对婴儿进行体格检查十分重要。1 岁以内的婴儿，一般出生后 42 天时会进行第一次体检。通过体检，可以判断婴儿的髋关节发育情况。6 个月以内的婴儿通常采用髋关节超声检查，6 个月以上的婴儿可选用 X 线拍片检查。

3. 骨骼肌

新生儿的肌肉占体重的 20％ 左右，随着年龄的增长，肌肉占体重的比例逐渐增大。婴幼儿的肌肉收缩力较差，容易疲劳，但由于新陈代谢旺盛，供氧充足，疲劳后恢复较快。

（二）呼吸系统

呼吸系统由呼吸道和肺两部分组成。呼吸道为气体进出的通道，肺是气体交换的场所。呼吸道由鼻、咽、喉、气管、支气管组成。其中，鼻、咽、喉为上呼吸道；气管、支气管、肺内的各级支气管为下呼吸道。

1. 上呼吸道

（1）鼻

婴幼儿的鼻腔短小，鼻道较窄，新生儿几乎没有下鼻道。婴儿鼻黏膜柔嫩且血管丰富，感染时黏膜易充血肿胀，从而使狭窄的鼻腔更加狭窄甚至闭锁，容易发生呼吸困难。

（2）咽、喉

婴幼儿的咽腔相对狭窄，方向垂直，容易引发中耳炎。

婴幼儿喉部比成人长且狭窄，呈漏斗形，黏膜柔嫩，血管丰富，易发生炎症引起的肿胀，甚至呼吸困难。

吞咽是人类与生俱来的基本功能。新生儿吞咽功能障碍的原因有多种，比如，早产或极低体重儿主要由于长期进行胃管喂养，自身吞咽功能减退，进而出现吞咽困难。同时，先天发育异常如肺功能发育不良、出生时缺氧等因素造成的大脑损伤、扁桃体炎、咽喉肿瘤等都均有可能导致新生儿吞咽功能障碍。

2. 下呼吸道

（1）气管、支气管

婴幼儿的气管、支气管管腔狭窄，软骨柔软，肌肉发育不完善，缺乏弹性组织，容易引起感染，发生阻塞，导致呼吸困难。

（2）肺

肺活量指一次用力吸气以后，尽最大的力量呼出的气体的总量。潮气量指平静呼吸时，每次吸入或呼出的气量。

婴幼儿的肺活量和潮气量相对较小，潮气量的绝对值也小于成人。按体表面积计算，婴幼儿的肺容量比成人小6倍，潮气量仅为成人的40%—50%。而婴幼儿生长发育旺盛，氧气的需要量和代谢水平相对较高，能量代谢为成人的1.6倍，婴幼儿只能增加呼吸频率来进行代偿。因此，婴幼儿的呼吸频率较快，年龄越小，呼吸频率越快。新生儿的呼吸频率为每分40—50次，1岁以内婴儿的呼吸频率为每分30—40次。

WHO（世界卫生组织）儿童急性呼吸道感染防治规划特别强调，呼吸加快是肺炎的主要表现。1岁以内的婴儿，2月龄以下每分钟呼吸达到或超过60次，2—12月龄呼吸每分钟达到或超过50次则为呼吸急促。由于婴幼儿气道管径细小，因此气道阻力大于成人。婴幼儿患肺炎时，气道管腔黏膜肿胀、分泌物增加、支气管痉挛等使管径更为狭窄，气道阻力增大，这也是婴幼儿患肺炎容易发生呼吸衰竭的原因之一。

婴幼儿的呼吸肌发育不全，胸廓活动范围小，呼吸时膈肌上下移动明显，呈腹式呼吸，即呼吸时腹部会起伏。成人数婴幼儿呼吸次数时可以观察其腹部，一呼一吸为一次呼吸，数时要数满一分钟。注意数呼吸要选择婴幼儿安静状态时（睡眠时最佳），避免选择其哭闹或活动时。

专家精讲
扫一扫，学习了解"婴幼儿的呼吸方式"。

（三）循环系统

循环系统包括心血管系统和淋巴系统。心血管系统由心脏和供应心脏本身血液的血管组成。淋巴系统由淋巴管和淋巴器官组成，其中淋巴器官包括淋巴结、脾和扁桃体。

1. 心血管系统

（1）心脏

新生儿的心脏在体重中的占比比成人大，新生儿心脏重量为20—25克，约占体重的0.8%，成人心脏重量约为250克，约占体重的0.5%。婴儿的心脏增长很快，1岁时心脏的重量为刚出生时的2倍。

婴幼儿的新陈代谢旺盛，身体组织需要更多的血液供给，而心脏每搏输出量有限，只能通过增加心脏搏动次数来满足需要，因此，婴幼儿的心率相对较快。心率随年龄增长而逐渐减慢。一般来说，年龄越小，心率越快，新生儿的心率一般为每分120—140次，1岁以下一般为每分110—130次。

（2）血液

年龄越小，血液量占体重的比例越大。新生儿血液量占体重的比例为15%，1岁时这一比例大概降到11%。

婴儿出生一周内血红蛋白数值逐渐下降，并在出生后2—3个月时达到最低值，称为生理性贫血。这种婴儿生长发育迅速、血循环量增加使得红细胞和血红蛋白量相对降低而引起的生理性贫血，是婴儿生长发育过程中一种正常的生理现象。营养性缺铁性贫血是个体缺乏铁导致血红蛋白合成减少，出现营养不良性贫血，其常见原因包括先天储铁不足、铁摄入量不足、生长发育铁需求量增多、铁吸收障碍、铁丢失过多等。婴幼儿营养性缺铁性贫血需要进行相应的治疗。

4个月以后，婴儿从母体中获得的铁逐渐耗尽。婴儿期生长发育迅速，对铁的需求量大。无论是母乳喂养、人工喂养，还是混合喂养，都要注意预防婴儿缺铁性贫血的发生。母乳和牛乳的铁含量均低，每100克约含铁0.05毫克，其中母乳的吸收率为50%，牛乳的吸收率仅为10%。因此，母乳喂养的婴儿，母乳铁生物利用度高，应尽量坚持母乳喂养6个月，之后及时添加铁含量丰富的食物。人工喂养、混合喂养的婴儿，应选择铁强化的配方乳，同时注意及时添加铁含量丰富的食物。1岁以内的婴儿应尽量避免单纯的牛乳喂养。

婴儿血液中含水分及浆液较多，含凝血物质及盐类较少，因此婴儿出血时凝固得比较慢，成人出血正常情况下3—4分钟就能凝固，而新生儿出血凝固需要8—10分钟，大一点的幼儿则需要4—6分钟。

（3）血管

婴幼儿的血管内径相对成人要宽，毛细血管丰富，血流量大，能供给机体各部分充足的营养物质和氧气。年龄越小，血管壁越薄，血管弹性也越小。随着年龄的增长，血管壁逐渐加厚，弹性纤维增多，弹性增强。

2. 淋巴系统

淋巴系统在个体出生时尚未发育完善，婴幼儿时期是淋巴系统快速发育的时期。新生儿的淋巴结不易摸到，正常婴幼儿的颈部、颌下、腋下、腹股沟可触及单个活动的无压痛的黄豆大小的淋巴结。刚出生的新生儿没有扁桃体，随着月龄的增长，扁桃体开始逐渐发育。

（四）消化系统

消化系统由消化道和消化腺组成。其中，消化道包括口腔、咽、食管、胃、小肠、大肠等。消化腺主要有唾液腺、胃腺、肠腺、肝脏和胰腺等。下面简单介绍其中的几种。

1. 消化道

（1）口腔

牙齿是咀嚼的重要器官。牙齿的发育与骨骼发育情况有一定的关系，但与骨骼的发育速度不是完全平行的。人的一生共有两副牙齿，分别为乳牙和恒牙。乳牙是在婴幼儿时期出现的一种牙齿，乳牙早晚会脱落被恒牙替代。乳牙共 20 颗，恒牙共 28—32 颗。乳牙萌出顺序一般为下颌先于上颌、自前向后。6 个月左右最先萌出下中切牙，共 2 颗。9 个月左右萌出上中切牙和上侧切牙，共 4 颗。1 岁左右萌出下侧切牙，共 2 颗。

乳牙的萌出时间有较大的个体差异，较早的 4 个月便开始出牙，较晚的可到 10—12 个月。婴儿乳牙萌出的时间和基因有一定的关系，出牙较晚并不意味着婴儿发育一定有问题。同时，有些婴儿出牙时可能会伴有低热、哭闹、烦躁不安、唾液分泌增多等，这些都属于正常现象。通常，婴儿在出牙时，新牙周围的牙龈会变得肿胀而柔软，成人可以戴指套用手指轻轻地帮其按摩牙床，也可以给婴儿提供一些材质安全、方便抓握的磨牙胶（棒），以缓解其出牙不适。

延伸阅读

为婴儿选择合适的磨牙胶（棒）应该注意以下几个方面。

第一，材质为食品级硅胶，柔软不坚硬，可以高温消毒，能够抗菌。

第二，入口深度不得超过 3 厘米，否则会有干呕、窒息的风险。

第三，利于婴儿抓握，不容易掉。

第四，不粘毛，方便清洗，无卫生死角。

第五，方便携带，配有防尘盒。

（2）胃肠道

婴儿的胃呈水平位，贲门括约肌松弛，不能很好地收缩，幽门紧，吃奶时容易引起吐奶（见图 2-5），因此要注意喂养时一次不要让婴儿吃太多，进食速度不要太快，还要及时给婴儿拍嗝。一般等婴儿 5—6 个月会坐时，胃慢慢变为垂直状。

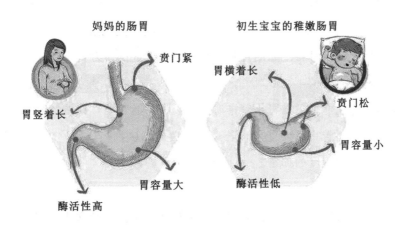

图 2-5　成人和婴儿胃比较

（图片来源：https://baijiahao.baidu.com/s? id＝1763051510203786448&wfr＝spider&for＝pc）

婴儿的胃容量小，胃液分泌功能比成人差，胃液分泌量比成人少，胃液中胃酸和蛋白酶的含量均不及成人，因此每日饮食次数要比成人多。同时，婴儿胃肠道内的酶活性低，消化液不足，因此不能过早添加辅食，一般在6个月后才开始添加辅食。

婴幼儿肠道肌肉组织和弹力纤维还没有发育完善，肠的蠕动能力比成人弱，容易发生肠道功能紊乱。要注意给婴幼儿添加食物的量和种类，不要过多、过早地添加淀粉类或脂肪类食物，以免幼儿因胃肠道功能紊乱而引起腹泻。

2. 消化腺

（1）唾液腺

唾液腺由大唾液腺和小唾液腺组成。大唾液腺包括腮腺、颌下腺和舌下腺，小唾液腺位于口腔各部黏膜内，包括唇腺、颊腺、腭腺以及舌腺。

唾液腺在婴儿出生时已经形成，但发育不完善，分泌唾液少。随着月龄的增长，到3—4个月时，唾液腺发育逐渐成熟，唾液分泌量明显增加，5—6个月时分泌量更多。但由于婴儿口腔较浅，还不能及时吞咽唾液，不会调节口腔内过多的液体，因此容易发生生理性流涎，即人们常说的流口水。

（2）肝脏

婴幼儿肝脏相较成人要大，新生儿肝脏重量为体重的4%。婴幼儿肝脏功能发育不健全，分泌胆汁较少，消化脂肪的能力差；肝糖原储存量少，饥饿时容易发生低血糖；肝脏解毒能力较差，如果蛋白质摄入量过高，会加重肝脏的负担；肝细胞代谢旺盛，再生能力强，如果患肝炎恢复较快，不易患肝硬化。

（五）泌尿系统

泌尿系统包括肾脏、输尿管、膀胱和尿道。

1. 肾脏

新生儿肾脏相对较大，足月新生儿的肾脏长约6厘米，重量约为25克，约占体重的1/120，成人肾脏约重300克，约占体重的1/200。

婴幼儿的肾小球滤过功能低下，肾小管排泄及再吸收功能较差，尿浓缩和稀释功能较弱，容易出现水肿和脱水现象；肾小管排磷功能差，若选用蛋白质、矿物质（磷）含量高的牛乳进行喂养，会对新生儿的肾脏造成一定程度的损害。

2. 输尿管

婴幼儿的输尿管长而弯曲，管壁肌肉和弹力纤维发育不良，容易受压及扭曲导致梗阻，发生尿潴留进而诱发感染。尿潴留是指膀胱内充满尿液而不能正常排出。

3. 膀胱

婴幼儿膀胱的容量较小，储尿的功能弱，而婴幼儿新陈代谢旺盛，所需要的水分多，故排尿次数较多。婴儿月龄越小，每日排尿的次数越多。随着月龄的增长，排尿的次数减少，每次排尿的尿量逐渐增多。1周内的婴儿吃奶量少，每天排尿 4—5 次；1周后，随着婴儿吃奶量增多，每天排尿次数增加到 20—25 次；1 岁时，每天排尿 15—16 次。婴幼儿排尿受到个体差异、饮水量、身体状况等诸多因素的影响。

膀胱受大脑控制，由于 1 岁以下婴儿大脑皮层发育不够完善，其主动控制排尿的能力差，没有形成控制排尿的习惯。

4. 尿道

婴幼儿的尿道短，新生男婴尿道长 5—6 厘米，而新生女婴尿道长仅为 1 厘米。女婴的尿道外口靠近肛门，容易受到细菌的感染，男婴的包皮积垢也容易引起细菌上行性感染。

（六）内分泌系统

内分泌系统是人体的调节系统。内分泌腺释放的化学物质被称为激素。激素对人体的新陈代谢、生长发育和生殖等生命活动起重要的调节作用。人体内主要的内分泌腺有垂体、甲状腺、胸腺、肾上腺、胰岛、性腺等。下面简单介绍其中的几种。

1. 垂体

垂体是人体最重要的内分泌器官，被称为"内分泌之王"，出生时已发育良好。垂体分泌的多种激素中，生长激素是从出生到青春期影响个体生长发育最为重要的激素。若个体在幼年时期垂体分泌不足，则会导致生长迟缓、身材矮小，甚至患生长激素缺乏性侏儒症；若个体在幼年时期垂体分泌过多，则可能患巨人症。人体在睡眠状态时分泌的生长激素较多，因此要保证婴儿拥有充足的睡眠。

2. 甲状腺

甲状腺在出生时已经形成，其分泌的甲状腺激素具有促进新陈代谢、促进生长发育、提高中枢神经系统兴奋性等作用。

先天性甲状腺功能减退（简称先天性甲减），是由胎儿发育期间甲状腺不发育、发育不全、异位，甲状腺激素合成不足或碘缺乏等引起的内分泌疾病。先天性甲减会导致婴幼儿生长发育落后、智能低下、基础代谢低下。患儿出生时身高、体重等一般无明显异常，到 3—6 个月时出现明显的症状。对于先天性甲减，早期发现、早期治疗非常重要。

甲状腺激素如果分泌过多，可能导致甲状腺功能亢进（简称甲亢），主要表现为甲状腺肿大、食量大、身体消瘦、容易激动、眼球突出。

3. 胸腺

胸腺与人体的免疫功能密切相关，是人体的免疫器官。新生儿的胸腺重量为 10—15g，青春期前会逐渐增长。如果婴幼儿的胸腺发育不全，则有可能造成免疫功能低下，应及时去医院诊断治疗。

（七）免疫系统

1. 免疫系统的构成

人体的免疫系统由免疫器官、免疫细胞和免疫分子构成。其中，免疫器官主要有骨髓、脾脏、淋巴结、扁桃体、胸腺等。

2. 免疫系统的功能

免疫系统的功能主要有免疫防御、免疫监视、免疫自稳三种。其中，免疫防御指机体对外来细菌、病毒、异物等的识别、排除；免疫监视指机体随时识别和清除体内突变的异常细胞；免疫自稳指机体及时识别、清除体内衰老、死亡或损伤的细胞，以保持机体内部环境的稳定，维持机体正常的生理功能。

3. 免疫作用的种类

免疫作用分为非特异性免疫和特异性免疫。

（1）非特异性免疫

非特异性免疫又称先天免疫或固有免疫，是人类在长期的进化过程中逐渐形成的天然防御功能。这种免疫对多种病原微生物都有防御作用。

（2）特异性免疫

特异性免疫又称获得性免疫或适应性免疫，是机体出生后与抗原物质接触后所产生的，即经后天感染或人工预防接种而激发机体产生免疫功能，使机体获得抵抗感染的免疫力。特异性免疫包括体液免疫和细胞免疫。特异性免疫通常只针对一种病原体，针对性强。特异性免疫在非特异性免疫的基础上形成，两者共同承担机体的防御功能。

婴幼儿的免疫系统还在生长发育过程中，功能还不完善，与成人相比较弱，抵抗力不及成人，因此要对婴幼儿进行计划免疫，按照接种程序进行预防接种，从而提高婴幼儿的免疫水平。根据国家卫生健康委员会印发的《国家免疫规划疫苗儿童免疫程序及说明（2021年版）》，1岁以内婴儿需要接种的疫苗如表2-2所示。

表 2-2 0—1岁婴儿免疫接种程序[①]

序号	疫苗种类	接种年龄								
		出生时	1	2	3	4	5	6	8	9
1	乙肝疫苗	1	2					3		
2	卡介苗	1								
3	脊灰灭活疫苗			1	2					
4	脊灰减毒活疫苗					3				

---

① 国家免疫规划疫苗儿童免疫程序及说明（2021年版）[EB/OL].（2021-03-12）[2023-07-25]. http://www.nhc.gov.cn/jkj/s3581/202103/590a8c7915054aa682a8d2ae8199e222.shtml.

续表

序号	疫苗种类	接种年龄									
		出生时	1	2	3	4	5	6	8	9	
5	百白破疫苗				1	2	3				
6	麻腮风疫苗								1		
7	乙脑减毒活疫苗								1		
8	乙脑灭活疫苗								1、2		
9	A群流脑多糖疫苗							1		2	

注：选择乙脑减毒活疫苗接种时，采用两剂次接种程序。选择乙脑灭活疫苗接种时，采用四剂次接种程序；乙脑灭活疫苗第1、2剂间隔7—10天。

疫苗的接种一定要在婴儿身体健康时进行。婴儿处于发烧、患病等身体不适情况时应推迟疫苗接种。

疫苗接种可能会出现一些反应。一般反应包括局部反应和全身反应。局部反应表现为接种24小时内，局部出现红肿，伴有疼痛；全身反应主要表现为发热，还可能会出现头痛、乏力、恶心、呕吐、腹泻等。一般反应是正常免疫反应，可不做任何处理，一般1—2天可自行消失，如果反应强烈，也须对症治疗。

疫苗接种的异常反应一般为晕厥、过敏性休克、过敏性皮疹等。异常反应出现的概率虽然低，但后果严重，一旦出现要及时抢救治疗。

拓展阅读
扫一扫，学习了解"儿童疫苗接种指南"。

（八）神经系统

1. 神经系统的组成

神经系统包括中枢神经系统和周围神经系统。

中枢神经系统由脑和脊髓组成。脑包括大脑、小脑和脑干。大脑是调节人体生理活动的最高级中枢；小脑协调运动，维持身体平衡；脑干调节心跳、呼吸等人体基本的生命活动。脊髓是脑与躯干、内脏之间的联系通路，其将接收到的外界信息刺激及时传送到脑，再将脑发出的指令及时传送到各个器官，起到上通下达的桥梁作用。

周围神经系统由脑神经、脊神经和植物神经组成。周围神经系统将中枢神经和身体的各个器官联系起来。脑神经支配头面部器官的感觉和运动，并接收外界的信息，使我们能够看见、听见、闻到、尝到身边的事物，产生感觉。脊神经支配躯干和四肢的运动，并感受刺激。植物神经是内脏神经中的运动神经，又称自主神经。植物神经分为交感神经和副交感神经，身体内脏受到两者的共同支配。两者在相互平衡制约中，协调和控制身体的生理活动。

2. 神经系统的发育

足月的新生儿脑重量约为 370 克，相当于成人脑重量的 1/4。出生后第一年，其大脑发育十分迅速，尤其是出生后的前 6 个月，大脑发育最为迅速，到 6 个月时大脑重量为 700 克左右，相当于成人脑重量的 1/2。到 1 岁时，脑重量约为 900 克。

新生儿的小脑功能较差，出生后 6 个月达到生长的高峰，在 1 岁内发育都很快，之后逐渐减慢。

新生儿的脑干已具备生理功能，以保证其能够较好地维持生命的基本活动。

新生儿的脊髓重量为 2—6 克，结构已较完善，功能基本具备。婴幼儿脊髓的发育和运动功能的发育是平行的，随年龄的增长而加长、增重。

3. 婴儿早期大脑发育的促进

早期的经验和刺激对婴儿大脑的发育起着非常重要的作用。根据美国儿科学会的研究，在家庭环境中，1 岁以内不同月龄的婴儿可以采取不同的方法刺激其大脑的发育。表 2-3 至表 2-5 列举了 1 岁以内婴儿大脑发育的刺激方法。

表 2-3　1—3 个月婴儿大脑发育的刺激方法[①]

内容	具体方法
语言	日常生活中多与孩子聊天，如吃饭、穿衣、洗澡、玩耍或户外活动时。在聊天的过程中喊孩子的名字，使用简单、生动的语句。及时回应孩子的表情、声音和肢体动作。 孩子出生后，可以每天给孩子读书，以增进亲子关系，使孩子熟悉父母的声音，并培养让孩子终身受益的好习惯。 如果父母掌握除母语以外的其他语言，可以在家中使用。
情绪情感	注意观察孩子的情绪变化，了解孩子发出的信号。无论是愉悦的情绪还是低落的情绪，都要给予回应。 给孩子建立安全感，多给予孩子温暖的身体接触，比如拥抱、肌肤接触和肢体接触。 确保孩子的其他照护者能够理解与孩子间建立关爱情感和关系的重要性，并确保他们始终关心爱护孩子。
社会交往	这一年龄段的婴儿对人脸很感兴趣，可以跟孩子玩躲猫猫游戏。
环境	提供健康、营养的食物。 定期到专业的医疗机构体检。 及时打疫苗。 不让孩子经历有压力或对身心发展可能会造成伤害的事情。
玩具	为孩子提供大小、形状、材质不同，颜色丰富的玩具。 给孩子看图画书和家庭相册。
艺术	给孩子唱歌，及时回应孩子的表情、声音和肢体动作。

---

① ［美］塔尼娅·奥尔特曼. 美国儿科学会育儿百科［M］. 7 版. 唐亚等，译. 北京：北京科学技术出版社，2020：206.

表 2-4　4—7 个月婴儿大脑发育的刺激方法[①]

内容	具体方法
语言	日常生活中多与孩子聊天，如吃饭、穿衣、洗澡、玩耍或户外活动时。 孩子可能无法听懂父母的话，但他们通过倾听，也能够促进自身语言能力的发展。 如果孩子看上去无法听到声音，或无法模仿父母发出的声音，则需要到医院请专业的医生进行检查。 与孩子面对面说话，父母也可以模仿孩子的声音，让孩子感受到父母很愿意与其交流。 坚持每天给孩子讲故事。随着次数的增多，孩子会喜欢父母的声音，培养阅读的兴趣，也能够形成阅读的习惯。 如果父母掌握除母语以外的其他语言，可以在家中使用。
情绪情感	注意观察孩子的情绪变化，了解孩子发出的信号。无论是愉悦的情绪还是低落的情绪，都要给予回应。 给孩子建立安全感，多给予孩子温暖的身体接触，比如拥抱、肌肤接触和肢体接触。 每天陪伴孩子愉快地玩耍。 确保孩子的其他照护者能够理解与孩子间建立关爱情感和关系的重要性，并确保他们始终关心爱护孩子。
社会交往	关注和扩大孩子的交往范围，带孩子认识其他孩子及其父母。对于此，家长要善于认真观察孩子所发出的信号，等孩子愿意见陌生人时再带他认识更多新的朋友。
环境	给孩子提供一个安全的环境，能够让孩子自由地进行探索，促进孩子的发育。 不让孩子经历有压力或对身心发展可能会造成伤害的事情。 鼓励孩子在夜间延长睡眠的时间，需要关于睡眠的具体建议时可以咨询儿科医生。 如果需要将孩子送到机构进行照护，确保所选择的照护者和机构的优质性：环境温馨，具有教育性且安全，照护者具有强烈的责任心。多看望孩子，与机构人员进行沟通交流。
玩具	给孩子提供积木或者柔软的玩具，鼓励孩子自己伸手拿玩具，刺激孩子手眼协调及精细动作能力的发展和提高。
艺术	带领孩子一起进行有节奏的运动，如随着音乐一起跳舞。

表 2-5　8—12 个月婴儿大脑发育的刺激方法[②]

内容	具体方法
语言	用成年人的语言在日常生活中与孩子沟通交流，如吃饭、穿衣、洗澡、玩耍或户外活动时。与孩子讲话时要注意观察孩子对语音的反应，以及词汇的增加及语音的发展，如果没有变化和进步，则需要到医院请专业的医生进行检查。 每天给孩子读书，做好亲子阅读。 与孩子的语言交流不限于一种，如果家长会多种语言，那么可以用多种语言与孩子沟通。 教孩子用动作进行语言的表达，如摆手表示"再见"，点头表示"是"，摇头表示"不"。

① ［美］塔尼娅·奥尔特曼．美国儿科学会育儿百科［M］．7 版．唐亚等，译．北京：北京科学技术出版社，2020：236.

② ［美］塔尼娅·奥尔特曼．美国儿科学会育儿百科［M］．7 版．唐亚等，译．北京：北京科学技术出版社，2020：261-262.

续表

内容	具体方法
情绪情感	关注孩子的行为和情绪，无论孩子的情绪状态如何，都给予孩子回应。 孩子关注身边所遇到的人，特别是父母。这一年龄段的孩子已经能够依据父母的表情判断其情绪，因此父母要注意缓解自身强烈的负面情绪。孩子逐渐掌握了对父母的情绪做出回应的方法，这是孩子在成长过程中的重要进步。 为孩子营造安全感，多给予孩子温暖的身体接触，比如拥抱、肌肤接触和肢体接触。 确保孩子的其他照护者能够理解与孩子间建立关爱情感和关系的重要性，并确保他们始终关心爱护孩子。
社会交往	跟孩子玩游戏，如孩子们喜欢玩的躲猫猫或拍手游戏，还可以帮助孩子提高记忆力。 关注和扩大孩子的交往范围，带孩子认识其他孩子及其父母。 理解孩子跟陌生人交往时可能会产生的不愉快。 每天陪孩子一起玩耍，增进亲子关系。
环境	创设一个可以方便孩子探索和移动的安全环境。 确保不让孩子接触和经历容易让其产生不愉快体验的事情，孩子参加的活动要适合其年龄。因此，当孩子在父母身边的时候，要注意大人看的一些电视节目对孩子的影响，如节目中可能会出现的一些让孩子害怕的声音和图像。 如果需要将孩子送到机构进行照护，确保所选择的照护者和机构的优质性：环境温馨，具有教育性且安全，照护者具有强烈的责任心。多看望孩子，与机构人员进行沟通交流。
玩具	鼓励孩子玩一些比较柔软的玩具和积木类玩具，这有助于锻炼孩子的手眼协调能力，促进其手部精细动作的发展，并帮助孩子获得积极的情绪体验，如成就感。 给孩子选择的玩具要符合孩子的年龄特点，还要注意其安全性。有时不是一定要选择价格昂贵的玩具，家庭生活环境中的一些日常用品也可以当作玩具使用。 无论何种玩具、何种玩法，与玩具的类型和数量相比，活动过程中给予孩子必要的关注更为重要。
艺术	唱歌给孩子听，选择一些有重复的歌词的歌曲。 唱歌的时候配上相应的手部和其他动作。

第二课　1—2 岁婴幼儿的发展特点

一　体格发育特点

（一）体重

1 岁以后，婴幼儿体重增长速度减慢。出生后第二年婴幼儿体重增加 2.5—3.5 千克，平均每月增加 200 克。2 岁时，婴幼儿体重约为刚出生时的 4 倍。

（二）身高（身长）

婴儿出生后第一年身高（身长）增长最快，第二年增长速度减慢，平均增加 10—12 厘米，到 2 岁时，身高（身长）约为 87 厘米。

（三）头围

婴幼儿头围的增长呈现出跟体重和身高（身长）一样的规律，即出生后第一年增长最为迅速，第二年增长减慢。婴儿头围第二年约增长 2 厘米，2 岁时头围约为 48 厘米。头围的增长是脑发育的重要指标之一，头围的测量 2 岁以内最具诊断价值。

（四）胸围

1 岁以后，婴幼儿的胸围逐渐超过头围。1—2 岁胸围增加 3 厘米，到 2 岁时大约为 49 厘米。1 岁至青春期胸围都应大于头围。

（五）2 岁幼儿体格发育标准

根据我国最新的标准，2 岁幼儿体格发育标准如表 2-6 所示。

表 2-6　2 岁幼儿体格发育标准[①]

性别	身高（厘米）	体重（千克）	头围（厘米）
男	88.5（82.1—95.3）	12.54（10.22—15.46）	48.4（46.0—50.9）
女	87.2（80.9—93.9）	11.92（9.76—14.71）	47.3（45.0—49.8）

注：表内平均值为中等水平，括号内为最低值和最高值。

---

① 鲍秀兰等．婴幼儿养育和早期教育实用手册［M］．北京：中国妇女出版社，2020：210.

二 各系统的生理特点

（一）运动系统

1. 骨

（1）颅骨

囟门作为衡量婴幼儿脑发育状况的重要指标之一，在发育的过程中可能会出现一些异常的情况，主要表现为以下几个方面。

① 囟门闭合过早，可能会导致脑发育不良，如小头畸形。

② 囟门闭合过晚，原因可能是维生素 D 缺乏性佝偻病、先天性甲状腺功能减退、脑积水等。

③ 囟门隆起，正常的囟门是平坦的，如果隆起，原因可能是发热或处于急性感染性疾病期，常见的是颅内感染，同时脑积水也会引起囟门隆起。

④ 囟门凹陷，最常见的原因是腹泻引起严重脱水。

囟门的大小、闭合时间有很大的个体差异，判断是否存在异常，需要综合幼儿的生长发育情况进行全面分析。比如，有的孩子囟门闭合早，但头围增长正常，生长发育良好，智力发育也没有问题，这种情况就不必过于担心，仅需密切随访。

（2）脊柱

12 个月左右的婴儿脊柱已经出现三个生理弯曲，但这样的脊柱自然弯曲要到 6—7 岁才为韧带所固定。1 岁后幼儿的脊柱仍然处于发育的重要时期，要注意为幼儿提供营养均衡的饮食，使其维持正确的坐姿、站姿，养成良好的睡眠习惯，定期进行健康检查，促进幼儿脊柱的健康发育。

脊柱侧弯属于脊柱的一种发育畸形。正常人的脊柱从后面看应该是一条直线，并且躯干两侧对称。如果从正面看双肩不等高，或从背面看后背左右不平，则怀疑是脊柱侧弯。

脊柱侧弯对个体的危害很大，比如：影响身高发育；出现高低肩、长短腿、驼背等身体外观畸形；影响胸廓的发育，对心肺功能造成影响；腰背疼痛，极严重者甚至可能瘫痪。除生理上的影响外，脊柱侧弯还会影响个体的心理健康，引起自卑心理。

成人平时需要注意观察，通过一些方法及早发现幼儿脊柱侧弯的情况。成人可以在幼儿洗澡或换衣服时进行检查，具体操作方法如下。

幼儿双脚站立，双手自然下垂，置于身体两侧。

方法一：观察法。

① 双肩检查，即观察双肩是否等高。

② 双肩胛骨检查，即观察肩胛骨下缘是否等高。

③ 腰部检查，即观察腰部两侧弧线是否对称。

方法二：前屈实验。

幼儿双脚并拢，双膝伸直，自然站立，缓慢向前弯腰至90°，双手合掌置于双膝前。成人在幼儿正前方或后方双目平视，观察幼儿双侧背部是否等高。

方法三：触摸法。

成人用中指和食指夹着幼儿的脊柱棘突轻划下来，观察划痕是否为直线。

专家精讲

扫一扫，学习了解"如何在家为孩子自测脊柱侧弯"。

（3）胸骨

鸡胸、肋骨外翻都属于比较常见的胸廓畸形，缺钙是引起畸形的重要原因。

鸡胸主要表现为胸骨向前突出，两侧胸壁凹陷。鸡胸在婴儿时期不容易被发现，1岁后偶有被发现，大多数在6岁后被发现。

肋骨外翻指胸廓下缘肋骨向外突出。婴儿肋骨外翻有两种可能：一种是生理性的，是婴儿正常的生理发育过程，随着年龄增长会逐渐改善；另一种是单纯的肋骨发育畸形。

维生素D的主要功能是维持人体内钙的代谢平衡以及促进骨骼形成。补充适量的维生素D能预防人体缺钙。婴儿出生数天后即可每天给予400IU（或10ug）的维生素D补充剂，并推荐长期补充，直至青少年期。纯母乳喂养的婴儿也要注意补充维生素D。需要注意的是，补充维生素D不限于补充维生素D制剂，日常饮食中的维生素D也要考虑在内。如幼儿每天摄入500毫升配方奶，可摄取约200IU（5ug），再加上进行适当的户外活动，则不必另外补充维生素D制剂。

（4）腕骨

幼儿腕骨骨化的时间通常是1岁左右，有三个腕骨骨化，分别是头状骨、钩骨、下桡骨骺。

（5）髋骨

婴幼儿的髋骨由髂骨、坐骨、耻骨依靠软骨连接而成。随着年龄的增长，软骨逐渐骨化，一般在19—24岁时愈合为一块髋骨。

（6）足骨

正常情况下，1—1.5岁的幼儿已经学会行走，可以独立走路。要注意经常长时间行走、肥胖、运动过量等对幼儿足弓发育的不良影响。

2.骨连接

幼儿会行走以后，如果走路不稳，一直呈摇摆步态，有可能是先天性发育不良，要引起注意。

3.骨骼肌

人体骨骼肌的各肌肉群发育不平衡，大肌肉群发育早、小肌肉群发育晚，上、下肢的大肌肉群发育要早于躯体肌肉，臀部和大腿的肌肉发育又要早于小腿和足部的较小肌肉和手的小肌肉群。

（二）呼吸系统

1. 上呼吸道

（1）鼻

儿童鼻出血是一个常见的现象。一般来说，2岁以前的幼儿很少有鼻出血现象，因为这一年龄段的幼儿鼻腔的毛细血管网发育还不健全。

（2）咽、喉

幼儿咽炎的主要症状为咽喉部疼痛或有异物感，干咳、无痰。注意让幼儿多喝水，必要时正确服用药物。

喉软骨发育不良的主要症状为呼吸时脖子组织塌陷、呼吸时伴有声响，严重时会出现呼吸困难、吃奶费力等。这种情况一般随年龄的增长会有明显的好转，症状不严重的在2岁左右能自己发育好。

2. 下呼吸道

（1）气管、支气管

支气管炎是儿童常见的呼吸道疾病，患病率高，一年四季均可发生，一般在冬春季节达到高峰。支气管炎的主要症状为发热、咳嗽、喘息，也有可能会出现呕吐、食欲下降等。当幼儿出现支气管炎时应及时治疗，防止病情发展为肺炎。

（2）肺

1—3岁幼儿的呼吸频率为每分25—30次。

根据WHO（世界卫生组织）儿童急性呼吸道感染防治规划，1—5岁幼儿呼吸急促的标准是每分达到或超过40次。

从出生到2岁，婴幼儿的呼吸都以腹式呼吸为主。2岁以后，幼儿的呼吸肌逐渐发育成熟，膈肌和腹腔脏器逐渐下降，肋骨由水平位逐渐倾斜，幼儿开始出现胸腹式呼吸。

（三）循环系统

1. 心脏

2岁幼儿心脏重量约为60克。2岁幼儿的心率一般为每分100—120次。

2. 血液

根据《中国0—6岁儿童营养发展报告（2012）》，我国2岁以下儿童贫血问题突出。2010年，6—12月龄农村儿童贫血患病率高达28.2%，13—24月龄儿童贫血患病率为20.5%。其中缺铁性贫血占比很高。贫血影响婴幼儿的生长发育、运动、免疫、认知等各项功能，有些影响甚至是不可逆的。

缺铁性贫血的主要原因是食物中的铁供应不足。动物性食物中铁的吸收率高，植物性食物中铁的吸收率低，因此，瘦肉、肝脏的吸收率最高，其次为鸡、鸭、鱼肉等，谷类食物中含铁量少。成人要注意幼儿饮食营养的均衡，进行合理喂养。

拓展阅读
扫一扫，学习、了解《中国0—6岁儿童营养发展报告（2012）》。

（四）消化系统

1. 消化管

（1）口腔

正常情况下，幼儿18个月时，萌出上颌、下颌第一乳磨牙，共4颗；2岁时，萌出上颌、下颌单尖牙，共4颗。

（2）胃肠道

随着年龄的增长，幼儿的胃容量逐渐增长，1岁时为250—300毫升，2岁时为400—500毫升。

1岁以后，大部分成人食用的食物幼儿都可以吃，幼儿的食物逐渐接近成人。这一时期，幼儿的饮食习惯可能会比较多变，成人要注意引导幼儿形成良好的饮食习惯。

◇ 小贴士

幼儿良好饮食习惯的培养，需注意一些问题。

① 正确看待幼儿饮食方面的不同情况，不随意责骂幼儿。成人要丰富饭菜的种类，提供多样化的健康食物，给予幼儿自主选择食物的权利，这对于处于自我意识逐渐形成时期的幼儿来说很有必要。

② 不要因为幼儿拒绝食物而用饼干、糖果等零食来代替，这会使幼儿喜欢上这些热量高但营养成分低的食物。幼儿拒绝食物的时候，成人可以将食物保存好，等幼儿饿了的时候再让其自然进食。

③ 给予幼儿充分的调整和适应时间，多尝试几次，学会耐心等待。成人要认真观察幼儿，对于幼儿的进步，及时给予表扬和鼓励。

④ 帮助幼儿形成自我调节进食量的能力。成人不要强迫幼儿吃掉所有的食物，不强行喂食。

⑤ 尽量保持食物原有的味道。成人不要给幼儿吃太咸、太甜、太油腻、太辣的食物，保留食物的原有味道，让幼儿养成良好的饮食习惯。

2. 消化腺

(1) 唾液腺

幼儿乳牙萌出时期也是唾液腺分泌的旺盛时期，1—2岁是幼儿乳牙的正常萌出时期，因此，由于出牙而流口水属于正常现象。其他情况，如患有鹅口疮、疱疹性口炎等口腔炎症也有可能会让幼儿产生流口水的现象，这种情况下应该做好正确的治疗和护理工作。

(2) 肝脏

婴幼儿用药不当或使用过量会造成肝肾损伤，需要注意药物的选择及用药的剂量。

在药物的选择上，需要注意以下几个方面[①]：有针对性使用抗生素，不滥用；12岁以内的儿童不宜使用阿司匹林，以免发生 Reye 综合征（又称瑞氏综合征，是一种严重的药物不良反应）；一般不用镇咳药，多用祛痰药或雾化吸入稀释分泌物，配合体位引流排痰；腹泻一般不建议使用止泻药，可通过调整饮食和补充体液等方法调节；发热一般用对乙酰氨基酚和布洛芬，剂量严格按照说明使用，婴幼儿禁用复方解热止痛片（APC）；诊断未明确时一般不使用肾上腺皮质激素，水痘患儿禁用糖皮质激素。

在药物的剂量上，婴幼儿相较成人应更为准确。婴幼儿用药一般按照体重计算用量，严格遵守医嘱，正确量取用药的剂量。

（五）泌尿系统

1. 肾脏

肾脏随年龄的增长而逐渐发育，在1岁和12—15岁时发育得最快。由于婴儿肾脏相对较大，位置低，且腹肌薄弱，所以医生在为2岁以下幼儿进行腹部触诊时可直接扪及肾脏。

2. 输尿管

输尿管炎是一种常见的泌尿系统疾病，症状通常为尿急、尿痛、尿频，并伴有腰酸、腰痛，甚至发热。此时，幼儿需要多喝温开水，并积极配合治疗。

3. 膀胱

1—3岁幼儿每天正常尿量范围为500—600毫升。幼儿1岁半左右时，成人可开始引导其进行如厕训练。成人要为其配备婴幼儿专用马桶，引导幼儿学会适应，培养幼儿形成良好的二便习惯。

4. 尿道

由于婴幼儿尿道短，容易发生感染，成人平时要注意引导幼儿多喝温开水，并做好局部卫生，以免出现尿道炎。

---

① 崔焱，张玉侠. 儿科护理学［M］. 7版. 北京：人民卫生出版社，2021：102.

（六）内分泌系统

1. 垂体

生长激素缺乏症（GHD）又称垂体性侏儒症，是由垂体前叶合成和分泌的生长激素不足引起的生长发育障碍。患儿身高低于同年龄、同性别、同地区正常儿童平均身高 2 个标准差（−2SD）以上，或低于正常儿童生长曲线第三百分位。这类儿童身材比例匀称，智力发育正常。

生长激素缺乏症大多数为散发性，少数为家族遗传，且男性多于女性，男女患病比例为3∶1。这类儿童出生时身长正常，1—2 岁身高增长明显放缓，之后随着年龄的增长，生长缓慢程度越发明显。

2. 甲状腺

大多数先天性甲减患儿因发育落后就诊时被发现，一般在出生后数月或 1 岁后。这时甲状腺激素严重缺乏，症状典型，如特殊面容，表现为头大、颈短、皮肤苍黄干燥、毛发稀少、面部黏液水肿、眼睑水肿、眼距宽、鼻梁宽平、唇厚舌大、舌常伸出口外，并伴有生长发育迟缓，心血管、消化道、神经系统、生理功能不足等。[①]

（七）免疫系统

根据国家卫生健康委员会印发的《国家免疫规划疫苗儿童免疫程序及说明（2021 年版）》，1—2 岁幼儿需要接种的疫苗如表 2-7 所示。

表 2-7　1—2 岁幼儿免疫接种程序[②]

序号	疫苗种类	接种年龄	
		18 月	2 岁
1	百白破疫苗	4	
2	麻腮风疫苗	2	
3	乙脑减毒活疫苗		2
4	乙脑灭活疫苗		3
5	甲肝减毒活疫苗	1	
6	甲肝灭活疫苗	1	2

注：选择甲肝减毒活疫苗接种时，采用一剂次接种程序。选择甲肝灭活疫苗接种时，采用两剂次接种程序。

---

① 崔焱，张玉侠．儿科护理学［M］．北京：人民卫生出版社，2021：341.

② 国家免疫规划疫苗儿童免疫程序及说明（2021 年版）［EB/OL］．（2021-03-12）［2023-07-25］．http：//www.nhc.gov.cn/jkj/s3581/202103/590a8c7915054aa682a8d2ae8199e222.shtml..

（八）神经系统

1. 脑

2岁幼儿的脑重量为900—1000克，其中小脑发育不完善，尽管在幼儿15个月时，其小脑大小已经接近成人。

2. 脊髓

2岁幼儿脊髓的发育水平已经与成人接近。

第三课　2—3岁幼儿的发展特点

一　体格发育特点

（一）体重

2岁至青春期前期体重增长缓慢，年增长值约为2千克。

（二）身高（身长）

2岁至青春期前，身高平均每年增长5—7厘米，若每年身高增长低于5厘米，则为生长速度缓慢。

（三）头围

2—3岁幼儿头围增长缓慢。2—15岁，儿童的头围仅增长6—7厘米。

（四）胸围

2岁后，儿童胸围超过头围的厘米数约等于其年龄数减1，即胸围（厘米）＝头围＋年龄－1。

（五）3岁幼儿体格发育标准

根据我国最新的标准，3岁幼儿的体格发育标准如表2-8所示。

表 2-8　3 岁幼儿的体格发育标准 [①]

性别	身高（厘米）	体重（千克）	头围（厘米）
男	97.5（90.4—104.8）	14.65（11.94—18.12）	49.6（47.1—52.0）
女	96.3（89.3—103.6）	14.13（11.50—17.55）	48.5（46.2—51.0）

注：表内平均值为中等水平，括号内为最低值和最高值。

二　各系统的生理特点

（一）运动系统

1. 生长痛

生长痛多发生于 2—12 岁的儿童，是儿童生长发育期特有的一种生理现象。这是由于生长发育过程中，骨骼的生长速度较快，而肌肉和韧带的生长速度相对较慢，这种快慢不均导致肌肉和韧带被牵扯而引起疼痛。

生长痛表现为下肢尤其是膝盖周围和小腿前侧部位疼痛。疼痛为间歇性、反复发作，多发生在晚上，间歇期可以没有任何症状。疼痛部位活动正常，局部组织没有明显的红肿与压痛。

确认生长痛之前，首先应该排除外伤和其他疾病。确认生长痛的幼儿，可进行局部的物理治疗，比如按摩、热敷等，帮助缓解疼痛症状。生长痛会持续几个月甚至几年不等，对幼儿正常的生长和发育不会产生影响，随年龄增长，生长痛的症状会逐渐缓解和消失。需要注意的是，生长痛跟身高并没有直接的关系。

2. 运动系统保健要点

第一，均衡饮食，保证生长发育所需的营养。

第二，培养正确的坐、站立、行走等姿势，同时遵循人体发育规律，不过早进行训练。

第三，多晒太阳，必要时补充维生素 D，以促进钙的吸收。

第四，合理进行体育运动和户外活动。

第五，穿着宽松适度的衣服，方便动作的舒展。

第六，注意安全，预防骨折、脱臼等意外事故的发生。

（二）呼吸系统

1. 鼻出血

2 岁以后幼儿容易鼻出血。当幼儿鼻腔黏膜干燥、毛细血管扩张、有鼻腔炎症或鼻腔受到刺激

---

① 鲍秀兰等.婴幼儿养育和早期教育实用手册 ［M］.北京：中国妇女出版社，2020：234.

时，就容易鼻出血。

对于幼儿鼻出血正确的处理方法是让幼儿低头，成人用手指捏住幼儿鼻翼两侧，时间为4—8分钟。注意不能让幼儿仰头止血，以防止引起气管堵塞、呼吸困难，甚至危及生命。

2. 呼吸系统保健要点

第一，注意室内通风换气，保持生活环境中空气清新。

第二，用鼻呼吸，而不是用口呼吸，因为用鼻呼吸能够清洁、温暖、湿润吸入肺部的空气。

第三，不要用手抠鼻孔，尤其是鼻腔的内部，注意保护鼻黏膜。

第四，掌握正确擤鼻涕的方法，不要用力过猛，防止引发中耳炎。

第五，保护嗓子，不过度用嗓，以防损伤声带，同时多喝水。

第六，合理进行体育运动和户外活动。

（三）循环系统

1. 心脏

2岁半幼儿的心脏重量约为刚出生时的3倍。随年龄逐渐增长，直至青春期后增长到刚出生时的12—14倍，已基本达到成人水平。2—3岁幼儿的心率一般为每分100—120次。正常成人心率是每分60—100次。

2. 循环系统保健要点

第一，均衡营养，合理饮食，预防贫血及动脉硬化等循环系统疾病。

第二，避免过度或突然的神经刺激，保护心脏和血管。

第三，生活作息规律，动静交替、劳逸结合，保证充足的睡眠。

第四，服饰、鞋袜宽松适度，大小适宜。

第五，合理进行体育运动和户外活动。

（四）消化系统

1. 乳牙的完全萌出

婴幼儿乳牙萌出顺序如图2-6所示。2岁半时，幼儿萌出上下第二乳磨牙，共4颗。至此，乳牙全部萌出。

有的人认为乳牙只是暂时的，将来必定要被恒牙替代，因此没必要对乳牙进行护理。这种观点是不正确的。乳牙是婴幼儿的咀嚼器官，咀嚼刺激可以促进幼儿颌骨和牙弓的发育，而颌骨和牙弓的正常发育，是恒牙正常排列的重要条件，因此，应该注重乳牙健康。

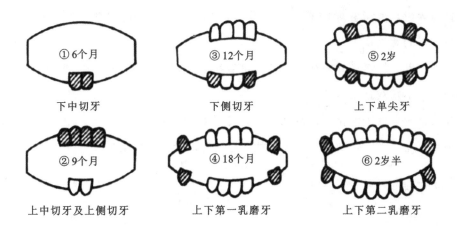

图 2-6　乳牙萌出顺序①

◇ **小贴士**

如何帮助婴幼儿清洁牙齿呢？

对于乳牙刚萌出的婴儿，成人可以使用无菌纱布、指套牙刷帮助其进行清洁。使用纱布时，把纱布裹在食指上，然后放入温开水中将纱布沾湿，将包裹纱布的食指放入婴儿的口腔，以水平横向的方式进行擦拭；也可选择材质安全、方便使用的指套牙刷（见图 2-7）。等婴幼儿大一些，能够学习自己刷牙时，可以选择适合其使用的儿童牙刷。在自主学习刷牙的初期，可以选择带护咽板的牙刷（见图 2-8），防止婴幼儿自己刷牙时卡到喉咙。

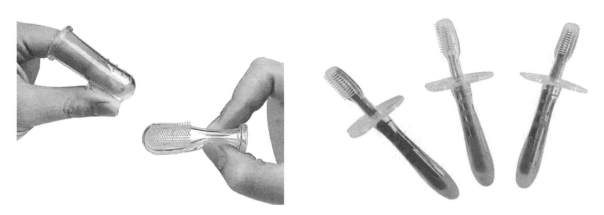

图 2-7　指套牙刷　　　　　　　　图 2-8　带护咽板的牙刷

2. 消化系统保健要点

第一，正确清洁牙齿，做好口腔卫生。根据年龄特点，选择合适的牙齿清洁方式，培养正确清洁牙齿的好习惯。

---

① 王卫平，孙锟，常立文 . 儿科学 ［M］. 北京：人民卫生出版社，2018：14.

第二，预防龋齿，维持乳牙健康。尽量不吃或少吃甜食，定期检查。避免用乳牙咬坚硬的东西，同时避免牙齿的意外伤害。

第三，合理饮食，培养良好的饮食习惯。进餐次数和时间间隔要合理，饭前饭后不剧烈运动，进餐时细嚼慢咽，不嬉戏打闹。

第四，愉快进餐，促进消化，营造良好的进餐氛围和环境。

第五，适当运动，饮食均衡，多吃蔬菜和水果，定时排便，预防便秘。

（五）泌尿系统

1.遗尿

正常情况下，2—3岁的幼儿已经能够控制大小便，但身体疲劳、环境变化、精神刺激等各种因素，以及个体差异和家庭不同的教养方式也同样影响幼儿排尿习惯的养成。成人对于幼儿可能出现的遗尿行为，要认真观察、分析原因、正确引导，帮助幼儿养成良好的排尿习惯。

2.泌尿系统保健要点

第一，多饮水，饮白开水，不用饮料代替白开水。

第二，培养定时、及时排尿的习惯，不憋尿。

第三，保持清洁卫生，月龄小使用纸尿裤的婴儿，注意及时更换纸尿裤。不使用纸尿裤的婴儿尽量穿满裆裤，注意使用正确的擦拭及清洗方式。

第四，注意观察尿液，若出现颜色或者气味异常，及时就医。

（六）内分泌系统

1.垂体

垂体有两个发育最快的时期，即4岁以前和青春期。生长激素缺乏症（GHD）患者在2—3岁表现的症状更为明显。

2.内分泌系统保健要点

第一，生活作息规律，保证充足的睡眠，促进生长发育。

第二，营养均衡，不乱服营养品，不乱吃含激素过多的食物，防止性早熟。

第三，保证食物中碘的摄入量，预防碘缺乏疾病。

第四，维持良好的情绪，保持心情愉悦。

（七）免疫系统

1.计划免疫

根据国家卫生健康委员会印发的《国家免疫规划疫苗儿童免疫程序及说明（2021年版）》，3岁需要接种A群C群流脑多糖疫苗。

拓展阅读

扫一扫，学习、了解《国家免疫规划疫苗儿童免疫程序及说明（2021年版）》。

2. 免疫系统保健要点

第一，保证生活环境卫生，减少病原微生物的危害。

第二，维护鼻黏膜、皮肤等屏障的健康，保护身体的屏障机制。

第三，保证营养，适当进行体育运动，多参加户外活动，增强体质，提高机体抵抗力。

第四，按计划进行预防接种。

（八）神经系统

1. 脑

3岁时，个体脑发育完成75％。4—6岁时脑重1250克左右，为成人脑重的85％—90％。2—3岁幼儿的小脑发育仍然不完善，到6岁时小脑发育才能达到成人水平。

2. 神经系统保健要点

第一，科学、合理饮食，保证大脑发育所需的营养，促进大脑发育。

第二，生活作息规律，保证充足的睡眠，动静交替、劳逸结合。

第三，激发探索、学习的兴趣，创造条件和机会，培养积极的观察意识、敏锐的观察能力，以及良好的思维品质和能力。

第四，注意各类活动的呈现形式和时间，内容生动有趣，方法适宜，但每次活动持续时间不宜过长，避免疲劳。

第五，适当进行动作训练，促进左右脑机能均衡协调发展。

◇ 单元小结

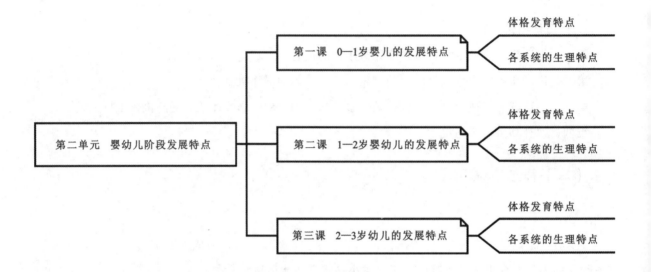

　　婴幼儿期是个体发展的关键期，体格、生理各系统的发育是婴幼儿发展的重要内容。掌握婴幼儿体格发育特点和各系统的生理特点是从事婴幼儿保教工作必备的知识和技能。

　　体格指标一般包括体重、身高（身长）、头围、胸围等。体重是身体各器官、系统、体液的总和。身高（身长）是头部、脊柱与下肢长度的总和。头围的增长反映脑和颅骨的发育程度。胸围反映个体胸廓及肺的发育程度。

　　各系统的生理特点可以从运动系统、呼吸系统、循环系统、消化系统、泌尿系统、内分泌系统、免疫系统、神经系统等八个方面进行分析。运动系统由骨、骨连接和骨骼肌三部分组成。呼吸系统由呼吸道和肺两部分组成。循环系统包括心血管系统和淋巴系统。消化系统由消化道和消化腺组成。泌尿系统包括肾脏、输尿管、膀胱和尿道。内分泌系统是人体的调节系统。免疫系统由免疫器官、免疫细胞和免疫分子构成。神经系统包括中枢神经系统和周围神经系统。我们要掌握婴幼儿各系统的生理特点，进行科学的保健活动，促进婴幼儿的健康发展。

思考与练习

1. 单项选择题

（1）下列不属于婴幼儿体格发育常用指标的是（　　　）。

A. 体重　　　　　　　　　　　　　　B. 身高（身长）

C. 头围、胸围　　　　　　　　　　　D. 牙齿

（2）根据国家卫生健康委员会印发的《国家免疫规划疫苗儿童免疫程序及说明（2021 年版）》，婴儿出生时需要接种的疫苗是（　　）。

A. 乙肝疫苗、卡介苗

B. 乙肝疫苗、脊髓灰质炎疫苗

C. 卡介苗、脊髓灰质炎疫苗

D. 卡介苗、百白破疫苗

（3）幼儿（　　）左右，（　　）乳牙全部萌出。

A. 2 岁，18 颗

B. 2 岁，20 颗

C. 2 岁半，18 颗

D. 2 岁半，20 颗

2. 论述题

（1）简述婴幼儿体格发育的特点。

（2）简述婴幼儿生理各系统的保健要点。

实践与实训

【实训一】

使用婴幼儿仿真模型，进行婴幼儿体格生长的测量，包括体重、身高（身长）、头围、胸围等。

目的：结合 1＋X 幼儿照护职业技能等级证书的考核标准，掌握婴幼儿体格测量的方法，能够正确进行婴幼儿体格的测量。

要求：遵循婴幼儿体格测量的标准，严格按照规范化程序进行操作。

形式：小组合作。

【实训二】

小强 2 岁了，从添加辅食开始时，他的饮食习惯就一直不大好。小强挑食，缺乏自主进食的意愿和能力；他的睡眠也不大规律，体格发育处于中下水平。请依据小强的发展情况，根据所学知识，制订其照护计划，帮助改善小强的现状，使其能够健康成长。

目的：加强专业技能的练习，提升婴幼儿照护的实践能力。

要求：了解和分析小强的现状，能够制订符合其年龄和发展特点的照护计划。

形式：小组合作。

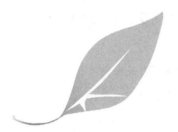

第三单元　婴幼儿成长与发展

◇**学习目标**

1. 了解认知、语言、运动、情感和社会性发展的内涵；理解婴幼儿认知、语言、运动、情感和社会性对婴幼儿发展的作用。

2. 掌握婴幼儿认知、语言、运动、情感和社会性的发展特点，并能够在实践中进行科学的指导，促进婴幼儿健康发展。

3. 具备婴幼儿成长与发展的正确理念，形成良好的职业素养，能够将婴幼儿成长与发展的理论知识科学运用于实践。

◇**情境导入**

认知、语言、运动、情感和社会性是婴幼儿心理发展的重要内容，其发展有自身的特点和规律。那么，什么是认知、语言、运动、情感和社会性？婴幼儿认知、语言、运动、情感和社会性发展的特点和规律是什么？你是否了解婴幼儿认知、语言、运动、情感和社会性发展中的一些现象？学习完本单元，你就可以找到上述问题的答案了。

第一课　婴幼儿认知的发展

认知指使头脑中产生认识的内部处理过程及结果。[①] 认知是一种意识活动，是个体认识客观世

---

① ［美］劳拉·E. 贝克. 儿童发展 [M]. 5版. 吴颖等，译. 南京：江苏教育出版社，2002：310.

界，获取和应用知识，以及信息加工的过程。认知是人最基本的心理过程，包括感知觉、注意、记忆、思维等。

一 感知觉的发展

（一）感觉

感觉是人脑对直接作用于感觉器官的客观事物的个别属性的反映。感觉按照信息来源和感受器位置的不同，可以分为视觉、听觉、触觉、味觉、嗅觉、运动觉、平衡觉、本体觉。下面简单介绍其中几种。

1. 视觉

（1）视敏度

视敏度即视觉辨别的精细程度，指眼睛能够精确地分辨物体细微结构或处于一定距离物体的能力，即人们通常所说的视力。

新生儿的眼睛不能很好地进行聚焦，视敏度与成人差距大。新生儿只能看见 6 米内的物体。新生儿最佳视距为 20 厘米左右，相当于母亲抱着婴儿进行母乳喂养时，新生儿的脸与妈妈脸之间的距离。

0—3 个月的婴儿，视敏度（视力）只有正常成人视力的 1/10。[①]

出生后的前 6 个月是婴儿视力发展的敏感期。6 个月时，婴儿的视敏度约是成人的 1/5。

2 岁时，幼儿的视力为 0.5，到 3 岁时还未达到成人 1.0 的水平。4—5 岁时，幼儿视力可达到 0.8—1.0。关于儿童视力的研究，不同的研究结论具有一定的差异。

（2）视觉集中

视觉集中指能够将视线集中在某一物体上的能力。

新生儿视觉调节能力差，很难将视线集中在某一事物上。同时，其视觉焦点也不能随物体的移动而移动。

1 个月时，婴儿眼睛能随物体移动。

2 个月时，婴儿可以比较协调地注视物体，能够实现头眼协调（即不仅两眼可以追随移动的物体，头部也能随之转动），视线和头可随物体沿水平方向移动 90°。

3—4 个月时，婴儿的头眼协调能力进一步发展，视线和头可随物体沿水平方向移动 180°，并且喜欢看自己的手。

---

① 周念丽，岳爱. 0—3 岁婴幼儿心理发展的基础知识 [M]. 上海：华东师范大学出版社，2022：37.

◇ 知识角

　　1个半月的婴儿，双手通常是握拳状态，即便头转向和手一致的方向，也不会注视手。1.5—3.5个月间，婴儿会慢慢表现出对手的兴趣，开始注视自己的手，表现为直接对手的注视，或用手触碰物体时对手的注视。这一时期，婴儿的手有时会从握拳状态变为手指松开甚至完全伸直。婴儿将手张开能够看到各个手指，从视觉形象上来看，更能够吸引婴儿的兴趣。3个月大时，婴儿的手指经常活动，婴儿会非常有兴趣地注视着自己的手指。婴儿每次注视自己手的时长为5—10分钟，一天内会多次注视。

　　5—6个月时，婴儿开始认识母亲或其他生活中熟悉的物品，如奶瓶等。

　　7—8个月时，婴儿的视线可随上下移动的物体做垂直方向的移动，手眼协调动作出现，视线能够追随跌落物体的运动轨迹。

　　（3）颜色视觉

　　颜色视觉即区分颜色细微差别的能力，即辨色力。

　　新生儿对红色、黑白色比较感兴趣。婴儿在2个月时能区分红色和绿色，3个月时能区分红、绿、蓝三原色，4个月时能够分辨各种颜色，颜色视觉发展接近成人水平。

专家精讲
扫一扫，学习、了解"新生儿视觉训练方法"。

　　2. 听觉

　　听觉是个体对声波刺激的物理特性的感觉。

　　新生儿已具有听觉，但听力较差，出生3—7天，听力发展良好，并表现出对妈妈声音的偏爱。

　　3—4个月时，婴儿具备了听觉的定向能力，能够感受不同方位发出的声音，听到声音头会转向声源，听到悦耳的声音会微笑。

　　6个月时，婴儿能够区别父母的声音，喊其名字会有应答反应。

　　7—9个月时，婴儿能够确定声音的来源，并区别语言的意义。

　　13—16个月时，婴儿可以寻找不同响度的声源。

　　2岁时，幼儿可以听懂成人简单的指令。

　　4岁时，幼儿听觉功能发育完善。

　　3. 触觉

　　触觉是皮肤触觉感受器受到机械刺激时产生的反应。触觉是婴幼儿认识世界的重要手段。触觉主要有两种形式，即口腔触觉和手的触觉。

（1）口腔触觉

新生儿的触觉已经很灵敏，其中，眼睛、嘴巴周围以及手掌和脚底的触觉最为灵敏，大腿、前臂、躯干处的触觉则较为迟钝。

1个月时，婴儿能通过口腔触觉区分不同软硬度的奶嘴。

4个月时，婴儿能通过口腔触觉同时区分不同形状和不同软硬度的奶嘴。

（2）手的触觉

4—6个月时，婴儿开始出现随意的抓握动作，手眼协调能力发展。婴儿逐渐学会通过视觉的引导伸手去够取物品。从开始的整只手一把抓，到大拇指和其他手指相对捏起东西，婴儿手的探索能力进一步发展。婴儿喜欢用手摆弄不同的物体，通过手的触觉去感知和学习。婴儿通常用手指触摸物品，并将拿到的物品放进嘴巴里咬，用手和口腔的触觉体验和探索触碰物品时的感觉。

12个月时，婴儿用拇指和食指捏很小的东西仍然很困难。到1岁半时，婴儿已经可以轻松地做到这点。

1岁前，口腔触觉是婴儿探索世界的主要途径，是婴儿最重要的学习方式。口腔触觉不仅能帮助婴儿获取信息，也是婴儿获得安全感和爱的重要途径。成人不应该阻止婴儿进行口腔触觉探索，这样不利于婴儿身心的健康发展。随着婴儿年龄的增长和手的触觉的发展，口腔触觉逐渐不再是其最主要的探索途径。

专家精讲
扫一扫，学习、了解"宝宝吃手要不要管？"。

4. 味觉和嗅觉

婴儿出生时味觉已经发育得很完善，对不同的味道表现出不同的反应。

出生仅2个小时的婴儿已经能对味道进行分辨，对微甜的糖水表现出愉快的反应，而对柠檬汁表现出不愉快的反应。[①] 4—5个月是婴儿味觉发育的关键期，婴儿对食物味道的微小变化都很敏感，喜欢原味的食物。成人要抓住婴儿味觉发育的关键期，正确添加婴儿辅食，培养婴儿良好的饮食习惯。

新生儿的嗅觉已发育成熟，出生后1—2周可以识别妈妈与其他人的气味，妈妈身上熟悉的气味能给婴儿带来安全感；3—4个月时能区别好闻和难闻的气味；7—8个月时，开始对芳香气味有反应；2岁左右才能很好地辨别各种气味。

（二）知觉

知觉是人脑对直接作用于感觉器官的客观事物的整体属性的反应。感觉是知觉产生的基础，知

---

① 陈荣华，赵正言，刘湘云. 儿童保健学［M］. 南京：江苏凤凰科学技术出版社，2017：23.

觉是对感觉属性的概括。但知觉并不是感觉的简单相加，而是对感觉所提供的信息进行综合加工的结果。

根据所反映的不同客观对象，知觉可以分为空间知觉和时间知觉等。

1. 空间知觉

空间知觉包括形状知觉、大小知觉、方位知觉和距离知觉。

（1）形状知觉

范茨的视觉偏爱实验研究了1—15周婴儿对形状的辨别和偏爱。研究发现，婴儿对靶心图和线条图注视的时间最长，而对简单的图形注视的时间较短，由此可见婴儿偏爱复杂的图形。与复杂的图形相比，婴儿更喜欢看人脸。综合一些研究结论，婴儿对物体形状的视觉偏爱表现在以下方面。

第一，婴儿喜欢看轮廓清楚的图形。

第二，婴儿喜欢看活动的和轮廓多的图形。

第三，婴儿喜欢看带有环形和有条纹的图形。

第四，婴儿喜欢看同心圆的图形。

第五，婴儿喜欢看复杂的图形。

第六，婴儿喜欢看曲线。

第七，婴儿喜欢看人脸。

3岁幼儿基本上能根据所给的图形准确地找出相同的几何图形。幼儿对不同图形的辨别中，最容易的是圆形，其次为正方形、长方形、三角形。

（2）大小知觉

研究表明，出生6周的婴儿已显示出对物体大小知觉的恒常性。大小知觉的恒常性指在一定范围内，个体对物体大小的知觉不完全随距离变化而变化，也不随视网膜上视像大小而变化。

2.5—3岁的幼儿已经能够按照语言的指示取出大皮球或小皮球，3岁以后，幼儿判断大小的精确度有了一定的提升。[①]

（3）方位知觉

婴儿出生时已有方位知觉。6个月前的婴儿能够依靠声音对物体进行定位。婴儿在黑暗的房间中，可以根据物体的声响进行抓握，尤其是物体位于正前方发出声响时，婴儿的定位能力更强，因为这样声音能够同时到达婴儿的双耳。

1岁之后婴儿会行走时，能够找到室内物品的摆放位置。3岁的幼儿能正确分辨上下方位，而对前后、左右方位的分辨到4—5岁时才能准确实现。

（4）距离知觉

距离知觉是辨别物体远近的知觉，深度知觉是距离知觉的一种。心理学家沃克和吉布森设计了经典的"视觉悬崖实验"研究深度知觉。研究发现，6个月的婴儿已经具备深度知觉。

---

① 陈恒眉. 学前心理学 ［M］. 北京：北京师范大学出版社，2015：121.

专家精讲

扫一扫，学习、了解"视觉悬崖实验"。

2. 时间知觉

时间知觉是指个体对客观现象延续性和顺序性的反应。

婴儿对时间的反应主要依靠生理上的变化，比如婴儿对吃奶时间的条件反射，到了吃奶时间会自己醒过来等。

随着年龄的增长，幼儿对时间的知觉主要依靠生活环境中的各种具体事物和现象，尤其是与生活相关的。比如，幼儿通常认为早上是起床的时候，下午是午睡后起来玩的时候，晚上是爸爸妈妈下班回家的时候等。

 注意的发展

注意是心理活动对一定对象的指向和集中。指向性和集中性是注意的两个基本特点。

（一）新生儿的定向性注意

新生儿已具备注意的能力，表现为在无条件反射基础上形成定向反射，这是最初级的注意。外界强烈的刺激，如高强度的声音，会让新生儿暂时停止哭泣，或将视线转向该刺激物。

（二）1岁前婴儿的选择性注意

1岁前婴儿注意的发展呈现选择性的特点。

1—3个月的婴儿，偏好复杂的、不规则的、轮廓密度大的、集中的、对称的及曲线的刺激物。

随着年龄的增长，3个月以后，婴儿的注意开始受到经验的影响。6个月后，婴儿对熟悉的刺激物更加注意，如婴儿对妈妈的特别注意。

（三）1—3岁幼儿注意的发展

1. 注意的发展与客体永恒性

客体永恒性由瑞士著名儿童心理学家皮亚杰提出，指婴幼儿形成的外界客体不依自己的知觉而永久存在的观念，即婴幼儿脱离了对物体的感知，意识到即使物体离开自己的视线，该物体也并没有消失，而是仍然存在的。婴幼儿注意的发展与客体永恒性有密切的关系。

根据皮亚杰的认知发展理论，8—12个月时，婴儿能寻找到隐藏的物体，但这一时期婴儿对客体永恒性的认识还不够清晰，并没有最终完成，容易犯 AB 寻找错误。AB 寻找错误指物体开始隐藏于 A 地点，婴儿能找到隐藏的物体，但当把物体转移到 B 地点隐藏时，婴儿还是在物体开始隐藏的 A 地点寻找。12—18个月时，幼儿不是只在一个地方而是在多个地方寻找物体，不会再犯 AB 寻找错误，其客体永恒性进一步发展。

2. 注意的发展与表象

1.5—2 岁时，幼儿的表象意识开始产生，注意的发展开始受到表象的影响。当眼前的事物与已有表象，或者事实与期待之间出现矛盾或差距较大时，幼儿会更集中注意。

比如，幼儿的爸爸平时不戴眼镜，也不戴帽子，当有一天爸爸戴了眼镜和帽子出现时，爸爸的这一形象与幼儿脑中所建立的爸爸的表象差距较大，就会引起幼儿的注意。

3. 注意的发展与言语

1 岁之后，幼儿的言语能力进一步发展。言语活动不仅会引起幼儿的注意，还能支配幼儿注意的选择性。比如，幼儿听到熟悉的事物名称时会注意该物体。幼儿听故事、看图书等活动，也是幼儿注意力发展的一种表现。

4. 注意的时间

注意的时间与幼儿年龄相关。年龄越小，幼儿注意力集中的时间越短，注意也容易发生转移。注意时间的长短，除幼儿本身的年龄发展因素外，还会受到周围的环境、活动的内容和组织形式、幼儿本身的兴趣等影响。一般来说，两岁半到 3 岁的幼儿在进行自己感兴趣的活动比如观看喜欢的动画片时，能集中注意 20—30 分钟。但总体来说，受年龄发展水平的限制，3 岁前幼儿注意的持续时间很短。成人要根据幼儿的年龄特点合理组织活动，当幼儿在自己喜欢的活动中集中注意时，不过度干预和打扰，培养幼儿良好的专注力。

三　记忆的发展

记忆是人脑对过去经验的反映。之前感知的事物、思考的问题、体验的情感、练习的动作都属于过去经验。记忆的基本过程包括识记、保持、恢复（再认或回忆）三个环节。再认或回忆是对过去经验的重现，但两者重现的条件不同：再认是过去经历的事物再度出现时能够识别，回忆（也称再现）是让不在眼前的过去经历的事物在脑中重新呈现。

根据记忆的内容，记忆可以分为运动记忆（动作记忆）、情绪记忆、形象记忆和语词记忆。根据记忆保持的时间，记忆可以分为瞬时记忆、短时记忆和长时记忆。

（一）新生儿的记忆

1. 习惯化

习惯化指随着刺激物出现频率的增加，个体对其注意的时间逐渐减少甚至消失。新生儿对刺激物的习惯化，是判断其对事物能否再认的常用指标。研究表明，出生后1—3天的新生儿已经对图形产生了习惯化，有了原始的记忆。

2. 条件反射

新生儿记忆的表现之一即对条件刺激形成条件反应，即建立条件反射。新生儿最初的条件反射表现为对母亲喂奶姿势的再认。母亲喂奶时往往是采取抱喂的姿势，大约2周时间，婴儿便会对这种姿势形成条件反射，即当母亲采用这种姿势抱住婴儿还没有开始喂奶时，婴儿便出现吸吮的动作。再如，如果每次睡觉前关灯，次数多了，关灯也会引起婴儿的睡意。

（二）记忆的发展

1. 记忆的保持时间

婴幼儿最早出现的是短时记忆。研究表明，婴儿7—8个月时开始出现短时记忆，1岁半时，幼儿的短时记忆至少可以达到24小时。[①]

记忆的保持时间是从识记到能够再认或回忆之间的时间，也称记忆的潜伏期。记忆的保持时间随着年龄的增长而逐渐延长。再认方面，1岁左右为几天，2岁左右为几周，3岁左右为几个月；回忆方面，2岁左右为几天，3岁左右为几周。[②]

2. 记忆的提取

记忆的基本提取形式有再认和回忆两种。婴儿的习惯化和条件反射都属于再认，早期的记忆也是再认。回忆在2岁左右发生，再认先于回忆发生。这是由于两者活动机制不同。再认依靠感知活动形成，而感知活动一般从婴儿出生便存在。回忆依靠表象存在，而表象意识在幼儿1.5—2岁才开始形成。同时，再认的事物在眼前，能够迅速刺激记忆的恢复，而回忆的事物不在眼前，还需要在脑海中进行搜索。

3. 记忆的内容

婴儿大约在出生2周时出现运动记忆（动作记忆），在6个月左右时出现情绪记忆，在6—12个月出现形象记忆。语词记忆出现得最晚，在1岁左右才出现。

① ［美］伯顿·L. 怀特. 从出生到3岁：婴幼儿能力发展与早期教育权威指南［M］. 宋苗，译. 北京：北京联合出版公司，2016：99.

② 陈帼眉. 学前心理学［M］. 北京：北京师范大学出版社，2015：164.

（三）与记忆有关的现象

1. 认生

6个月左右的婴儿见到陌生人或进入陌生的环境时，会有不安的情绪和行为表现，即认生现象。婴儿不再像之前一样看到不熟悉的人也会微笑，而是开始对陌生人表现出谨慎的态度。婴儿出现认生现象表明婴儿能够记忆和区分熟悉的人和陌生人，是婴儿记忆能力的一种表现。

2. 幼年健忘

3岁前，幼儿的记忆一般不能永久保存，三四岁以后才会出现可以保存终身的记忆，这一现象称为"幼年健忘"。

3. 延迟模仿

延迟模仿来源于皮亚杰的认知发展理论，是指幼儿对一段时间之前模仿对象的行为进行模仿，而不是对模仿对象在眼前的即时行为的模仿。延迟模仿的出现是幼儿回忆能力逐渐成熟的表现。延迟模仿第一次出现的时间大约是1岁半。

四 思维的发展

思维指人脑对客观事物间接、概括的反映。

根据思维过程中凭借物的不同，可以将思维分为直觉行动思维、具体形象思维和抽象逻辑思维。直觉行动思维指个体依靠对事物的感知和动作进行的思维。思维在动作中进行，离开动作，思维便无法进行，无法在动作之外进行思考。直觉行动思维是最低水平的思维，其在2—3岁幼儿身上表现得最为突出。具体形象思维指个体依靠表象进行的思维。抽象逻辑思维指个体以概念、判断、推理形式进行的思维，是思维的高级形式。

根据皮亚杰的儿童认知发展理论，0—2岁婴幼儿处于感知运动阶段，早期的认知发展主要通过循环反应来实现。根据皮亚杰的观点，婴儿的探索行为没有目的性，而是偶然发现结果很有趣的感觉运动反应，通过不断的重复，即循环，形成适应性的行为。比如，一个婴儿在喝完奶之后偶然地用嘴巴发出了如咂嘴一样的声音，这一声音引起了婴儿的兴趣，婴儿在喝奶后不断地重复，慢慢地便学会了类似咂嘴的动作行为。

皮亚杰认为循环反应在婴儿出生的最初2年内以不同的方式变化，循环反应中的变化很重要，因此，他以循环反应为基础，提出了感知运动的6个子阶段。[①]

---

① ［美］劳拉·E. 贝克. 儿童发展［M］. 5版. 吴颖，等译. 南京：江苏教育出版社，2002：314-318.

（一）反射性方案阶段（0—1个月）

婴儿刚出生时以先天性无条件反射适应环境。在适应环境的过程中，无条件反射不断重复出现，通过练习得以巩固，并得到新的发展。如婴儿的先天性吸吮反射。母乳喂养的婴儿，吸吮反射在出生几天后逐渐形成并得以巩固，如果同时进行人工喂养，婴儿也能够很快学会吸吮奶嘴。

（二）初期循环反应阶段（1—4个月）

这一阶段，婴儿形成了一些条件反射，即习得性动作。婴儿在先天性无条件反射动作的基础上，通过机体的整合把不同的动作连接起来，逐渐开始形成一些简单的习惯，如吸吮手指、张开或握紧双手、寻找声源等。婴儿这时的行为并没有目的性，而只是动作本身，动作一再重复，初级的习得性动作变成自动性的动作。皮亚杰认为这是初始的循环反应，这一时期的婴儿还不能关心自己的行为对外部环境的影响，婴儿产生适应性行为是出于自己的身体和一些基本的需要，故该行为被称作习惯动作或初级循环反应。

（三）二期循环反应阶段（4—8个月）

这一时期婴儿的视觉和抓握动作开始协调，婴儿开始经常用手触摸、摆弄身边的物体，如抓住婴儿床上的一根线并拉动它，使与线连接的悬挂在上面的物体（如铃铛）发出声响。这种动作引起的有趣的画面和声音，能激发婴儿的兴趣，使其不断重复该动作。动作和兴趣之间由于有趣的结果而相互影响，形成所谓的"循环反应"。但是，这种联系是偶然的，动作的目的和方法分化得不完全、不明确。

（四）二期循环反应的协调（8—12个月）

这一阶段，动作的目的和方法开始发生分化，动作一开始便明显地表现出目的性。比如，婴儿将成人的手往自己够不着的物体的方向拉，或是让成人用手揭开遮盖玩具的布。同时，婴儿动作的目的和方法开始协调，为了达到动作的目的，会采用新的方法，有时甚至组合几种动作形成新的方法。但是，这一时期使用的都是熟悉的动作。

这一阶段的婴儿获得了客体永恒性的概念，但容易犯 AB 寻找错误。

（五）三期循环反应阶段（12—18个月）

这一阶段的幼儿能够通过偶然的尝试探索发现能够达到目的的新方法。比如，幼儿想拿到远处毛毯上的玩具，但距离较远，伸手无法够到，之后幼儿偶然抓住了毛毯的一角，发现了毛毯的运动与物体运动的一致性，于是开始拖动毛毯，以便拿到玩具。在这一过程中，新动作的发现是偶然的。但是，对这种偶然得到的动作的结果所产生的兴趣，不只是引起一个简单的循环反应。幼儿开始对这种情境进行反复试验，不断变换不同的方法，行为开始富有创造性。试验的方法具有一定的系统性。

皮亚杰认为，试验能力的发展加深了幼儿对客体永恒性的认识，使得幼儿不再犯 AB 寻找错误，可以在不同的地方找寻隐藏的物体。

这一时期，智慧动作的发展有了很大的进步，但幼儿的发现多来源于偶然的动作，而不是基于特定目的想出的，幼儿还没有形成按照一定的目的方向去构建新方法的能力。

（六）心理表征阶段（18—24个月）

这一阶段，幼儿形成了对外部环境的心理表征能力，即对不在眼前的事物及过去的事情形成一定的内部印象。与比较试误的方法不同，这一时期的幼儿能够通过抽象的方法来解决问题。比如，之前幼儿在玩玩具车时遇到了障碍无法继续前行时，会用玩具车碰撞障碍物，并运用推拉等动作方式，直到玩具车能够继续前行，而这一阶段的幼儿可以通过"思考"，将玩具车推向相反的方向继续前行。这种不用外部的试误动作，而在大脑中完成内部动作来解决问题的方式，说明幼儿最初智力形态的产生，标志着幼儿感知运动阶段协调行为的完成，同时向新的前运算阶段过渡。

在感知运动的结束阶段，心理表征能力的发展使幼儿开始了丰富有趣的角色扮演活动。心理符号很快会成为幼儿主要的思维工具。

延伸阅读

对因果关系的探索体现了婴幼儿认知能力的发展。因果关系即事件、现象或行为的原因和结果之间的关系。婴儿是天生的探索者，手眼协调能力的发展拓展了其探索的空间，增强了其探索的能力。如果在探索的过程中，婴儿能够直接看到自己动作的结果，便能够进一步激发其对物体探索的兴趣。比如，一个玩具触动某个部位，能够带动另外一个部位的运动，或者能够发出声音，婴儿会更加有兴趣。从半岁一直到 2 岁，婴儿对因果关系的探索逐渐增多。比如，按灯的开关看到了灯亮和灯灭，圆形的球可以滚来滚去，坐在椅子上往地上扔东西并观察之后发生的事情等。不仅如此，婴儿还会对成人发出一些动作，比如做一些成人不喜欢的动作，观察成人生气的表情，假设成人正在认真工作，婴儿过来敲电脑的键盘，成人可能会生气，这便是婴儿眼中行为的"果"。

第二课 婴幼儿语言的发展

1 岁左右，婴儿能够说出第一批真正被理解的词。婴幼儿语言能力的发展过程中，0—1 岁是语言形成的准备阶段，1—3 岁是语言的形成期，3 岁以后是语言的发展期。因此，0—3 岁是婴幼儿语言学习最重要的时期。

语音是语言的载体，词汇是语言的基本单位，语法是语言的构建规则，语言是语音、词汇、语法三要素组成的符号系统。3 岁前婴幼儿语言的发展主要是口语的发展。口语发展的首要问题是对语音的掌握。语用能力是婴幼儿语言发展的重要内容。

 语音的发展

语音的发展包括语音知觉能力和发音能力。

（一）语音知觉能力

语音知觉指对语言中语音的辨别，即能够辨别语音的差异，进而说出语音的名称。对语音能力的感知是婴幼儿语言获得的基础，分为辨音、辨调、辨义三种水平。

1. 辨音水平（0—4 个月）

从出生到 4 个月左右，婴儿会逐渐掌握感知辨别单一语音的能力。出生 1 周内的婴儿能够区分人的声音和其他声音。出生 24 天的婴儿能够对男女声和父母的声音有不同的反应。研究表明，新生儿更喜欢听母亲的声音。

2. 辨调水平（5—10 个月）

婴儿的辨调从感知语音的音调、音长开始，并从中感知说话声音中蕴含的社会意义。约半岁时，婴儿能够感知愉快、冷淡、愤怒三种不同的语调，并对愉快的语调做出微笑的反应，对冷淡的语调做出平淡的反应，对愤怒的语调做出愣住、紧张、害怕等不同反应，或以带发脾气的"嗯"回应，而无关乎语义的内容。

3. 辨义水平（11—18 个月）

这一阶段的婴儿更多地将语音表征和语义表征联系起来，进行语义内容的感知和辨别。婴幼儿学习语言是从理解语言开始的。这一时期的婴幼儿虽然说得不多，但理解得多，为语言表达能力的发展做准备。

（二）发音能力

婴儿发音能力的发展分为三个阶段。

1. 简单发音阶段（0—3个月）

哭是新生儿最初的发音，其哭时有时会发出"ei""ou"的音。第二个月的哭声中会发有"m-ma"的声音。2个月后，婴儿不哭时也能发音，当成人逗引婴儿时，发音则更为明显。这一时期的发音是本能的行为，没有任何符号意义。

2. 连续音节阶段（4—8个月）

约4个月起，婴儿的发音变化明显，出现明显的元音和辅音，并能将元音和辅音结合，出现重复的连续音节，往往连续重复同一音节。婴儿发出"ma-ma""ba-ba""da-da"的声音，但这些发音不具有实际的符号意义。

3. 学话萌芽阶段（9—12个月）

这一阶段，婴儿的发音明显增加了不同音节的连续发音，并有了音调的变化。在成人的引导下，婴儿开始将发出的语音与具体的事物结合起来，语音有了一定的意义。到12个月左右，婴儿能够说出真正有意义的词，标志着婴儿语言的发生。

二 词汇的发展

（一）词汇量

词汇量是衡量婴幼儿语言发展的标准之一。概念通过词汇来表示，婴幼儿词汇量能够反映其智力发展水平。

从12个月左右婴儿说出第一个词开始，随年龄的增长，其词汇量逐渐增多。10—15个月间，婴儿平均每月掌握1—3个新词，15个月时，约能说出10个词。之后婴儿掌握词语的速度显著加快，19个月时能说出约50个词。19个月后掌握新词的速度更快，平均每月掌握25个词，被称为"词语爆炸"时期。到2岁时，幼儿约掌握300个词，3岁时，幼儿的词汇量可达1000个。

（二）词类

不同的词类抽象概括程度不同。实词代表比较具体的事物，虚词则代表比较抽象的事物。实词如名词、动词、形容词、数词、量词、代词；虚词如副词、介词、连词、助词、感叹词。幼儿对词类的掌握可以在一定程度上反映其词汇掌握的质量。

从掌握词类的顺序上看，幼儿对实词的掌握先于虚词。幼儿最先掌握的是名词，其次是动词、形容词，而对其他实词则掌握较晚。总体来看，3岁以前幼儿掌握的词汇主要是实词，虚词较少。

（三）词义的理解

婴幼儿对词义的理解是不确切的，表现出以下特点。

1. 笼统性

婴幼儿常用一个词代表多种事物。比如，用"衣衣"代表各种不同的衣服，或代表穿衣服，用"滴滴"代表不同的汽车和不同的交通工具，或代表坐车。

2. 具体性

对于婴幼儿来说，实词比虚词好理解，因为实词所代表的事物更为具体。实词中婴幼儿更多的是理解具体名词和动词。具体名词代表具体事物，动词则不仅能看见，还可以自己操作。同时，具体名词中，婴幼儿经常操作的最容易掌握，比如生活中穿的衣服、吃饭用的碗勺、喝水用的杯子等。

3. 词义泛化和窄化

婴幼儿对词的理解不全面，只掌握了词的部分、个别语义，通常会出现对词义理解的泛化和窄化现象。比如，幼儿将毛茸茸的动物都说成"兔兔"，这是泛化的表现，将词的外延扩大。词义的窄化指词的外延缩小，婴幼儿对词义的理解需要与具体的情境或事物相联系，比如其口中所说的"鸭鸭"有时仅指自己的玩具鸭。

4. 词义特化

词义特化指婴幼儿词语的指称对象完全与目标语言不同。比如，婴儿走路摔了一跤，妈妈说了一声"糟糕"，婴儿便会把走路摔跤这件事情理解为糟糕。又或者婴儿学习如厕时，将小便尿在了裤子上，妈妈说了一声"糟糕"，婴儿便会把小便理解为糟糕，小便时会说"糟糕"。

语法的发展

婴幼儿学习语言的过程，也是学习语法尤其是句法的过程。

（一）句型

1. 从不完整句到完整句

（1）不完整句

不完整句包括单词句和双词句。

单词句指用一个词代表一个句子，一般在婴幼儿 1—1.5 岁时出现。单词句语音不够清楚，表达的意思不够明确，需要成人根据婴儿的表情、动作及当时的情境来理解，如"滴滴""球球""果果"。

双词句又称电报句，指由 2 个单词组成的不完整句子，一般在幼儿 1.5—2 岁时出现。双词句表达的意思比单词句要明确一些，但句子简略、结构不完整，且有断断续续之感，类似打电报，如"妈妈，肉肉"。

（2）完整句

2 岁以后，幼儿逐渐学会运用语法较为完整的句子。

2. 从简单句到复合句

简单句的句法结构完整。2 岁后，幼儿使用简单句的频率增加。其中，主谓结构句和谓宾结构句是幼儿主要使用的两种简单句型。主谓句如"宝宝吃饭""妈妈上班"，谓宾结构句如"吃饭饭""玩车车"。3 岁以前的幼儿，基本使用的都是简单句。

复合句由两个或两个以上单句组成，且单句间关联密切，如"妈妈做饭，宝宝吃饭"。3 岁以前的幼儿，虽然会出现一些复合句，但占所有句子的比例还不到 10％。随着年龄的增长，复合句的数量会有所增加，但是，直到幼儿 6 岁时，复合句在所有句子中的比例仍然未达到 50％。

3. 从无修饰句到修饰句

幼儿最初的句子是没有修饰的，如"宝宝唱歌""汽车来了"。2 岁开始，幼儿的语言中开始出现修饰的成分，如"大白兔"，但实际这时幼儿将修饰词和被修饰词当成了一个词组，修饰的意义不大，在他们看来，"大白兔"就是"兔子"。

2 岁半开始，幼儿的语言中开始出现简单的数量修饰，如"三只兔子吃胡萝卜"。3 岁开始，幼儿的语言中出现稍复杂的修饰，如"我玩的玩具"。幼儿语言中的修饰语随年龄增长逐渐发展，3 岁幼儿运用修饰语可达 50％。

4. 从陈述句到非陈述句

在整个学龄前期，简单的陈述句都是幼儿的基本句型。除此之外，幼儿常用的还有疑问句、祈使句、感叹句等。其中，疑问句产生得较早，2—3 岁的幼儿好奇心强，有各种问题，喜欢问"这是什么"或"为什么"。幼儿喜欢提问，一定程度上反映了幼儿的思维和智力发展，成人要对幼儿的提问予以合理的回答，以保持幼儿的好奇心和求知欲。

（二）句子结构

1. 逐步分化

幼儿语言学习和运用的过程中，语句最初是笼统的，之后随着语言能力的发展逐渐分化，主要表现在内容、词性和结构三个方面。

（1）内容方面

吃饭时，1 岁多的幼儿用手指着餐桌上的肉，说"肉肉"。此时，幼儿用语言（说出"肉"的词）和动作（用手指着肉）表达了自己想吃肉的意愿，或者是想让其他人吃肉的意愿。幼儿喜欢吃肉（情感），能够说出"肉"的名称（指物）。在幼儿学习语言的初期，情感、意愿和指物（说出物体的名称）是紧密联系的。不到 3 岁的幼儿常常是边说话边做动作，将动作作为语言的补充，以更好地表达相应的意思。之后，动作和语言逐渐分化。

（2）词性方面

幼儿在语言学习的初期，语词是不分词性的，比如，"滴滴"可以指汽车（名词），也可以指开车（动词）。之后，在使用中逐渐分化，并可能出现修饰词。

（3）结构方面

幼儿在语言学习的初期，难以区分句子主谓语，比如 2 岁前，幼儿通常使用不完整句表达意思，没有主谓语。之后，主谓语逐渐明晰，如"饭饭"（单词句）发展为"宝宝吃饭"。

2. 逐步严谨

幼儿最初的句子不能体现语法规则的结构，句子不完整，且常缺少一些句子成分。随着完整句能力的逐渐形成，幼儿的语言初步具备句子的基本结构，体现语法规则，句子结构逐步严谨。

3. 逐步灵活

由于词汇量的缺乏和认知的不足等，幼儿初期的句子只有表达句意的核心词汇，句子简单，缺乏修饰语，因此比较单调。随着修饰语的使用，幼儿语言中的句子变复杂，句子的内容更为丰富，形式更加灵活。

（三）句子的理解

幼儿语言的学习是理解先于表达。幼儿在说出某个句子之前可能已经理解了句子的意思。幼儿说出第一个能被理解的词之前，已经能够听懂成人的一些词语，并按照成人的指令做出相应的动作。1 岁以后，随着句子的出现，从简单句到复合句的发展，幼儿对句子的理解也进一步加深，能够正确地完成成人的一些指令。

2—3 岁的幼儿，对自己不能直接感知的事物也能有所理解，比如喜欢听故事，特别是内容中有自己比较熟悉的事物的故事。

四　语用能力

语用即语言的运用。婴幼儿语言的运用，指婴幼儿在不同的情境中，用适当的方式表达自己的需求和想法，以实现预期交流的目的。

0—3 个月的婴儿主要用不同的哭声来表达需求以及引起成人的注意。同时，婴儿会在身体舒适的情况下以微笑和一些愉悦的肢体动作与成人互动，给予成人回应。这些都是最初的语言交际运用。

4—8个月的婴儿出现了语言对话中轮流规则的雏形，即话轮转换。话轮转换指在对话的过程中，听话的一方和说话的一方角色不断变换。比如，成人对婴儿说一句话，婴儿发出声音，成人回应婴儿，婴儿再次发声回应成人，实现了双方的互动交流。同时，在与成人的一轮"对话"结束后，婴儿可能会主动发声以引起成人的关注，以继续维持与成人的互动，即话题维持。

9—12个月的婴儿逐渐说出第一批真正能够被理解的词。但由于词汇量的限制，其语言的表达能力极其有限，语言需要和动作、表情结合，才能更好地进行意愿的表达。对于语言表达能力有限的婴儿来说，手势语很重要。比如，婴儿用点头表示"同意""想要""好的"等，用挥手表示"再见"，用鼓掌表示"高兴""欢迎"等。成人要注意倾听和引导婴儿进行非言语表达，加强与婴儿的互动交流。

1岁左右，婴儿开始进入最初的语言发展阶段。1—3岁，幼儿从单词句到双词句，从简单句到复合句，语言表达能力逐渐提升。这一时期，除语言表达方式，表情、动作等非语言表达方式仍然发挥着不可或缺的作用。

图片、图书是培养婴幼儿语言能力发展的常用材料。成人应依据婴幼儿的年龄特点选择合适的图片、图书，促进婴幼儿语言能力的发展。选择合适的图片和图书的具体方法如下。[①]

（一）图片的选择

第一，图片的内容为婴幼儿生活中常见的人和物，且以实物图为佳，并能在生活中找到相对应的物体，便于婴幼儿进行学习辨认。

第二，图片没有背景为佳，应重点突出人或物的表情和动作。

第三，将图片进行分类摆放，根据图片的内容、特征等，将同类图片放在一起，避免将不同类图片混放。

2. 图书的选择

不同年龄段婴幼儿图书的选择如表 3-1 和表 3-2 所示。

表 3-1　图书的内容选择

年龄	内容特点
1岁前	无情节，主要为人物、实物、动作和表情，每页以词为单位
1—2岁	有情节，情节简单且为婴幼儿生活中所常见的，每页以简单句为单位
2—3岁	有情节，为有趣的故事，故事的主人公突出，可以是人物也可以是动物，每页以完整句为单位

---

① 人力资源和社会保障部，中国就业培训技术指导中心．育婴员 ［M］．北京：海洋出版社，2013：172.

表 3-2　图书的构图选择

年龄	构图特点
1 岁前	没有背景，突出人物的表情和动作
1—2 岁	以主要人物为基础，可配以比较小的辅助图，可以培养婴幼儿对图画的兴趣及观察图画的能力
2—3 岁	以主要情节为基础，可配以简单的背景，帮助婴幼儿理解人物与背景的关系及情节的变化

案例

　　明明 2 岁半了，在说话的过程中有时会同样的音反复说，如"我我我"，发音有困难，有时在说话的过程中会有停顿，且停顿发生在非需要的时候。明明的爸爸妈妈多次尝试对明明这样的情况进行纠正，但效果并不理想。爸爸妈妈因此感到焦虑，明明也因此经常不开心，甚至有时不愿意开口讲话。

　　案例中明明所表现出的说话过程中单音重复和不正确的停顿中断现象，属于口吃的表现。口吃多发生于 2—4 岁的幼儿，造成口吃的因素很多，一般有生理性的和心理性的，且以心理性居多。幼儿语言能力的发展需要过程，成人对于这个发展过程中幼儿可能出现的不足应正确对待，不应因此责骂、呵斥幼儿，而应耐心地引导，及时纠正。同时注意环境中可能存在的影响因素，比如幼儿喜欢模仿，要避免幼儿模仿他人的口吃行为。

　　在幼儿语言能力发展的过程中，成人要为幼儿创设一个轻松愉悦的语言表达环境，对幼儿表现好的方面及时鼓励和表扬，不足之处及时进行纠正，给予幼儿语言能力发展的时间和空间。随着年龄的增长，绝大部分幼儿的口吃现象会自然消失。同时，注意排除一些可能存在的疾病因素。

第三课　婴幼儿动作的发展

　　动作发展是婴幼儿早期发展的重要领域。婴幼儿动作的发展包括身体协调和手眼动作协调两个方面。神经系统对个体动作起调节和控制的作用，运动器官完成动作。同时，动作的发展和心理的发展密不可分，动作是心理发展的外部表现。因此，动作的发展需要神经系统、运动器官、心理系统的协同活动。

一 动作发展的规律

（一）从整体到局部规律

婴幼儿的动作最初是全身的、笼统的、弥漫性的，之后，动作的发展逐渐分化、局部化、准确化和专门化。比如，婴幼儿初期的哭喊伴随着全身的动作，如摇头、蹬腿、张手等。有研究者指出，把一块毛巾放在不同年龄段的婴儿脸上，他们的反应是不同的：2个月的婴儿会全身乱动，5个月的婴儿动作有了一定的方向，会伸手去抓脸上的毛巾，8个月的婴儿会直接伸手拉下脸上的毛巾。这反映了动作的发展从整体到局部的规律。

（二）首尾规律

婴幼儿动作的发展，从上部动作开始，再延伸到下部动作。婴幼儿最先出现的是眼和嘴的动作。6个月以内的婴儿，已经开始出现手眼协调动作。婴儿大运动的发展从抬头开始，再到翻身、坐、爬、站立和行走。可以看出，婴儿靠近头部的部位动作首先开始发展，即首尾规律。

（三）近远规律

婴幼儿动作的发展从头部和躯干开始，再到双臂和腿部动作的发展，手部精细动作的发展出现得最晚。头和躯干是中央部位，这里的动作先发展；臂、手、腿是边缘部位，这里的动作后发展。这体现的便是动作发展的近远规律，即由身体的中央部位发展到远离身体中央的边缘部位。

（四）大小规律

动作可以分为粗大动作和精细动作。婴幼儿粗大动作的发展要先于精细动作。粗大动作是大肌肉动作，表现为抬头、翻身、坐、爬、站立和行走等。精细动作是小肌肉动作，表现为用手抓握物品、握笔绘画、搭积木、翻书、串珠子、扣纽扣、折纸等。从四肢动作的发展看，臂和腿的动作先发展，手和脚的动作后发展，即精细动作的发展要晚于粗大动作。比如，婴儿获取物品时，开始是用整个手臂去够，逐渐发展到用手指去取。其中，用手指取也从开始的手指功能不分到各手指分配协作，逐渐精细化。

（五）无有规律

婴儿最初的动作是无意识的、本能的动作。比如，成人将笔放在婴儿的手上，婴儿会抓握，这是先天性握持反射的表现。随着年龄的增长，婴儿的动作越来越受到意识的支配，开始出现有意识的、具有一定目的性的动作。比如，婴儿看到喜欢的玩具想要得到，便用手去抓。婴幼儿的动作由无意识逐渐向有意识发展，即无有规律。

二 先天性反射动作

先天性反射动作是动作发展的最早形式，对个体的生存与发展具有重要作用。先天性反射主要有觅食反射、吸吮反射、游泳反射、莫罗反射、抓握反射、强直性颈部反射、行走反射、巴宾斯基反射等。

（一）觅食反射

当婴儿的一侧面颊受到刺激，或婴儿的嘴部被触及时，婴儿会将头转向刺激的方向，表现出张口寻找食物的反射性动作。

消失时间：3—4 个月。

（二）吸吮反射

用手指触碰婴儿的嘴唇时，其会相应出现吸吮的动作。

消失时间：3—4 个月，逐渐被主动的进食动作代替。

（三）游泳反射

将婴儿俯卧放入水中，婴儿会用四肢做出协调的类似游泳的动作。

消失时间：4—6 个月。

（四）莫罗反射

又称为惊跳反射。婴儿仰卧时，对突然的声响会做出类似想要拥抱的动作，具体表现为双臂两侧伸开，头往后仰，躯干屈曲，两腿伸直。

消失时间：3—5 个月。

（五）抓握反射

将手指放在婴儿的手心，婴儿会用力握紧手指。

消失时间：3—4 个月。

（六）强直性颈部反射

当婴儿仰卧时，将婴儿的头转向一侧，婴儿会伸出该侧的手臂和腿，弯曲另一侧的手臂和腿，摆出击剑的姿势。

消失时间：3个月左右。

（七）行走反射

又称踏步反射。双手放在婴儿腋下抱住婴儿，让婴儿身体保持竖直，上半身略前倾，脚接触平面，婴儿双脚会交替行走，动作看起来非常协调，像步行一样。

消失时间：2个月后。

（八）巴宾斯基反射

用钝物由脚跟向前轻划婴儿足底外侧面，婴儿的拇趾会缓缓地上翘，其余各脚趾呈扇形张开，然后蜷曲起来。

消失时间：6—18个月。

新生儿出生时通过其特有的先天性反射动作来适应周围的环境，这些先天性反射动作可以反映其机体是否健全、神经系统是否正常。要注意各反射的消失时间，若到消失的时间仍未消失，则可能存在发育异常，需要及时就医。

三　粗大动作

粗大动作也称大肌肉动作，指有关全身大肌肉活动的动作，是需要头颈部、腰部、四肢肌肉群协同参与的平衡性动作。粗大动作具体可以分为抬头、翻身、坐、爬、站立、行走、跑等基本动作。下面简单介绍其中几种。

（一）抬头

婴儿出生后首先出现的是抬头动作。出生后1个月的婴儿俯卧位时会出现尝试抬头的动作。2个月左右，婴儿俯卧位时能抬头。3个月左右，婴儿俯卧位时能抬起半胸，用肘支撑上身，头能够挺直，抬头比较稳。4个月时，婴儿俯卧位时抬头已经很稳。

（二）翻身

3—4个月时，婴儿开始出现尝试翻身的动作。婴儿一般先学会仰卧位到俯卧位的翻身，再学会俯卧位到仰卧位的翻身。大约5个月时，婴儿能从仰卧翻到俯卧位，6个月时，能从俯卧位翻到仰卧位。

（三）坐

婴儿5—6个月开始学坐。开始先将背直立起来靠着坐，再发展到能双手向前支撑着坐。8个月左右时，婴儿能够独自坐稳，并且能够左右转身。

（四）爬

爬可分为腹地爬和手膝爬两种形式。

婴儿6个月刚开始学习爬时为腹地爬，表现为婴儿的胸腹部着地，手伸向前方的地面，用手臂弯曲的力量带动身体前行，腿部几乎不发挥作用。在爬行的最初阶段，会出现倒退爬的情况，主要是由于婴儿手臂的力量大于腿部的力量，但这种情况维持的时间非常短暂。随着手臂力量的增强，婴儿的肩部和胸部离开地面，一定程度上能使用腿部的力量向前爬，形成以腹部为支撑点的腹地爬形式。

7—9个月时，婴儿逐渐由腹地爬向手膝爬发展，表现为以膝盖为支撑点，使用腿部向后蹬的力量前行。此时是婴儿爬行动作发展的关键期，成人应引导幼儿进行爬行的练习。爬行是个体发育过程的重要环节，对婴幼儿身体和智能的发育具有重要的意义。

（五）行走

行走的前提是站立。当婴儿能够独自站立，能够从站位转换为蹲位，并能够捡起地上的物品再站立起来时，很快就可以学习迈步向前行走了。婴儿学会独立行走的时间具有较大的个体差异，有的可能10个月就可以走了，有的可能到1.5岁才会行走。一般1岁左右，婴幼儿开始学习独立行走。

学会行走以后，幼儿也逐渐学会其他一些粗大动作，比如跑、跳、攀登、平衡、投掷、上下楼梯等。3岁前，这些粗大动作均有所发展。

四　精细动作

精细动作即手部小肌肉的动作。抓握动作是婴幼儿最初的也是最基本的精细动作。在此基础上，婴幼儿逐渐发展握笔、绘画、书写和一些生活所需要的其他动作技能。

0—3个月的婴儿手部会不随意地、本能地对手中物体进行抚摸，不能自主抓握，没有方向、没有目的，是一种无意识的动作。这一时期的婴儿手眼不协调，抓握不准确，手指不能很好地配合。

4—5个月的婴儿手眼协调能力得到发展，能够伸手去抓和简单地摆弄物品，动作有了一定的目的性。

6个月后的婴儿手部动作更加灵活，比如，由之前的满手抓逐渐往拇指和其余手指分工配合一起抓的方向发展，并且学会了双手配合，即能够把玩具从一只手传递到另一只手。

1—3岁幼儿的手部动作发展更为熟练。比如，1.5岁左右幼儿开始握笔涂画，五指动作更为灵活，发展了拇指、食指、中指三指捏，拇指、食指二指捏，拧、舀、倒、转、折等各种手部动作。

第四课　婴幼儿情感与社会性发展

情绪和情感是个体对客观事物是否符合个体的需要而产生的态度体验，是人脑对客观现实的主观反映。社会性发展指个体逐渐掌握社会道德行为规范与社会行为技能，从一个生物人成长为社会人的过程。

 婴幼儿情感的发展

（一）情绪的产生与分化

1. 原始的情绪反应

婴儿出生后便有情绪的表现，新生儿或哭泣，或安静，或微笑，这便是原始的情绪反应。

婴儿原始的情绪反应与生理需要是否得到满足直接相关。饿了、纸尿裤没有及时更换等不舒适的刺激，会引起婴儿哭闹等不愉快的情绪产生。当不舒适的刺激消失了，不愉快的情绪也不会持续，反而可能出现新的愉快情绪。原始的情绪反应不是后天习得的，而是先天性的。

2. 情绪的分化

关于婴幼儿情绪分化的理论，以加拿大心理学家布里奇斯的理论最具代表性。布里奇斯通过对100多个婴儿的观察，提出了较为完整的情绪分化理论和0—2岁婴幼儿情绪分化的模式。[①]

- 新生儿，只有未分化的一般性激动，表现为皱眉和哭的反应。
- 3个月以后，情绪分化为痛苦和快乐。
- 6个月以后，痛苦的情绪分化为惧怕、厌恶、愤怒。
- 12个月以后，快乐的情绪分化为高兴和喜爱。
- 18个月以后，痛苦的情绪分化出妒忌，快乐的情绪分化出喜悦。

---

① 陈帼眉.学前心理学［M］.北京：北京师范大学出版社，2015：315-316.

• 24 个月时，分化出的情绪有惧怕、厌恶、愤怒、妒忌、痛苦、激动、快乐、欢乐、兴高采烈、对成人的爱、对儿童的爱。

我国心理学家林传鼎观察了 500 多个出生 1—10 天婴儿所反应的 54 种动作情况。[①] 他认为，新生儿已经具有愉快和不愉快两种可以区分的情绪反应，两种情绪反应都与生理需要是否得到满足相关。3 个月时，出现了 6 种情绪，这些情绪是在愉快和不愉快情绪的基础上增加的一些面部表情。4—6 个月，开始出现由社会性需要引起的情绪，情绪与生理需要的关系逐渐减弱。3 岁到入学前，被观察的儿童共产生了 20 多种情感。

（二）婴幼儿的基本情绪发展

1. 哭

婴儿出生后最明显的情绪表现是哭。最初引起哭的因素主要是生理性的，随着年龄的增长，社会性因素成为婴幼儿哭的主要原因。一般来说，哭的模式主要有以下几种。

（1）饥饿的哭

婴儿饥饿时的哭声有节奏，哭时伴有闭眼、蹬腿的动作。有研究指出，婴儿出生第一个月，饥饿或干渴引起的哭占婴儿所有哭情况中的 50％，到半岁时，这类哭的比例下降到 30％。

（2）发怒的哭

婴儿发怒时会用力吸气，迫使大量空气从声带通过，使尚未发育完全的声带震动引起哭声，因此，发怒的哭声常有点失真，听起来有些破音。

（3）疼痛的哭

疼痛的哭开始没有呜咽，也没有缓慢的哭泣，而表现为突然的高声大哭，嗓门拉直，连续哭数秒，再接着平静地呼气、吸气，再呼气，由此引起一连串的叫声。如果疼痛是由创伤等因素引起的，则为偶发性疼痛型，表现为哭声激烈、表情痛苦；如果是由于饥饿等因素引起的疼痛，则为慢性疼痛型，表现为反复发生，且哭声相似。

（4）恐惧惊吓的哭

这类哭发作突然，哭声尖锐刺耳，会不时发出号叫声。

（5）吸引关注的哭

婴儿一般在第 3 周开始出现这类哭声。具体表现为开始时低沉单调，声音不连续，而是断断续续的，如果这时成人没有给予回应，婴儿则会大哭起来，以更加引起成人的关注。

2. 笑

笑是一种愉快的情绪反应。从发生的时间来看，笑比哭发生的时间要晚。婴儿的笑可以从不同标准入手分为不同类别。

---

① 陈帼眉. 学前心理学 ［M］. 北京：北京师范大学出版社，2015：316.

（1）自发性微笑和诱发性微笑

自发性微笑也称内源性微笑，一般在婴儿出生后0—5周出现。最为普遍的是在婴儿睡着时出现。婴儿清醒时，吃饱后会笑，听到温柔的声音会笑，具体表现为眼睛周围的肌肉没有活动，嘴周围的肌肉活动，主要是嘴角的微笑表现，笑的强度低。自发性微笑是一种生理表现，不是真正意义上的社会性微笑。

诱发性微笑是由外界刺激引起的，它与自发性微笑不同。诱发性微笑分为生理性和社会性的。在婴儿睡着时轻触其脸颊，婴儿就可能出现诱发性微笑。婴儿出生第3周时，清醒时也会出现诱发性微笑，比如轻触婴儿的皮肤敏感区4—5秒，婴儿则会微笑。4—5周的婴儿对各种不同的刺激都能可能产生微笑反应，如婴儿看到好玩的玩具，听到喜欢的声音时。这种诱发性微笑也不具有社会交往的意义，是反射性的。从第5周开始，婴儿开始出现社会性微笑。婴儿能够区分人和其他非社会性刺激。比如，人脸和人的声音最容易引起婴儿微笑，特别是母亲的声音。听到成人的声音、看到成人对自己点头，婴儿会非常开心。婴儿一般在8—10周时，会频繁地出现社会性微笑，很喜欢注视人脸，尤其是人脸从鼻尖到额头的部分。[①]

（2）不出声的笑和出声的笑

3个月以前，婴儿通常只会微笑，笑不出声。3—4个月时，才会笑时有声，咯咯笑。

（3）无差别的笑和有差别的笑

从第5周婴儿出现社会性微笑开始，一直到3个月左右，婴儿对人的社会性微笑是没有差别的。婴儿还不能区分熟悉的人和陌生人，都会对其微笑。

4个月左右，婴儿开始出现有差别的笑。婴儿对不同的人微笑不同，对熟悉的人会笑得更多、更自由，对陌生人会有所警惕。这是社会性微笑的进一步发展，也是真正意义上的社会性微笑。

3. 恐惧

婴幼儿恐惧的发展分化一般会经历以下四个阶段。

（1）本能的恐惧

恐惧是婴儿的本能反应，出生时便有。生活中遇到的一些情况，如听到刺耳、响亮的声音，身体受伤或身体位置的突然变化等，都可能导致婴儿出现恐惧的反应。婴儿最初的恐惧主要由听觉、触觉等刺激引起，而非视觉。

（2）与知觉和经验相关的恐惧

4个月左右开始，视觉刺激对婴儿恐惧的产生渐渐起主要作用，引起婴儿不愉快经验的刺激会引起其恐惧的情绪。比如被小狗咬过的婴儿在看到小狗时会感到恐惧。这时的恐惧与知觉发展相联系。

---

① ［美］伯顿·L. 怀特. 从出生到3岁：婴幼儿能力发展与早期教育权威指南［M］. 宋苗，译. 北京：北京联合出版公司，2016：35.

（3）怕生

怕生一般在婴儿 6 个月左右时出现，是对陌生刺激物的恐惧反应。

（4）压力感

压力感指个体处于具有威胁性刺激的情境中，由于无法消除困境而产生的一种情绪体验。成人要尊重幼儿的好奇心，给幼儿足够的探索空间，不要用成人制定的规则完全限制和约束幼儿的行为；不过早给幼儿学业上的压力；对幼儿进行批评教育时，不要简单粗暴地用语言描述可怕的事件或场景，要注意教育方式的科学性和有效性。

（三）婴幼儿的高级情感发展

高级情感包括道德感、理智感和美感。

道德感是由个体的言行举止是否符合道德标准而引起的情感。3 岁前的幼儿道德感还在萌芽期。

理智感是由认识的需要是否满足而产生的情感体验。幼儿好奇好问，3 岁前幼儿的理智感处于持续发展中，一般到 5 岁左右，理智感才得到明显提升。

美感是个体对事物审美的体验。研究表明，新生儿喜欢看人脸，喜欢看的是五官端正的人脸，而不是五官扭曲的人脸；婴幼儿喜欢色彩鲜艳、外形好看的物品。这些都是婴幼儿早期美感的体现。

 婴幼儿社会性的发展

社会性指个体作为社会成员，为了适应社会生活，在社会生活中所形成和表现出来的符合社会规范的行为方式。社会性发展指个体逐渐通过学习获得社会生活所必须具备的道德品质、价值观念、行为规范和社会行为技能，参与社会生活的实践，从生物人成为社会人的过程。

气质和自我意识是婴幼儿社会性发展的基础。婴幼儿社会性发展的主要内容包括亲子关系、同伴关系、性别角色、亲社会行为和攻击性行为。

（一）社会性发展的基础

1. 气质

气质是个体的心理活动表现出的相对稳定的动力特征，其具体表现在心理活动的强度、速度、灵活性与指向性等方面。气质具有一定的先天性，主要由生物因素决定，是个体所特有的。

（1）传统的气质类型

传统的气质类型可以划分为胆汁质、多血质、黏液质、抑郁质四种。各种气质类型的特征如下。

① 胆汁质：精力旺盛、率直热情、表里如一、刚强、易激动、暴躁易怒、易冲动。

② 多血质：活泼好动、反应迅速、爱交际、适应性强、情绪不稳定、粗枝大叶。

③ 黏液质：稳重踏实、冷静、有些死板、缺乏生气。

④ 抑郁质：细心、稳重、敏感、多愁善感、不善交往、孤独、行动缓慢。

（2）托马斯和切斯的气质类型

托马斯和切斯从九个维度，对0—3岁的婴幼儿气质类型进行了划分和界定。九个维度分别如下。

第一，活动水平，指饮食、睡眠、游戏等方面身体活动量和活跃性。

第二，生理节律，指饮食、睡眠、大小便等生理机能的规律性。

第三，注意的分散度，指外部刺激对正在进行活动的干扰程度。

第四，趋避性，指对新刺激、新环境、陌生人的反应是主动还是回避。

第五，适应性，指对新事物或新环境适应能力的快慢。

第六，注意广度和持久性，指从事某项活动的范围和保持的时间。

第七，反应强度，指对外界反应的能量。

第八，反应阈限，指引起反应所需要的外部最小刺激量。

第九，心境，指积极愉快情绪和消极不愉快情绪相比较的量。

托马斯和切斯对以上九个维度进行不同组合，将婴幼儿的气质分为三种。

第一，容易型。具体表现为生理节律规律，对新异刺激的反应比较积极，对环境的适应能力较强，活动中比较专注，不容易分心，情绪的反应适中，积极愉快的情绪多。在托马斯和切斯的研究对象中，40％的婴幼儿属于这一类型。

第二，困难型。具体表现为生理节律规律性差，对新异刺激的反应比较消极，较难适应新环境，注意力维持时间较短，容易分心，情绪反应强烈，消极不愉快情绪多。这一类型的婴幼儿占全体研究对象的10％。

第三，迟缓型。迟缓型幼儿不够活跃，对新异刺激的兴趣反应和对新环境的适应都比较慢，情绪多为不愉快，能在成人的关爱和教育下慢慢适应、慢慢活跃。全体研究对象中，15％的婴幼儿属于迟缓型。

托马斯和切斯认为，除上述65％外，还有35％属于两种或三种类型的混合型。

2. 自我意识

自我意识指作为主体的我对自己以及自己与周围人或物关系的看法和态度。

自我意识包括自我认识、自我体验和自我控制。自我意识并不是出生就有的，是在婴幼儿成长的过程中逐渐形成的，自我意识的发展有一定的过程。

1岁前，婴儿还不能把主体我同周围的客体区分开来。我们常会看到这一年龄段的婴儿把自己的手或脚放到嘴巴里咬，甚至会咬疼了哭。当婴儿意识到手和脚是自己身体的一部分时，便出现了自我意识的最初级形式，即自我感觉。

1—2岁时，幼儿已经开始将自己作为一个独立的个体来看待。"点红实验"是心理学中研究儿童自我意识发展的经典实验。

实验具体内容如下。

实验对象：88名3—24个月的婴幼儿。

实验方式：研究人员在婴幼儿毫无察觉的情况下，在其鼻子上涂上一个没有刺激的红点，然后观察婴幼儿照镜子时的反应。

实验假设：如果婴幼儿能够立即发现自己鼻子上的红点，并用手去摸或者试图抹掉红点，说明婴幼儿已经能够区分自己的形象和加在自己形象上的东西，婴幼儿出现了自我意识。

实验结果：2岁左右的幼儿能够明确意识到鼻子上的红点并立刻用手去摸。

拓展阅读
扫一扫，学习、了解"点红实验"。

2—3岁的幼儿逐渐掌握代名词"我"，会说"我的""我要"，用"我"进行表达，这标志着幼儿自我意识的萌芽。3岁以后，幼儿自我意识的各方面逐渐发展。

（二）社会性发展的内容

1. 亲子关系

亲子关系是婴幼儿与父母间的情感关系，即依恋。依恋是婴儿寻求并企图保持与另一个人亲密的身体和情感联系的一种倾向。早期亲子关系的建立是婴幼儿建立其他社会关系的基础。

（1）依恋发展的阶段

第一阶段（0—3个月），无差别的社会反应阶段。这一时期婴儿对人的反应是无差别的，对陌生人和熟悉的人是一样的。

第二阶段（4—6个月），有差别的社会反应阶段。这一时期婴儿对母亲、熟悉的人和陌生人的反应有了区别和选择，婴儿更喜欢母亲。

第三阶段（7个月—3岁），特殊情感连接阶段。婴儿与主要照料者之间的依恋大约在6—7个月时形成，依恋的对象一般为母亲。

（2）依恋的类型

美国心理学家艾恩斯沃斯设计了著名的"陌生情境"实验，在实验的基础上将儿童的依恋分为三种类型，即安全型，回避型和反抗型。

第一，安全型。母亲在场时，婴儿有安全感，能够对环境进行探索或玩玩具。但婴儿并不总是缠着母亲，对陌生人的反应也比较积极。母亲离开时，婴儿会有不愉快的情绪表现。母亲回来时，婴儿会很开心，并立刻寻求与母亲的接触，同时能够继续之前对环境的探索行为。

第二，回避型。母亲是否在场对婴儿并没有多大的影响。面对母亲的离开，婴儿很少表现出紧张和不安。母亲回来时，婴儿多数时候对母亲不予理睬，有时也会高兴地迎接母亲，但时间很短暂，更多的是避免与母亲的接触。这类婴儿与母亲之间实际上并没有形成真正意义上的依恋，婴儿与母亲之间未形成亲密的情感联系。

第三，反抗型。婴儿在母亲离开前表现得很警惕，母亲离开时婴儿会极度反抗。但是，与母亲在一起的时候，婴儿又无法将母亲作为安全探究的基地。母亲回来时，婴儿会寻求与母亲的接触，但同时表现出反抗。比如要母亲抱抱，想要靠近母亲，但没一会儿又生气地推开母亲，不要抱了。同时，婴儿也难以回到之前玩的状态，会时不时地望着母亲所在的方向。

三种类型的依恋中，安全型是较好的依恋类型，能够帮助婴幼儿形成更多积极主动的探索行为，同时，这种婴幼儿情绪稳定，容易相处，社会适应能力强，因此社交能力会更强。

案例

果果目前 2 岁多，正在上托班，他在家里有一个很喜欢的小水杯。他上托班时必须带着小水杯，做游戏，吃饭甚至睡觉时，也要带着小水杯。

婴幼儿依恋的对象可以是父母，也可以是某种物品。案例中的果果便是对物品依恋的表现。婴幼儿对物品的依恋是为了寻求安全感。对于婴幼儿这种行为，教师和家长要充分理解、给予足够的关爱，积极回应其需求，耐心进行沟通，引导婴幼儿学会适应，健康成长。

2. 同伴关系

（1）2 岁前同伴关系的发展

婴幼儿之间的同伴交往最早发生在 6 个月时，婴儿之间相互观望和触摸，或者对同伴的情绪表现做出相同的情绪回应，比如同伴哭时婴儿也哭，同伴笑时婴儿也笑。6 个月之后，同伴间交往的社会性成分增加。

2 岁前婴幼儿的同伴关系会从最开始的以物为中心，即同伴间交往的焦点是玩具或其他喜爱的物品，逐渐发展到以社会性为中心。

（2）游戏中同伴关系的发展

游戏是幼儿非常喜欢的活动。在游戏情境中，幼儿的同伴交往得到发展。3 岁前的幼儿多独自游戏，3 岁时，幼儿可以真正地和其他幼儿一起互动和游戏，而不是之前大家虽然在一起但是各自玩各自的状态。幼儿在游戏中的语言交流、互助合作等社会交往行为越来越多，逐渐发展为联合游戏、合作游戏等形式。

在游戏活动中，幼儿逐渐意识到每个人都可能有自己的想法。这一时期，幼儿逐渐关注和了解他人的行为，并且能够遵守一些规则。比如，幼儿开始通常用哭闹、打人的方式获得自己想要的物品，之后逐渐学会用提出请求的方式来表达需求，行为更加有礼貌，解决纷争的方式也不再像之前那样"自我中心"。游戏中，幼儿的焦点从开始对玩具的关注，逐渐转变为与同伴之间的合作和交流。比如这一时期幼儿非常喜欢玩的角色扮演游戏，需要同伴间很好地合作，这其中包括游戏角色的分配、规则的制定、对同伴的关注、与同伴的交流等。游戏活动可以促进幼儿同伴关系的发展。

3. 性别角色

性别角色指个体在社会化过程中通过模仿歇息获得的与自己性别相适应的行为规范，其反映了社会对男性和女性在行为方式和态度上的期望。

幼儿从 2 岁开始出现对他人性别的认识，并产生与性别有关的行为，2.5—3 岁的绝大部分幼儿能准确地说出自己的性别。这个时期，男孩通常喜欢玩汽车，女孩通常喜欢玩布娃娃，兴趣差异很大。同时，幼儿表现出同伴交往的选择偏好，喜欢跟同性别的同伴玩，即女孩喜欢跟女孩玩，男孩喜欢跟男孩玩。这一时期幼儿性别行为的特点还表现在对成人要求的遵从方面，相较于男孩，女孩更为遵从成人的要求。

3—4 岁时，幼儿对性别角色的认识还不够明确，表现出"自我中心"的特点，比如，幼儿觉得男孩扎辫子也好看，能够接受这种与其性别不相符的行为偏差。直到 6—7 岁，儿童之间的性别角色差异才日渐稳定和明显。成人可以针对幼儿实施性别"双性化"教育，以淡化其对性别的刻板印象。

案例

小华现在 2 岁半，是个比较内向的男孩。平时在他哭的时候，家长会说："你是男孩子，不要经常哭，要坚强一些，勇敢一些。"文文快 3 岁了，是个活泼好动的小女孩，家长总是提醒文文文静一些，不要像男孩子一样。

生活中，我们习惯根据孩子的性别进行教育，认为男孩应该具备男孩的特质，女孩应该具备女孩的特质，这样是不够科学的。目前"双性化"教育越来越受到人们的关注。所谓"双性化"教育，即遵从孩子先天性别进行引导和教育，使孩子能够形成性别的认同，在保持个体本性优秀特质的同时，淡化对性别的刻板印象，能够学习和发展潜在的异性优质特质。"双性化"教育将男孩的性别优点和女孩的性别优点作为培养孩子健全人格、促使孩子全方位发展的条件。

4. 亲社会行为

亲社会行为指个体帮助或者打算帮助他人或群体的行为及倾向，具体包括分享、合作、谦让、援助等。

研究表明，2岁左右，幼儿的亲社会行为已经萌芽，其主要表现为轻拍对方、给予拥抱、送给对方玩具、有同情心、给对方鼓励等。虽然3岁前的幼儿已经表现出一定的情感共鸣，以及一些外显的行为反应，但这并不是真正意义上的亲社会行为。真正意义上的亲社会行为要到3岁以后才出现。

◇ **知识角**

分享是婴幼儿亲社会行为发展的重要内容。生活中教师和家长都会引导婴幼儿进行分享，但如果婴幼儿不愿意分享怎么办？

第一，正确看待婴幼儿不愿意分享的行为。在婴幼儿发展的过程中，这是一种正常的现象。成人不要因此随意给婴幼儿贴标签，认为这是"不听话""自私"的表现，因为随着婴幼儿自我意识逐渐发展，他们喜欢认为这是"我的"，这是自我意识发展的过程和表现。

第二，尊重婴幼儿的"物权"意识。"物权"意识也是婴幼儿人格发展的内容之一。成人要注意帮助婴幼儿形成和具备自尊和自主的意识，既懂得珍惜自己的物品，维护自己的权益，又懂得尊重他人。成人不要强行要求婴幼儿进行分享，这样不仅不利于培养婴幼儿的分享行为，甚至可能会起到相反的作用。

第三，采取合理的方式进行教育引导，比如，给婴幼儿讲述有关分享的故事，引导其学习生活中的榜样行为，并对其分享行为进行及时表扬和鼓励。在这个过程中，成人要始终有耐心、循序渐进、科学引导。

5. 攻击性行为

攻击性行为是一种以伤害他人或他物为目的的行为。攻击性行为可以分为工具性攻击行为和敌意性攻击行为。如果幼儿是为了得到某个物品而出现抢夺、推搡的行为，则为工具性攻击行为。如果幼儿是为了打击、伤害他人，则是敌意性攻击行为。两者的不同点在于工具性攻击行为的目标主要是物品，而敌意性攻击行为的目标是人。

美国心理学家霍姆伯格的研究指出，12—16 个月的婴幼儿行为中，约有一半是具有破坏性或冲突性的，这种行为随年龄增长逐渐下降，2 岁半时，比开始时下降了 80％。[①]

幼儿的攻击性行为多为争抢物品，年龄越小，工具性攻击行为越多。随年龄增长，敌意性攻击行为增加，多为身体上的攻击，言语攻击相对少。

① 钱文，俞晖．婴幼儿社会性发展与教育［M］．上海：上海科技教育出版社，2019：148．

◇ 单元小结

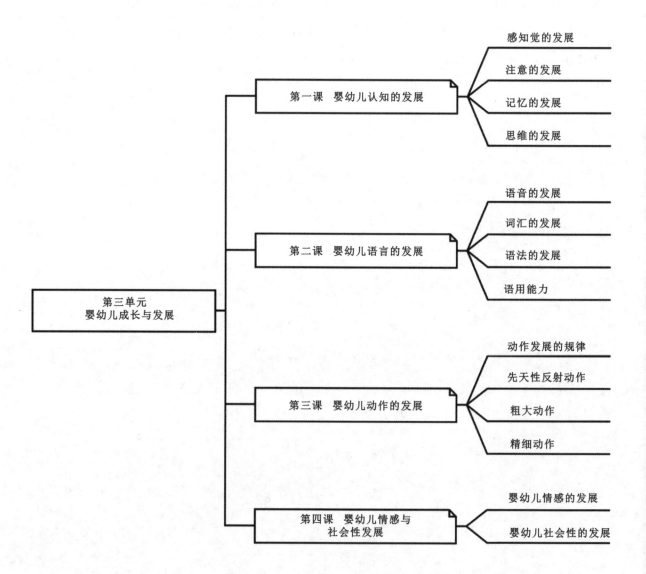

认知是一种意识活动，是个体认识客观世界、获取和应用知识，以及进行信息加工的过程，是人的最基本的心理过程，包括感知觉、注意、记忆、思维等。

1岁左右，婴儿能够说出第一批真正被理解的词。0—1岁是语言形成的准备阶段，1—3岁是语言的形成期，3岁以后是语言的发展期。

动作的发展具有从整体到局部、首尾、近远、大小、无有等规律。先天性反射动作、粗大动作、精细动作是婴幼儿动作发展的内容。

情绪和情感是个体对客观事物是否符合个体的需要而产生的态度体验，是人脑对客观现实的主观反映。从原始的情绪反应到情绪的不断分化，婴幼儿的基本情绪逐渐发展。社会性发展指个体逐渐掌握社会道德行为规范与社会行为技能，从一个生物人成长为社会人的过程。气质和自我意识是婴幼儿社会性发展的基础。婴幼儿社会性发展的主要内容包括亲子关系、同伴关系、性别角色、亲社会行为和攻击性行为。

0—3 岁是婴幼儿成长与发展的重要时期，成人要掌握婴幼儿认知、语言、运动、情感和社会性发展的规律和特点，采用科学的方式进行教育引导，促进婴幼儿健康成长与发展。

思考与练习

1. 单项选择题

（1）关于幼儿言语的发展顺序，正确的表述是（　　）。

A. 言语理解先于言语表达　　　　　　B. 言语表达先于言语理解

C. 言语理解与言语表达平行发展　　　D. 言语理解与言语表达独立发展

（2）婴幼儿动作的发展从头部和躯干开始，再到双臂和腿部动作的发展，这体现的是婴幼儿动作发展的（　　）。

A. 从整体到局部规律　　　　　　　　B. 首尾规律

C. 近远规律　　　　　　　　　　　　D. 大小规律

（3）小明搭房子时缺一块长条积木，他发现苗苗手里有一块，就直接过去抢。小明的这种行为属于（　　）行为。

A. 工具性攻击　　　　　　　　　　　B. 言语性攻击

C. 生理性攻击　　　　　　　　　　　D. 敌意性攻击

2. 简答题

（1）新生儿原始的反射行为有哪些？

（2）皮亚杰提出的感知运动包含哪几个阶段？

实践与实训

【实训一】

设计一个婴幼儿认知发展的训练活动。

目的：能够根据婴幼儿认知发展特点设计相应的训练活动，提升专业实践能力。

要求：设计的活动符合婴幼儿的年龄特点，并能够进行示范操作。

形式：小组合作。

【实训二】

设计一个婴幼儿动作发展训练活动。

目的：能够根据婴幼儿动作发展特点设计相应的训练活动，提升专业实践能力。

要求：设计的活动符合婴幼儿的年龄特点，并能够进行示范操作。

形式：小组合作。

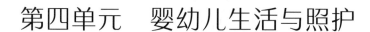

第四单元　婴幼儿生活与照护

◇ **学习目标**

1. 了解0—3岁婴幼儿营养与喂养、睡眠、卫生的科学常识与基本要求。

2. 掌握0—3岁婴幼儿科学喂养、睡眠、卫生的生活照护方法，发展婴幼儿喂养、辅食制作、食谱制作、睡眠照料、盥洗照料等保育实践技能。

3. 明确早期生活照护对婴幼儿身心成长的重要意义，形成对0—3岁婴幼儿保育与教育工作的热情与积极态度。

◇ **情境导入**

2岁的萌萌刚开始上托班，托班的环境和家里完全不一样，没有时刻围着她转的爸爸妈妈和外婆，班里也不只有她一个小朋友，萌萌有时候不大开心。萌萌不爱吃青菜，只爱吃肉和点心，进餐时总是把青菜剩下。班里的老师常常要在最后单独喂她吃一口青菜，这让老师有些担忧萌萌的营养。怎样才能让萌萌接受青菜、帮助萌萌形成良好的进餐习惯呢？相信你在学完这一单元的内容之后，能为萌萌的老师提供一些建议。

第一课　婴幼儿营养基础与科学喂养

一　婴幼儿营养常识

（一）婴幼儿消化系统常识

婴幼儿生长发育迅速、营养需求多样，但婴幼儿的身体机能尚未成熟，消化系统发育不完善、功能水平相对于成人较低。为保证其顺利吸收所需营养，成人应掌握婴幼儿消化系统的生理特点与常识，根据相应情况进行科学喂养。

1. 消化道

（1）口腔

婴幼儿口腔小，口腔内有丰富的血管且表面黏膜柔软、干燥，容易受到损伤或感染。舌头宽而短小、灵活性较弱，吞咽时舌头的协调能力也较差；唇肌和颊肌、脂肪垫发达，利于吸吮乳汁。牙齿为乳牙，大约在2岁半时出齐，数量较恒牙少，且牙体小、咀嚼功能较弱，但也可以帮助婴幼儿咀嚼和消化多种食物，帮助幼儿摄入丰富的营养。

（2）食管

新生儿食管长度为10—11厘米，1岁时增长至12厘米，5岁时约为16厘米。食管的主要功能是将食物和液体从口腔送入胃部，防止吞咽时胃内容物反流。婴儿的食管形态为漏斗状，短而狭窄，黏膜薄嫩，管壁纤维及弹性纤维发育较差，因而容易受到损伤，也容易使食物反流而引起吐奶。随着食管的发育，该现象大部分在婴儿8—10个月时消失。

（3）胃

婴幼儿的胃容量在生长过程中逐渐增大。新生儿胃容量为30—60毫升，3个月时达150毫升，1岁时达250毫升，3岁时达600毫升。[①] 需要注意的是，哺乳后婴儿的胃的幽门开放、胃内容物进入十二指肠，哺乳量不会完全受胃容量的限制。

婴幼儿的胃消化能力弱，胃黏膜较薄，胃壁肌肉和弹力纤维发育水平较低，伸展性低，易出现蠕动紊乱的情况，同时，其胃腺数量少、分泌的消化酶较少，所以其消化能力较弱、常出现消化不良的情况。

婴幼儿胃部的贲门和幽门在一个水平上，胃呈水平状，由于贲门肌张力低、幽门括约肌发育良好，易引起幽门痉挛，出现呕吐现象[②]；若哺乳时婴儿吸入空气较多，则易出现吐奶情况。

（4）小肠

婴幼儿的小肠吸收功能较强，小肠是食物吸收过程中发挥重要功能的场所。婴幼儿的肠管长度超过躯干的6倍（成人的肠管长度为躯干的4倍），婴幼儿肠道中有丰富的血管和淋巴管，肠壁薄、管径宽，肠壁的绒毛量与成人接近，所以婴幼儿吸收营养的能力更强，但对病毒和细菌的屏障功能较弱。

（5）大肠

婴幼儿的大肠蠕动功能较差。婴幼儿肠壁肌肉组织和弹性纤维发育不完善，蠕动能力有限，肠内容物通过慢，容易发生便秘。

---

① 尹凤玲，金梅，路中，等．婴幼儿健康与预防保健［M］．济南：山东科学技术出版社，2014：76．
② 周昶，尹毅．婴幼儿生活保育［M］．北京：高等教育出版社，2022：46．

2. 消化腺

（1）唾液腺

3个月前的婴儿唾液腺发育不成熟，黏膜干燥、分泌唾液较少，唾液腺易受损伤。3个月后，随着唾液腺的发育，婴儿分泌的唾液不断增多，但其口腔小而浅、吞咽功能未发展成习惯，常出现生理性流涎。这种现象会随着婴儿年龄增长而逐渐消失。唾液分泌的增加使口腔中淀粉酶的含量增加，相应地，消化能力增强，婴儿能食用的淀粉类食物也更多。

（2）肝脏

婴幼儿的肝脏主要有以下特点。

第一，相对于成人较大，婴儿月龄越小，肝脏重量占体重的比例越大。

第二，肝细胞再生能力强。肝脏中血管丰富、肝细胞小，不易发生肝硬化，患肝炎后恢复快。

第三，胆囊小，分泌的胆汁较少，肝细胞少，难以消化脂肪，肝功能不完善。

第四，肝糖原储存量少，饥饿时易发生低血糖。

第五，肝脏的解毒能力、抗感染能力差，需注意预防食物中毒，谨慎用药。

（3）胰腺

婴幼儿胰腺的细胞分化不完全，分泌的消化液及消化酶较少，胰蛋白酶、胰脂肪酶、胰淀粉酶在婴儿体内活性低，因此他们对蛋白质、脂肪、淀粉类物质的消化吸收能力较差，主要依靠小肠进行消化，月龄小的婴儿易出现消化不良。胰腺功能随婴儿年龄增长逐渐趋于完善。

（二）婴幼儿营养需求

1. 营养

营养是一个复杂的生理生化过程，包括食物的消化、吸收、物质代谢等整个动态过程。[1] 对于婴幼儿来说，营养是他们从外界吸收一定量的有益物质来维持生命、完成生长发育的过程。

2. 营养素

营养素是各种食物中内含的、可以维持个体生命健康活动并促进其生长发育的化学物质。[2] 对人体最重要的营养素有以下三类：第一类是常量营养素，其在人体中占的比重很大，包括蛋白质、碳水化合物、脂肪；第二类是微量营养素，其在人体中占比较小但非常重要，包括各种维生素和矿物质；第三类是其他膳食成分，包括水。

营养是婴幼儿健康成长的关键物质基础。婴幼儿时期是个体迅速生长发育的时期，个体的第一个生长高峰便出现在婴儿期。婴幼儿新陈代谢旺盛，需要的营养物质相较成人而言也更多，优质、充足的营养供给才能满足其正常生理活动和生长发育的需要，帮助其获得健康的体格。婴幼儿的具体营养需求如表4-1所示。

---

① 程双奇，陈兆平. 营养学［M］. 广州：华南理工大学出版社，1999：1.

② 史明洁. 婴幼儿营养、安全与卫生实务［M］. 南京：东南大学出版社，2016：4.

表 4-1　婴幼儿所需营养素及其功能和来源

所需营养素	功能	来源
碳水化合物	碳水化合物即糖类物质。它为生命活动提供热量，储存和供给能量，是构成组织的重要物质，同时低聚果糖能增强肠道功能	糖类包括葡萄糖、果糖、乳糖、蔗糖等。婴儿饮食中摄入的多为乳糖和蔗糖，多来源于奶制品，新生儿对乳糖的消化吸收能力较强，对蔗糖的消化能力弱。婴幼儿每日摄入的碳水化合物量应占总热能的 50%—60%，每日每千克体重摄入 15 克，从奶类、谷物（如米、面和豆类等）中摄取，不宜食用过多的糖和甜食。进食的碳水化合物应适量，碳水化合物过多可能导致蛋白质摄入不足、婴幼儿抵抗力较弱
蛋白质	蛋白质是组成人体细胞的基本物质，是人体氮的唯一来源。它是生命的基础，能够供给能量，维持人体组织的生长、更新和修复，提高机体的抵抗力	蛋白质主要来源于肉类、蛋类和奶制品。婴儿每天需要摄入 13—16 克优质蛋白，易吸收的乳清蛋白利于幼儿肠道健康与营养摄入。婴幼儿需要的优质蛋白多于成人，因为除正常新陈代谢外，还应满足自身构造新组织的生长发育需求
脂类	脂类能够储存和供给热量，构成组织及重要生命物质，促进脑细胞和神经发育，防寒和保护机体，促进脂溶性维生素的吸收，增进食欲和饱腹感	婴儿 30%—35% 的热量来源于脂肪，每日每千克需摄入 3 克左右的脂肪。脂肪主要来源于动物性油脂，如猪油、牛油、鸡油、奶油等，也可从坚果、豆类等植物性油脂中获得
钙	钙是骨骼和牙齿的重要组成成分，参与血凝功能，并调节肌肉的兴奋性	钙主要来源于海产品、豆制品、蛋和奶制品。植物中芝麻、芹菜等根茎类蔬菜中钙含量高，水果中西瓜、梨、香蕉等也含有较多的钙。奶是婴幼儿食物中最佳的钙来源
铁	铁与红细胞的形成和成熟有关，参与体内氧和二氧化碳的运输，能预防缺铁性贫血，促进婴幼儿神经系统发育，促进婴幼儿智力发展	动物的血、肝脏、瘦肉含铁量高，植物中紫菜、海带、木耳、绿色蔬菜等也富含铁元素
锌	锌是多种酶的组成成分或激活剂，对蛋白质的合成及激素调节有重要影响，也是大脑中含量最高的微量元素，与记忆功能密切相关	婴幼儿每日摄入量约 12 毫克，主要来源于动物性食物，如蛋黄、动物内脏、瘦肉、鱼、海产品、坚果仁等
碘	碘是甲状腺素的重要来源，能够促进新陈代谢、生长发育	日常饮食中的碘盐是碘的重要来源。海产品含碘较多，海藻类含碘丰富，如紫菜、海带等
维生素 A	维生素 A 即视黄醇，可以维持正常视觉，也可以影响眼睛的感光功能	动物肝脏、蛋类、鱼肝油、奶及乳制品富含维生素 A。胡萝卜素可转化为维生素 A，深绿色、红黄色蔬果如桃子、胡萝卜等含有丰富的胡萝卜素

续表

所需营养素	功能	来源
维生素 D	促进钙和磷的吸收，帮助骨骼和牙齿正常发育，对婴幼儿极为重要。若缺乏维生素 D，婴幼儿易患佝偻病	婴幼儿每日应摄入 10 微克维生素 D。维生素 D 较少在食物中存在，奶、动物肝脏、蛋类含有一定量维生素 D。晒太阳也可帮助婴幼儿补充维生素 D
维生素 C	促进细胞生成，维持正常代谢，防止牙龈出血、预防坏血病，促进铁的吸收，提升抵抗力	大量存在于新鲜果蔬中，如猕猴桃、橙子、青菜等
维生素 B_1、B_2	维生素 B_1 参与糖的代谢、保证能量供给，维持各系统的正常功能，增进食欲。 维生素 B_2 参与物质代谢。机体缺乏维生素 B_2 则易口角开裂、患口炎	谷类、豆类、动物内脏、蛋黄、蔬菜中含有丰富的维生素 B_1。动物内脏、奶及乳制品、豆类、肉类、青菜等食物富含维生素 B_2
硒	增强抵抗力，消除不良的自由基	动物内脏、水产品如鱼和虾的硒含量丰富。蘑菇和芝麻中也含有硒
水	水是人体组织和体液的主要成分，是代谢的溶液，能够调节体温、输送营养和废料等，是维持机体正常活动的重要物质	婴幼儿年龄越小，水的相对需要量越大，具体需水量取决于运动量、气温、食物类型、健康状况等。1 岁内婴儿每日每千克体重需 120—160 毫升水，2—3 岁的幼儿每日每千克体重需 100—140 毫升水。食物和饮用水是主要来源
热量	维持基础代谢，支持基本生理功能和生长发育，维持运动体能	蛋白质占总热量的 12%—15%，脂肪占总热量的 35%，碳水化合物占总热量的 50%—65%。不同年龄段婴儿每日每千克需要的热量不同：0—6 月龄为 90 千卡，7—12 月龄为 80 千卡，13—24 月龄为 1100 千卡，25—36 月龄为 1200 千卡

二　婴幼儿食物选择

（一）母乳

1. 母乳的作用

母乳是母亲产后乳房分泌的用来哺育婴儿的汁液，是最适合婴儿成长的纯天然、安全的食物，是新生儿初期最主要的营养物质供给来源。母乳含有丰富的免疫球蛋白、乳铁蛋白、碳水化合物、脂肪、矿物质、维生素等营养物质，含有婴儿健康成长所需的营养素和抗体，且各种营养素比例适宜，其成分会适应婴儿成长需要而发生变化，最适合也最容易被婴儿消化和吸收。

婴儿出生5—7天母亲分泌的乳汁为初乳，6—10天分泌的乳汁为过渡期乳，之后分泌的乳汁为成熟期乳。初乳稀薄但含有丰富的营养，蛋白质含量高，如免疫球蛋白和乳铁蛋白，能起到杀灭细菌、增强抗体的作用，初乳中的细胞成分、微量元素都非常丰富，可以帮助婴儿增强免疫功能，同时还有轻泻功能，促进婴儿排出胎粪。[①] 过渡期乳中的蛋白质相对初乳较少，脂肪和乳糖更多。成熟期乳脂肪含量高，更利于婴儿脑部发育。

2. 母乳喂养时间

新生儿出生即开始哺乳，防止新生儿低血糖，并保证母乳分泌，通常按需不定时喂哺。婴儿出生后的4—8天最需频繁哺乳，促进母乳分泌。对于嗜睡的婴儿，应在白天给予频繁哺乳，以满足其生长发育所需的营养。随着婴儿月龄的增长，可每3—4小时喂一次，一昼夜喂8次左右。4个月龄以后，婴儿的胃容量增大，一昼夜可改喂5—6次母乳，并可考虑减去夜间的喂奶，睡前一次喂饱，使婴儿不因饥饿醒来；若婴儿睡眠安稳，母亲等婴儿自然醒后喂奶即可，睡前喂饱已能满足夜间的需要。母亲可适当推迟睡前喂奶时间，以保证喂饱，如晚上10时左右，然后清晨4—5时再喂奶。

3. 母乳喂养姿势

母乳喂养时，应根据母亲和婴儿的情况采取合适的姿势，母亲可以是坐位，也可以是卧位、侧卧位或立位。母亲采取的姿势应舒适、肌肉放松，一手托着婴儿的颈背部，另一只手根据实际情况托着孩子的臀部或自己的乳房等；母亲与婴儿身体最好做到"三贴"，即胸贴胸、腹贴腹、下颏贴乳房，使婴儿头部与背部在一条直线上。

（二）代乳品

1. 配方奶粉

婴幼儿配方奶粉将母乳作为标准，改变了牛奶的成分，使其营养成分接近母乳，是除了母乳外婴幼儿的首选奶制品。配方奶粉以牛奶为基质，添加乳清粉、植物油、大豆等，强化了维生素与矿物质成分并添加适量特殊成分，如核苷酸、牛磺酸等。冲调时须按照包装上的提示进行，先加水再加配方奶粉。若婴幼儿对牛奶过敏，家长可选择以大豆蛋白为基质的配方奶粉来喂养。

> **案例**
>
> 　　一位6月龄女婴的妈妈休完产假后回到工作岗位。这位妈妈的母乳量随着哺乳频率的降低而减少，不大能满足婴儿的需求，于是她决定混合喂养。晚上下班后妈妈进行母乳亲喂，白天婴儿则吃妈妈提前用吸奶器吸出并保存良好的母乳或冲泡的配方奶粉。经

---

① 蒋一方.0—3岁婴幼儿营养与喂养［M］.上海：复旦大学出版社，2011：73-74.

过一段时间的母乳和配方奶粉的混合喂养，婴儿没有出现任何过敏等不适反应，身体发育和心理状态良好，妈妈也因婴儿对混合喂养的良好适应状态而放松许多。如果妈妈的母乳量不足以满足婴儿的营养需求，就应及时为婴儿添加配方奶粉，以保证婴儿的正常生长发育。

2. 鲜牛奶

鲜牛奶中酪蛋白较多，在胃里易结块、不易消化，乳糖较少、脂肪酸含量不足，细菌含量较高，钙和磷比例不适当，无机盐较多、加重肾脏负担，因此，虽然鲜牛奶可用于喂养婴幼儿，但在喂养之前须经过稀释、煮沸杀菌、加糖等调整步骤。

3. 羊奶

在一些牧区、山区，人们有时用羊奶代替母乳。羊奶酪蛋白含量低、乳清蛋白含量高、脂肪颗粒小、氨基酸成分与母乳接近，比牛奶更易于消化和吸收。羊奶中矿物质、微量元素和维生素、核苷酸含量高，能帮助幼儿增强抵抗力、促进大脑发育。但羊奶也须煮沸灭菌后再喂养给婴幼儿，同时由于羊奶中缺少叶酸和部分维生素 B，若长期选择羊奶喂养，家长应注意给婴幼儿补充叶酸和维生素 B。

4. 全脂奶粉

若受到条件限制，没有配方奶粉、鲜牛奶或羊奶，家长可选择用全脂奶粉进行冲配后喂养。冲配时注意先放水再放奶粉，按照容积比例配置，放 1 勺奶粉时一般放 4 勺水，或者按重量奶粉和水 1∶8 的比例配置。对于小月龄婴儿，冲调时奶粉浓度应适当降低。

5. 豆浆

在缺乏母乳和动物奶的情况下，可以考虑适量喂豆浆，但须额外加入适量食盐、淀粉、钙质、鱼肝油和糖。豆浆中含有较多大豆蛋白和维生素 B、多种氨基酸，但缺少奶类的钙、脂肪等营养物质，营养价值较奶类低，在条件不足时可适当喂养。

（三）辅食

6 个月以下的婴儿，母乳、配方奶粉可以满足其全部营养需求，超过 6 个月的婴儿所需营养物质更多，需要辅食来补充奶类以外的营养素。辅食主要包括谷物类、果蔬类、粗粮、海藻类、豆类、蛋类、禽肉类和畜肉类等。辅食的添加有先后顺序，应考虑婴幼儿的消化和吸收功能以及营养需要。

1. 米粉、米糊

6 个月的婴儿体内铁元素几乎消耗殆尽，含铁米粉是首选辅食。家长选择米粉时需要格外关注铁元素的含量。根据《食品安全国家标准婴幼儿谷类辅助食品》（GB 10769—2010）的规定，每

100千焦米粉要含0.25—0.50毫克铁。对于单纯性母乳喂养的婴儿，需选择含铁量高的米糊；对于配方奶粉喂养的婴儿，可以选择含铁量相对低一些的米糊。米糊可用配方奶粉或母乳、苹果汁调配，并随婴儿月龄增加而变稠和混合其他食物。米糊辅食如图4-1所示。

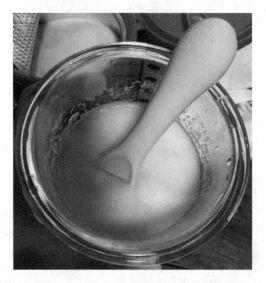

图4-1 米糊辅食

2. 菜泥

婴儿辅食中蔬菜的添加从红薯泥、山药泥等根茎类、薯类植物开始，制成粉末状较稀的菜泥便于婴儿食用。之后慢慢过渡到较稠的菜泥，如娃娃菜、西兰花等。

3. 果汁、果泥

婴儿接受多种菜泥后，家长可尝试往菜泥中添加果汁，慢慢给婴儿食用果汁，之后添加果泥，如苹果泥、香蕉泥、牛油果泥（见图4-2）等，为婴儿补充多种维生素的同时帮助其建立对水果的喜爱之情，有利于后期吃水果习惯的养成。

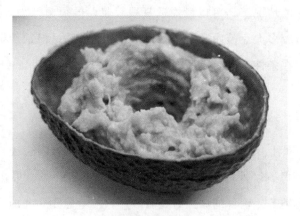

图4-2 牛油果泥辅食

（图片来源：https://www.58pic.com/newpic/34991760.html）

4. 蛋黄

蛋黄中有多种微量元素和维生素，家长可将其压成糊状混入米糊中。

5. 肉泥

鱼肉较为鲜嫩，家长可将鱼肉蒸熟后去掉鱼刺压成泥，与菜泥、米糊等混合做成辅食，为婴儿提供优质蛋白。等婴儿适应后，可尝试鸡肉泥（见图 4-3）、猪肉末等不同禽类和畜类的肉，丰富营养来源。

6. 动物内脏

动物内脏含有丰富的蛋白质、矿物质和维生素，是铁和锌的重要来源。婴儿 7 个月之后，家长可尝试在辅食中加入较嫩的动物肝脏，如少量鸡肝泥、鹅肝泥（见图 4-4）等。

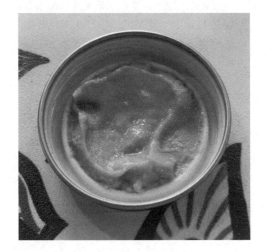

图 4-3 鸡肉泥辅食

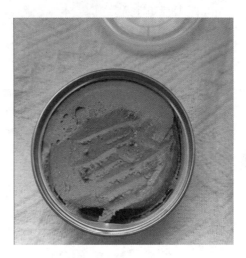

图 4-4 鹅肝泥辅食

7. 主食

家长可以适量给婴儿喂较松软的大米和面以补充碳水化合物、提供能量，如米粥、汤面。主食应和菜泥、果泥等食物混合食用以满足婴儿全面营养需要。

8. 豆类、豆制品

豆类产品可以为人体提供优质蛋白。婴幼儿可以从豆浆开始尝试，再尝试软嫩的豆腐，待长出乳牙后再尝试豆干等食物。

9. 植物油和糖

植物油可以为婴儿提供脂肪、维生素等营养元素，如黄油中富含维生素 A。在食物中适当添加油脂可以帮助婴儿润滑肠道，促进排便。婴儿 1 岁以后，辅食中可以添加少量的蜂蜜或糖，补充能量的同时使食物的味觉体验更好。需要注意的是，在喂给婴儿汤类食物前，要去掉表面厚重的油脂，并减少调味品的使用，避免增加婴儿消化负担。

10. 注意事项

给婴儿添加辅食时，应注意食物的细碎柔软，避免婴儿被噎住、呛咳或发生其他意外。需要注意的是，家长不能给刚尝试辅食的婴儿食用整粒花生等坚果类食物，以免发生危险。婴幼儿常见食物种类推荐量如表 4-2 所示。

表 4-2　婴幼儿常见食物种类推荐量

年龄	母乳喂养	米粉及米面类	蔬菜、水果类	畜禽类
6—8 月龄	坚持母乳喂养，随着固体食物添加，喂养频率逐步减少至每天 4—6 次	从满 6 月龄开始添加稠粥或面条，每餐 30—50 克	开始尝试菜泥和果泥，并逐步从泥状食物到碎末状的碎菜和水果	开始逐步添加蛋黄及猪肉、牛肉等动物性食物
9—12 月龄	坚持母乳喂养，喂养频率减少至每天 4 次	从稠粥过渡到软饭，每天约 100 克	每天碎菜 50—100 克，水果 50 克。水果可以是片块状，也可以是手指可以拿起的指状	蛋黄可逐渐增至每天 1 个，每天以红肉类为主的动物性食物 25—50 克
1—2 岁	喂养频率减少至每天 2—3 次	逐渐过渡到与成人食物质地相同的饭、面等主食，每天 100—150g	每天蔬菜 200—250 克，水果 100—150 克	每天动物性食物 50—80 克，鸡蛋 1 个

注：建议非母乳喂养儿摄入适量奶制品

来源：《婴幼儿辅食添加营养指南（2020 版）》。

婴幼儿科学喂养与合理膳食

（一）科学喂养的要点与原则

婴幼儿喂养主要包括从出生到 3 岁的婴幼儿母乳喂养、辅食添加、合理膳食和饮食行为培养。这个阶段，婴儿在身体和心理上的生长发育极为迅速，身高体重倍增，从懵懵懂懂到学会说话、走路、表现出不同的情感，都离不开父母和其他家长的细心照料。喂养不足与强制、过度喂养都是不合理的，科学喂养才能养育出健康、聪明的孩子。向父母、养育人和社会公众传播婴幼儿科学喂养的重要意义，普及喂养知识和技能，是改善儿童营养状况、减少和控制儿童营养不良和疾病发生的重要措施。[①]

1. 基本要点

（1）母乳是婴儿最好的食物，提倡对 0—6 月婴儿进行纯母乳喂养

母乳含有丰富的营养素、免疫活性物质和水分，能够满足 0—6 个月婴儿生长发育所需的全部营养，任何配方奶、牛羊奶等都无法替代母乳。6 个月内的健康婴儿应尽量纯母乳喂养，不需要添

---

① 国家卫生健康委办公厅关于印发婴幼儿喂养健康教育核心信息的通知［EB/OL］.（2020-08-01）［2023-01-16］. http：//www.nhc.gov.cn/fys/s3585/202007/45dd2db45061455b9c4e3c2496c5ffb7.shtml.

加水和其他食物。母乳喂养经济、方便、省时、卫生，有助于婴儿达到最佳的生长发育及健康状态。早产儿、低体重儿更加提倡母乳喂养。母乳喂养时注意选择回应式喂养方式。回应式喂养是符合婴儿进食特性的喂养方式，强调喂养的时长和频次由婴儿进食意愿和需求决定，包括早期新生儿的按需喂养方式以及日后逐渐形成的规律喂养方式。

（2）母乳喂养可以促进母婴健康，降低患病概率

母乳喂养可以降低婴儿感冒、腹泻等风险，减少成年后慢性病的发生，促进大脑发育，增进亲子关系。母乳喂养还可减少母亲产后出血、乳腺癌、卵巢癌的发生风险。绝大多数母亲都能成功进行母乳喂养。

（3）特殊情况下，母乳喂养须经过医生指导

母亲生病时，应当及时就医，了解生病和药物是否会影响母乳喂养，根据医生的专业意见决定是否继续母乳喂养。母亲患一般感冒或腹泻时，分泌的母乳中含有特异性抗体，能帮助幼儿避免感染，这时候母亲可坚持母乳喂养。

（4）6月龄婴儿应添加辅食，同时可继续母乳喂养至2岁以上

6个月之后，母乳难以满足婴儿日益丰富的营养需求，婴儿进食能力日渐提升，可以开始添加辅食。辅食能够帮助婴儿逐步适应不同的食物，促进婴儿的味觉发育，锻炼婴儿咀嚼、吞咽和消化能力，培养其良好的饮食习惯，避免挑食和偏食。添加辅食的同时，母乳喂养可持续至2岁及以上，以保证婴幼儿获取足够的营养素和能量。

（5）辅食的添加应由一种到多种、逐渐加量

在添加辅食的起始阶段，每日一次即可，一餐中以辅食替代部分母乳，逐步过渡到以单独一餐辅食替代一次母乳。每次只添加一种新食物，逐次引入，从糊状食物开始，每次喂食1小勺，逐渐加量。家长要耐心鼓励婴儿尝试新食物，留意婴儿反应。待婴儿习惯一种新食物后，再添加另外一种。如果婴儿尝试新食物后表现出不适症状则暂停添加该种食物，之后再尝试小量喂养，如婴儿依然不适，则停止喂食该食物并带婴儿及时就医检查。

（6）逐步增加辅食种类和频次，保证婴儿营养需要

婴幼儿辅食添加频次、种类不足，将明显影响其生长发育，导致贫血、低体重、生长迟缓、智力发育落后等健康问题。随着婴儿月龄的增加，家长要注意给婴儿提供蔬果、蛋类、肉类、动物内脏和油脂等食物。6—12个月的辅食添加对婴儿生长发育尤为重要，家长要特别注意辅食添加的频次和种类。

案例

　　9个多月的天天看起来比同龄的孩子瘦一些，喜欢喝奶但是不爱吃辅食，尤其不喜欢肉类辅食，偏爱水果和蔬菜类辅食。天天的妈妈因此感到焦虑，担心孩子不长肉。其实，天天的体重和身高都在正常范围之内，天天的一日食量并不少，只是辅食的摄入相

对奶类较少。天天偏爱果蔬辅食的原因可能在于，相较于肉类，他更早接触果蔬，果蔬味道更甜且不用过多咀嚼，而肉类需要多一些耐心和力气咀嚼，天天的牙齿和咀嚼能力较为有限，所以不太愿意吃肉。如果天天的妈妈把肉类辅食打得再碎一些，提供肉松、肉泥、肉丝等较软烂细碎的食物，天天可能更愿意接受肉类辅食，会吃得更多。天天的妈妈也不用过于担心，只要天天的食欲良好，生长发育情况正常，就是健康的状态。之后经过合理的引导，天天会慢慢增加肉类的食量。

（7）辅食的质地由稀到稠、由碎到块，满足婴幼儿能量需求

辅食的质地应与婴幼儿的咀嚼和吞咽能力相适应。婴儿在 6 个月时开始尝试泥糊状食物，9 个月左右逐渐过渡到带小颗粒的稠粥、烂面、肉末、碎菜等，10—12 个月时食物应当更稠，并可尝试添加块状食物，1—2 岁可以吃软烂饭，2 岁左右接近家庭日常饮食。贫困地区或食物供应不够丰富的地区，家长应在医生指导下给予婴幼儿营养补充剂。

（8）家长鼓励婴幼儿尝试不同食物，为良好的饮食习惯打下基础

从哺乳到喂食、自主进食、与家人同桌吃饭，婴幼儿的粗大动作和精细动作在这一过程中逐渐发育，情感、认知、语言和交流能力不断提升。家长应营造轻松愉快的进食环境，鼓励但不强迫婴幼儿进食，关注婴幼儿发出的饥饿和饱足信号。婴幼儿进餐时不观看电子产品，每次进餐时间控制在 20 分钟左右，最长不超过 30 分钟。

（9）优先自制食物，控制糖和盐分摄入

家长应尽量选择新鲜、营养丰富的食材，亲手制作健康美食（见图 4-5）。清淡口味有利于婴幼儿感觉、接受不同食物的天然味道，降低偏食、挑食风险，也有利于控制糖、盐的摄入。1 岁以内婴儿辅食应当保持原味，1 岁以后的辅食要少盐少糖。2 岁后幼儿的家庭日常饮食，仍要少盐少糖，避免食用腌制品、熏肉等高盐高糖和辛辣刺激性食物。2 岁以内婴幼儿辅食宜单独制作，保持食物清洁卫生。婴幼儿进食要有成人看护，防止发生进食意外，尤其注意不能给婴幼儿食用整粒花生、坚果、果冻等食物，以免吸入气管引起窒息。

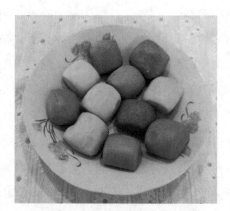

图 4-5　家庭自制婴儿果蔬小馒头

（10）定期评价婴幼儿生长发育情况，及时调整喂养行为

家长应定期带婴幼儿到医疗机构做健康状况、生长发育情况的科学评估。1 岁以内婴儿应当在 1、3、6、8 和 12 个月时，1—3 岁幼儿应当在 18、24、30 和 36 个月时，到医院或妇幼保健院接受健康检查，评价生长发育和营养状况。家长在医生指导下及时调整喂养行为。

2. 四大原则

（1）及时原则

及时原则要求找准添加辅食的时机。当纯母乳或配方奶粉所提供的能量和营养素不能满足婴儿需要时，家长应该意识到，这是给孩子添加辅食的良好时机。一般来说，纯母乳喂养的婴儿在 6 个月时添加辅食，人工喂养的婴儿则在 4 个月时开始添加辅食。辅食的添加是一个循序渐进的过程，家长应该把握时机，根据婴儿的需要慢慢调整辅食的数量和种类。

（2）充足原则

充足原则即保证营养充足。辅食必须能够为婴儿提供充足的能量、蛋白质、维生素、矿物质等营养元素，以支持婴幼儿的基本生理活动，促进婴幼儿生长发育。

（3）恰当原则

恰当原则要求家长注意喂养方法。家长应选择灵活的、人性化的方法喂养婴幼儿，根据婴幼儿的食欲给予其恰当且适量的食物。喂养的次数和方法也应依据婴幼儿的月龄和需求而定。家长还应注意食物的卫生和安全，做好餐具的消毒工作。此外，家长要鼓励婴幼儿自己进食，并及时给予肯定的回应，营造愉快的进食氛围。

（4）个性化原则

个性化原则要求家长考虑到婴幼儿的个体差异性。每个婴幼儿都是独一无二的，其成长的快慢、饮食的习惯和偏好有自身的特点。家长应根据婴幼儿的出生情况、个人体质和当前状况适度喂养，参考婴幼儿健康结果调整喂养方法，同时注意避开导致婴幼儿过敏的食物。

（二）合理膳食

婴幼儿成长所需营养丰富，但因其消化和吸收系统较为稚嫩，如果不注意饮食方法和烹调方法或未能为其提供充足营养，则容易发育缓慢或患营养缺乏类疾病。因此，合理安排膳食、保证婴幼儿营养，是儿童保健工作中极为重要的一项。[①]

1. 膳食特点

（1）食物品种丰富多样

婴幼儿一开始最主要的食物是奶类，后逐步过渡到辅食，之后覆盖包括主食、蛋白质辅食、补充矿物质和维生素的辅食、补充脂肪酸的油脂等在内的膳食。随着婴儿月龄的增长，其可食用的食物越来越丰富，摄入的营养越来越全面。

（2）食物偏软、从稀到稠

婴幼儿的食物应单独制作、烹煮，食物质地应偏软、碎、细、烂，便于婴儿吞咽、消化和吸收，随着婴儿月龄增长，食物可从稀到稠。

---

① 郑元英. 婴幼儿营养与膳食［M］. 成都：四川人民出版社，1982：69-70.

（3）时间从随意到规律

喂养从不定时的按需进行到尽量规律的定时定量，从婴儿期到幼儿期逐渐向一日三餐靠拢，慢慢形成合理的膳食规律。

2. 膳食平衡的原则

（1）热能和各种营养素平衡

蛋白质、脂肪、碳水化合物之间应该平衡、恰当摄入。婴幼儿对优质蛋白需求大，膳食中动物蛋白的比例应占总蛋白摄入的 30%以上，动物蛋白、谷类、豆类应合理搭配。其他各种营养素也应保持平衡摄入。

（2）酸碱平衡

人体体液的 pH 值在 7.35—7.45 之间波动，适量地食用酸性和碱性食品能维持体液的酸碱平衡，如两种性质的食物摄入不均衡、搭配不当，可能造成酸碱失衡，影响健康。

（3）烹调方法尽量简单

婴幼儿消化和吸收功能尚未发育完全，为了保证其摄入充足的优质营养，烹调时应保留食物的原味，不破坏其均衡的营养，多用蒸、煮的简单方式，少放油和盐等调味料。婴幼儿不宜食用油腻的、有刺激性味道的食物。

（4）食品应新鲜卫生

婴幼儿的食材、食品质量应是优质的、新鲜的、卫生的，不可用变质或受到污染的食物，以免引起婴幼儿食物中毒或生病。食物最好当餐食用，避免给婴幼儿食用剩饭剩菜。

3. 婴幼儿膳食平衡宝塔

（1）7—24 月龄婴幼儿喂养

对于 7—24 月龄婴幼儿，可以继续母乳喂养，逐步过渡到以谷类为主食。满 6 个月后开始添加辅食，让婴儿接触多种食物，辅食中不放或少放盐、糖和调味品，保持低糖、低盐、低油，注意饮食的卫生与安全，适当让婴幼儿通过抓握等方式初步尝试自主进食，提倡回应式喂养，定期监测生长发育情况。中国 7—24 月龄婴幼儿平衡膳食宝塔如图 4-6 所示。

（2）学龄前幼儿喂养

1—2 岁时，幼儿从母乳过渡到配方奶粉、其他乳制品，尝试更多样的富含营养的、易消化的食物。家长应选择适宜的方式单独烹调幼儿的食物，注意消毒餐具，确保饮食卫生安全；为幼儿提供有规律的良好的饮食环境，逐步培养幼儿的饮食习惯；每天让幼儿喝足量白开水，少喝含糖高的饮料；引导幼儿多进行户外运动，并控制零食的食用量。家长还应定期为幼儿测量身高、体重。中国学龄前儿童平衡膳食宝塔如图 4-7 所示。

拓展阅读

婴幼儿膳食还有哪些需要注意的事项？中国营养学会发布的指南为婴幼儿科学喂养与合理膳食提供了专业指导。扫一扫，阅读《中国居民膳食指南（2022）图解》。

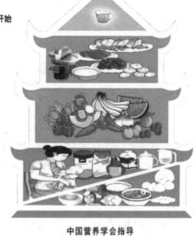

中国7~24月龄婴幼儿平衡膳食宝塔

依据《中国居民膳食指南（2022）》绘制

- 继续母乳喂养
- 满6月龄开始添加辅食
- 从肉/肝泥、铁强化谷粉等糊状食物开始
- 母乳或奶类充足时不需补钙
- 仍需要补充维生素D，400IU/d
- 回应式喂养，鼓励逐步自主进食
- 逐步过渡到多样化膳食
- 辅食不加或少加盐、糖和调味品
- 定期测量体重和身长
- 饮食卫生、进食安全

	7~12月龄	13~24月龄
盐	不建议额外添加	0-1.5克
油	0-10克	5-15克
蛋类	15-50克（至少1个鸡蛋黄）	25-50克
畜禽肉鱼类	25-75克	50-75克
蔬菜类	25-100克	50-150克
水果类	25-100克	50-150克

继续母乳喂养，逐步过渡到谷类为主食
母乳700-500毫升 母乳600-400毫升

| 谷类 | 20-75克 | 50-100克 |

不满6月龄添加辅食，须咨询专业人员做出决定

中国营养学会指导
中国营养学会妇幼营养分会编制

图 4-6 中国 7—24 月龄婴幼儿平衡膳食宝塔

（图片来源：http：//www.mcnutri.cn/download/page2.html）

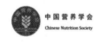

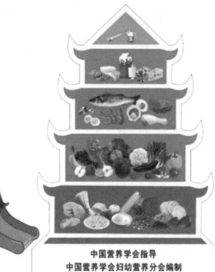

中国学龄前儿童平衡膳食宝塔

依据《中国居民膳食指南（2022）》绘制

- 认识食物，爱惜食物
- 合理烹调
- 培养良好饮食习惯
- 每日饮奶
- 奶类、水果做加餐
- 足量饮水，少喝含糖饮料
- 经常户外运动
- 定期测量体重和身高

	2-3岁	4-5岁
盐	<2克	<3克
油	10-20克	20-25克
奶类	350-500克	350-500克
大豆 适当加工	5-15克	15-20克
坚果 适当加工	—	适量
蛋类	50克	50克
畜禽肉鱼类	50-75克	50-75克
蔬菜类	100-200克	150-300克
水果类	100-200克	150-250克
谷类	75-125克	100-150克
薯类	适量	适量
水	600-700毫升	700-800毫升

中国营养学会指导
中国营养学会妇幼营养分会编制

图 4-7 中国学龄前儿童平衡膳食宝塔

（图片来源：http：//www.mcnutri.cn/download/page2.html）

四　婴幼儿良好饮食习惯的培养

（一）良好饮食习惯培养的意义

婴幼儿成长初期良好饮食习惯的培养，不仅可以保证其营养均衡，还有助于其免疫力、智力和心理发育水平的提升，同时能培养其良好的行为素养和修养，对婴幼儿的长期发展有积极的影响。

1. 营养均衡

如果婴儿不挑食、能够接受日常膳食中的大部分食物、对不健康的食品没有特别的偏好，就能摄入均衡的营养、身强体壮，通常也不容易生病、抵抗力强。

2. 预防疾病

全面均衡的营养能够帮助婴幼儿获得良好的抵抗力，有规律的饮食时间和食物数量能使婴幼儿的胃肠道更通畅、消化吸收能力更强，减少腹胀、腹痛等情况。安静的进餐方式能防止食物呛噎，避免意外的发生。

3. 良好食欲

有规律的定时定量的饮食，能让婴幼儿形成对进餐的期待、提高食欲。新鲜丰富、多样化、可口的食物能让婴幼儿进餐时更加愉悦、更加配合。

4. 长期健康

良好的饮食习惯不仅能让婴幼儿拥有健壮的体格，还能帮助其产生愉悦的情绪、良好的行为，提升自理的能力。这些对孩子的终身健康和长期的良好生活习惯的形成有深远的意义。

（二）良好饮食习惯的内容

无论是在家庭还是在托幼机构中，照料者都应注重婴幼儿良好饮食习惯的培养。

1. 按时就餐

让婴幼儿每天定时定点进餐，形成进餐时间的规律性，把握好正餐和水果、点心的时间间隔，避免餐前吃零食。

2. 细嚼慢咽

细嚼慢咽有助于食物的消化和吸收，吃得太快可能使肠胃负担加重，造成消化不良。

3. 注意力集中

吃饭时不宜让婴幼儿玩玩具、看电视，不能边玩边吃，否则可能发生危险，也不利于婴幼儿专注力的培养。

4. 自主进食

尽早让婴幼儿尝试自己用手或勺子吃饭，发展其粗大动作和精细动作，培养其自主性和自信心。

5. 饮食均衡

饮食均衡即不挑食、不偏食，基本能接受日常的食物，遇到喜欢的食物不暴饮暴食。

6. 讲究卫生

在幼儿学会洗手之后，教会幼儿饭前洗手、饭后擦嘴和漱口。

7. 礼貌进食

吃饭时不说话，咀嚼食物时闭上嘴巴、不发出声音，和他人一起吃饭时不用勺子等餐具在菜盘中挑拣。

（三）良好饮食习惯的培养方法

满 6 个月的婴儿已经开始添加辅食，这是培养饮食习惯的初期阶段。对于不同月龄段的婴幼儿，饮食习惯的培养要求不同，月龄越大，饮食习惯的培养要求越高。

1. 6—8 月龄婴儿

（1）选择适宜的餐桌和餐椅，提供适宜的饮食环境

照料者应给婴儿选择专门的小餐桌和小餐椅，尽可能选择高度可调节的婴儿专用餐桌椅，便于婴儿进餐时使用。婴儿专用餐桌椅能让婴儿进餐时保持在固定位置，同时留有双手活动的空间。

（2）注意互动交流

照料者在给婴儿喂食时应适当地与其进行语言、眼神和动作交流，积极回应婴儿的饥饿或饱腹信号，鼓励婴儿尝试食物，为婴儿演示咀嚼等动作。

（3）注意饭前饭后的卫生

进餐前应使用婴儿手口湿巾给婴儿清洁手和口，饭后再清洁一次，初步培养婴儿的饮食卫生意识。成人唾液接触过的食物不应喂给婴儿，避免传播疾病。

2. 9—12 月龄婴儿

（1）尝试自主进食

照料者给婴儿喂辅食时，应为婴儿提供用手抓取或用勺子盛食物的机会，初步形成婴儿进食的自主感和自信心。刚开始由于动作发展水平低，婴儿会把饭菜掉到身上、桌上、地上，照料者应给婴儿穿上围兜，并做好饭后统一清洁的准备。

（2）学会咀嚼

婴儿已经长出了部分乳牙，初步具备咀嚼能力。照料者应给婴儿提供多种类型、不同质地的食物，帮助婴儿锻炼咀嚼功能。

（3）用吸管杯喝水

婴儿吸吮能力较强，可以给婴儿使用专门喝水的吸管杯，让其养成喝水习惯。

3.13—24 月龄幼儿

（1）学会用勺子独立进餐

随着精细动作的发展，1 岁以上的幼儿能够慢慢学会握住勺子来吃饭（见图 4-8）。照料者应耐心地教孩子正确使用勺子，鼓励幼儿自己吃饭，不能因怕麻烦而选择喂饭，减少幼儿自己进餐的机会。

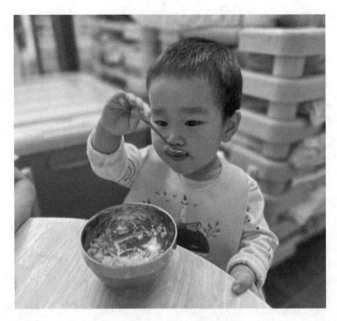

图 4-8　幼儿用勺子自主进餐

（2）树立进餐意识

坚持到点按时吃饭、不拖延，主动吃饭、喝水。在婴幼儿有进餐想法、自主进餐时，照料者应及时给予鼓励。

4.25—36 月龄幼儿

（1）学习良好的进餐姿势

有了前期的基础，幼儿已经可以学习一只手扶碗、另一只手用勺的进餐姿势，并能自己在椅子上安静坐好。照料者应耐心指导幼儿用正确的姿势进餐，并及时表扬、强化其良好行为习惯。

视频资源
3 岁左右的幼儿已经可以在成人的看护下独立自主地使用勺子等简单的餐具进食。扫一扫，观看托育园幼儿集体自主进食的视频。

（2）做好餐前心理与卫生准备

在吃饭前，照料者应营造轻松的氛围，保持幼儿愉快、稳定的情绪，提醒其在饭前洗手、洗完手后不摸其他地方、坐在餐椅上准备吃饭。当幼儿情绪愉悦时，照料者可引导其自己拿勺子或其他餐具，培养其就餐意识和自主性。

（3）做到专心吃饭、爱惜粮食

吃饭时，餐桌上不应有与就餐无关的物品，照料者应撤销干扰幼儿吃饭的物品；照料者应注意耐心地教幼儿细嚼慢咽，尽量把碗里的食物吃完，但不能催促或强迫幼儿进食，如幼儿实在吃不完，则让其少量多次进食。

（4）做到爱吃饭、不挑食、不偏食

照料者应根据当地特色和季节选择多种适宜的食物。当幼儿吃完食物时，给予语言和动作上的肯定，若幼儿吃饭慢或不愿尝试某种食物时，给予鼓励；平时吃饭给幼儿做榜样，专心就餐、细嚼慢咽、不挑食、不偏食，用行动来潜移默化地帮助幼儿形成良好的饮食习惯。

案例

　　2岁半的淘淘在托班里吃饭时总需要老师"单独关照"，常常是班里最后一个吃完饭的孩子。淘淘吃饭时注意力不够集中，吃着吃着就开始玩手或者被别的事情吸引了注意力，掉在桌上的食物较多，进餐时间偏长；淘淘偏食也比较明显，对于喜欢的食物如西红柿，会很快地大口大口吃完，但对于煮鸡蛋、木耳等不爱吃的食物总会挑到一边或者干脆不吃。老师发现淘淘的这些行为后，通过和淘淘聊天、询问淘淘的家长等方式得知，淘淘是家里的独生子，在家一直是父母或者爷爷奶奶喂饭，全家人都非常在意淘淘吃饭的情况，总是做淘淘爱吃的菜，不要求淘淘接受他不喜欢的食物。知道原因后，老师通过讲绘本故事的方式告诉淘淘要专心吃饭、吃多种多样的菜才能像故事中的小老虎一样长得强壮有力量、成为厉害的小朋友，并在淘淘减少挑食、尝试不爱吃的食物、安静吃饭时给淘淘小红花贴纸表示奖励。几个月后，淘淘的进餐习惯越来越好，不再是班上最后一个吃完饭的孩子，还会主动告诉其他小朋友要珍惜食物、把碗里的菜吃完。

拓展阅读
国家卫健委对科学养育婴幼儿、促进下一代健康成长高度重视，编写了健康养育照护的指南。扫一扫，阅读《3岁以下婴幼儿健康养育照护指南（试行）》的文件内容。

第二课　婴幼儿睡眠

 一 婴幼儿睡眠照护

（一）婴幼儿睡眠常识

睡眠是人类一种易于和觉醒状态折转的、对环境的反应和相互作用降低的生理状态。[①] 人的一生中，睡眠时间约占 1/3，睡眠质量的好坏与人体的健康密切相关。人进入睡眠状态后，身体处于低代谢和低耗氧状态，对外界反应减少。睡眠对婴幼儿的生长发育起着非常重要的作用。睡眠是使婴幼儿身体组织和器官得到休息、消除疲劳、积蓄能量的最有效方法。很多与婴幼儿生长发育有关的激素都是在睡眠过程中分泌的，如生长激素是在睡眠周期里以脉冲形式分泌的。在睡眠过程中，婴幼儿生长激素分泌较多，能够促进生长发育。照料者应了解婴幼儿睡眠常识，科学地照护婴幼儿，以使其获得高质量睡眠。

> **案例**
>
> 　　冰冰的睡眠质量从出生到 2 岁一直都是不错的，但是据妈妈反映，最近一段时间由于家里经常有爸爸的朋友聚会，冰冰感到很兴奋，到了睡觉的时候，硬是坚持不睡，最终困得厉害了，就开始发脾气、哭闹，但依然不肯上床睡觉。作为照护人员，你会给冰冰妈妈怎样的指导建议呢？

1. 婴幼儿睡眠的意义

（1）促进生长发育

婴幼儿身体的生长发育除了与营养、遗传、运动相关外，还受到睡眠的影响。生长激素在深睡时分泌最多，70％的生长激素都是在深睡阶段分泌的，因此睡眠质量对婴幼儿生长发育至关重要。[②]

（2）促进大脑的发育

睡眠能够促进脑能量的储存、增强神经细胞的功能，有利于神经系统成熟、脑功能的完善。睡眠还能巩固记忆，在睡眠中，脑部可将记忆信息重新加工处理。

---

① 刘玺诚，王惠珊．婴幼儿睡眠与成长［M］．北京：中国中医药出版社，2011：1.
② 刘玺诚，王惠珊．婴幼儿睡眠与成长［M］．北京：中国中医药出版社，2011：7.

（3）增强免疫力

睡眠期间婴幼儿体内可以产生和释放更多免疫活性物质，增强机体免疫功能。

（4）减轻疲劳

婴幼儿清醒时精力旺盛、运动量大，睡眠可让其神经系统得到休息和调节，肌肉得到放松，减轻疲劳、恢复体力。

2. 不同月龄婴幼儿的睡眠特点

（1）0—6 月婴儿睡眠特点

新生儿睡眠时间最长、不分昼夜，大多数时间都在睡眠中度过，一天需要 18—20 小时的睡眠。1—3 个月的婴儿每天约睡 16 小时。4—6 个月的婴儿白天活动量增加，每日睡眠时间为 14 小时左右。

（2）7—12 月婴儿睡眠特点

该阶段婴儿逐渐表现出明显的昼夜节律，白天一般上午、下午各睡一次，每次睡一小时左右；夜间常因生理需要而中途醒来，较少能一觉到天亮，照料者应注意婴儿的夜醒情况。

（3）13—36 月幼儿睡眠特点

1 岁以后的幼儿睡眠时长相较之前有所减少，白天的睡眠次数减少，夜晚的睡眠时长稳定且逐渐可以睡整觉，夜晚睡眠时长至少应保证 10 小时。随着月龄增长，婴幼儿的好奇心增强，精力更加旺盛，常常出现不愿睡觉、更愿意玩耍的情况，常常晚睡早起，需要照料者耐心哄睡或引导。

0—5 岁儿童推荐睡眠时间如表 4-3 所示。

表 4-3　0—5 岁儿童推荐睡眠时间

年（月）龄	推荐睡眠时间（小时）
0—3 个月	13—18
4—11 个月	12—16
1—2 岁	11—14
3—5 岁	10—13

注：此表数据来源于《0 岁—5 岁儿童睡眠卫生指南》。

3. 婴幼儿睡眠充足的标准

（1）早晨时愉悦地自然醒，精神状态积极。

（2）活力十足、精力充沛、乐于玩耍，愿意与外界交流，食欲正常。

（3）身心生长发育情况正常，身高、体重的增长速度在标准范围内。

（二）睡眠环境的营造

1. 床及床上用品的选择

（1）床的选择

为了让婴幼儿有更好的睡眠质量，照料者要为其营造一个舒适的睡眠环境，选择合适的婴儿床是十分必要的（见图 4-9）。

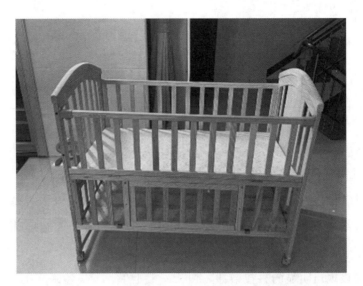

图 4-9　婴儿床

① 看框架。

框架要圆滑，不能将链状装饰物悬挂在床头顶部外角，以防发生意外。

② 看孔洞。

婴儿床的孔洞（如安装孔等）要小于 7 毫米，家长们可以用铅笔进行测试，看铅笔能否插入这些孔洞，且插入的深度尽量不超过 1 厘米。如果这些孔洞过大过深，且没有堵孔螺丝等堵孔配件，那么婴幼儿手指很可能伸入这些可接触的孔洞并被卡住。

③ 看间距。

婴儿床护栏间距应为 45—65 毫米，这样可以防止婴儿的头部或躯干卡在栏杆中间，造成危险。

④ 看床铺面。

床铺面与旁板之间、床铺面与床头之间的间隙不能超过 25 毫米。若这里间隙过大，婴幼儿的手、足等可能被卡，造成安全隐患。

⑤ 看高度。

婴儿床的护栏要有一定的高度，不能太低，床板和床头内高至少为 60 厘米，当床铺面处于最高位置状态时，床铺面的上侧面与旁板或床头上侧边的距离应至少为 30 厘米，避免婴幼儿坐起时翻出床外，发生意外事故。

⑥ 看啮合装置。

控制任何侧翻旁板的机械装置，当侧翻旁板被提起时应能自动啮合。在非自动啮合装置下，如果照料者忘记将婴儿床侧翻旁板"上锁"扣住，侧翻旁板可能会再次翻开，造成婴幼儿意外翻落的事故。

⑦ 看有害物质限量。

有害物质是儿童家具产品中一个极重要的质量指标。照料者在选购婴儿床时，要注意产品检测报告的有害物质限量指标不能超标，可以要求供应商提供甲醛等物质的检测报告。

⑧ 看使用说明和标志。

使用说明是消费者正确安装和合理使用婴儿床的重要指示和参考，若使用说明信息不全，很有可能因错用、误用或者疏忽引起安全事故。此外婴儿床还需要设有床垫所允许的最大高度或厚度标识，警示消费者合理使用产品。

（2）床上用品的选择

国家标准委第 11 号公告发布了首个婴幼儿床上用品标准 GB/T 33734—2017《机织婴幼儿床上用品》，并于 2017 年 12 月 1 日起实施。该标准针对 36 个月及以下婴幼儿使用的机织类床上用品（包括床单、被套、被、枕、枕套、垫、垫套、床围、床垫套、包巾等），涵盖安全性、理化性能、外观质量和工艺质量等四个方面的要求。因婴幼儿年龄小、抵抗力差、皮肤娇嫩，床上用品要考虑环保、透气、透湿、亲肤等要求，建议选用柔软纯棉材质的产品。

婴儿 3—5 个月时，颈椎出现向前的生理弯曲，这时可以将毛巾对折一下给婴儿当枕头；婴儿 7—8 个月开始学爬、学坐，胸椎开始出现向后的生理弯曲，肩部也逐渐增宽，可以给婴儿选用与肩同宽，枕芯高度为 3—4 厘米，材质柔软、轻便、透气、吸湿性强的枕头。因为婴幼儿新陈代谢旺盛，出汗较多，床上用品容易出现微生物、螨虫等，容易引发一些感染性疾病，所以婴幼儿的床上用品要及时清洗，并在阳光下晾晒。

2. 室内睡眠环境的营造

（1）室内光线

过强的光线会给人兴奋感，使人难以产生睡意。婴幼儿睡觉时，照料者应把室内灯光关闭或仅留小夜灯，使光线达到最低状态，避免光线干扰婴幼儿睡眠。房间内应有窗帘，避免白天睡觉时阳光直射、夜晚睡觉时外界灯光照射，为婴幼儿营造安全感。

（2）室内温度

温度过高会使婴幼儿睡眠偏浅易醒，温度过低则使其不易入睡。新生儿期，室内温度控制在 24℃ 及以上，之后控制在 18—24℃ 为宜

（3）室内声音

人健康睡眠所需要的环境声音一般低于 30 分贝。婴幼儿睡眠时，成人应减少其周围的噪声，避免噪声影响婴幼儿入眠及其睡眠质量。

（4）室内湿度

冬季过于干燥的空气不利于婴幼儿呼吸，易使婴幼儿鼻腔多鼻涕或出血，室内湿度保持在 50%—60% 为宜。照料者可借助加湿器提高空气湿度，并注意加湿器的摆放位置，避免婴幼儿直接接触加湿器。

（5）室内清洁卫生

室内应每天开窗通风、打扫清理。早晚各通风一次，每次 10—15 分钟，保持室内空气清新。打扫房间时，照料者应使用湿布或湿巾清洁地面和家具，减少室内产生的灰尘。此外，房间应定期消毒，尤其是在春季、秋季等流行病多发季节，避免婴幼儿感染细菌和病毒。

3. 营造良好的睡眠心理氛围

（1）做好生理状态准备

照料者在婴幼儿睡前要引导其进行大小便，同时保证饮食等生理需要得到满足，使其做好睡前的生理状态准备。

（2）形成放松稳定的情绪

睡前引导婴幼儿进行一些安静、放松的活动，如讲故事、唱安眠曲等，避免让其做剧烈运动或进行带来兴奋感的游戏。

（3）注意语言与动作的安抚

照料者可以用温柔的语言引导婴幼儿入睡。对于入睡困难、爱哭闹的婴幼儿，照料者应耐心陪伴、温柔安抚，用抚摸或拥抱等方式使其安静入睡（见图4-10）。

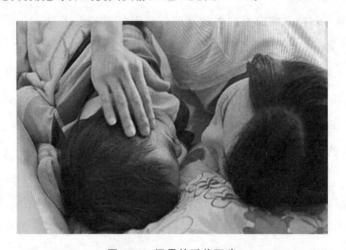

图4-10 温柔的睡前互动

（图片来源：https://www.sohu.com/a/545141126_120157629）

（三）婴幼儿正确睡姿指导

睡姿影响婴幼儿的生长发育和身体健康。正确的睡姿不仅能够促进婴幼儿身体健康成长，对婴幼儿的头型也会产生一定的影响。

1. 婴幼儿正确睡姿

（1）侧卧

婴幼儿侧卧最好采用右侧位，这样既能避免心脏受压，又能预防吐奶，刚吃完奶后婴幼儿更应采用右侧卧，有利于胃内食物顺利进入肠道（见图4-11）。但是如果婴幼儿始终朝一侧睡，易使得脸部两侧发育不对称或歪扁头，也有可能造成斜视；同时婴幼儿也不容易维持侧卧姿态。

（2）仰卧

婴幼儿仰卧时，照料者可以直接观察婴幼儿脸部的表情变化、口鼻中是否有异物、是否出现呕吐等情况，能够根据婴幼儿的表现及时了解他们的需求，并做出相应的反应，同时，仰卧式的睡姿能够让婴幼儿的四肢自由活动（见图4-12）。

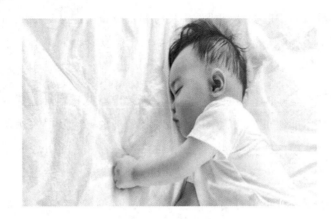

图 4-11　侧卧睡姿

（图片来源：https://baijiahao.baidu.com/s? id=1661051180058369358&wfr=spider&for=pc）

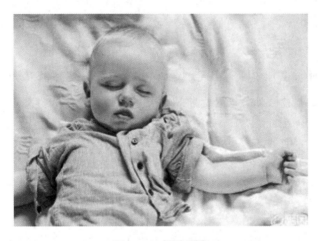

图 4-12　仰卧睡姿

（图片来源：https://www.sohu.com/a/645503881_120603713）

（3）变换睡姿

婴幼儿的睡姿不是一成不变的，照料者应时常帮助婴幼儿变换睡姿，防止长时间保持一个动作把头睡偏。及时调整婴幼儿日常睡姿，可以让婴幼儿把头睡得比较圆。

2. 婴幼儿不良睡姿及其纠正

（1）趴着睡

6个月前的婴儿对身体的控制能力还很弱，婴儿趴着睡时不能轻松自主地转动头部，容易出现因口鼻被遮挡而窒息的情况。《0岁—5岁儿童睡眠卫生指南》指出，1岁之前宜采取仰卧位睡眠，不宜采取俯卧位睡眠，直至婴儿可以自行变换睡姿。

如果较小的婴儿有时趴着睡，照料者可以在其盆骨下垫一个小布团；如果长时间趴着睡，照料者需要及时调整其睡姿。

（2）张嘴睡

婴幼儿张嘴睡，可能会导致口腔干燥以及呼吸道感染。正常呼吸的模式是用鼻子呼吸，鼻腔有过滤、加温作用，干燥的空气通过鼻腔进入气管、支气管、肺，具有过滤和加温作用，吸入的气体比较干净、湿润，并且具有一定的温度。此外，长时间张嘴睡会导致婴幼儿面部发生变化，可能会出现腺样体面容，表现为上颌骨拉长，张嘴以后下颌后缩，造成嘴唇上翻、上颌骨前凸，部分婴幼儿可能出现反咬表现。

婴幼儿出现张嘴睡现象时，照料者首先要检查枕头是否过低，如果是枕头过低的原因，可以适当给婴幼儿垫高枕头，如不能纠正，依然出现张嘴呼吸的现象，应及时去医院就诊，检查婴幼儿是否鼻腔堵塞、扁桃体发炎、腺体肥大等。

（3）蒙头睡

蒙头睡时，因为呼吸都在被子里进行，减少了空气的流通，二氧化碳排不出，难以呼吸到氧气，所以容易缺氧。当婴幼儿氧气不足时，很容易窒息。蒙头睡可能会导致婴幼儿免疫力下降，容易反复发生上呼吸道和下呼吸道感染，久而久之会影响身体健康。

照料者如果发现婴幼儿出现蒙头睡的现象，应及时帮助婴幼儿露出头部，让其呼吸到新鲜空气。

（4）枕臂睡

婴幼儿枕臂睡时间过长会压迫手臂神经，影响血液循环，使神经麻痹，影响婴幼儿的身体健康。照料者如果发现婴幼儿枕臂睡，应及时将婴幼儿的手臂拉出，为其垫上小枕头。

（四）入睡及醒后照顾

1. 入睡照顾

（1）0—1岁婴儿的入睡照顾

① 及时识别睡意。当婴儿出现眼神疲倦、眼皮无力、打哈欠、哭闹等表现时，可能是婴儿睡意的信号，照料者应注意观察并引导婴儿入睡。

② 做好睡前准备。给婴儿洗澡或擦干净身体，帮婴儿放松身心。睡前处理好婴儿的大小便、喝奶等生理需求，把婴儿放在婴儿床上，将灯光调暗，降低周围噪声。

③ 引导入睡。保持安静、不逗弄婴儿，可以放舒缓的安眠曲，或者轻声讲故事，引导婴儿慢慢入睡。

④ 调整睡姿。及时察看婴儿的睡姿，尽量让婴儿仰卧入睡，并帮其盖好被子。

⑤ 观察睡眠状态。观察婴儿的脸色、呼吸情况，若婴儿因做梦哭喊，迅速用语言或动作安抚，帮助其再次入睡；如婴儿出现发烧等情况，及时用药或就医。

（2）1—2岁幼儿的入睡照顾

① 建立睡眠节律，规律作息。逐渐引导幼儿白天活动，慢慢减少白天的睡觉时间，帮助幼儿晚上睡整觉。

② 进行常规的睡前放松活动。照料者可以和幼儿一起看书、读故事，进行轻松的故事扮演游戏，或者播放安眠曲等轻柔的音乐、聊聊一天的经历，给幼儿一种放松的感觉。形成习惯后，幼儿就知道进行这些活动后就是睡眠时间。

③ 引导洗漱、排便。在洗漱、换睡衣、刷牙的过程中营造睡意，并提醒孩子及时排便。午睡前应先散步消食，晚上睡觉前不宜让幼儿过度饮水或吃得太饱。

④ 培养自主入睡习惯。与0—1岁时做法一样，将幼儿放在自己的小床上，让其安静一段时间后自主入睡。

（3）2—3岁幼儿的入睡照顾

这一阶段幼儿的睡眠趋于稳定，照料者在先前做法的基础上引导幼儿养成规律作息，培养午睡习惯，鼓励幼儿自主入睡。

2. 醒后照顾

（1）温柔唤醒

到起床时间时，照料者应用温柔的语言和动作轻轻唤醒婴幼儿，可以配合一些轻音乐。切忌用力或大声地将婴幼儿拍醒或者喊醒，这可能会使其受到惊吓。

（2）安抚情绪

一些婴幼儿在醒来时会有"起床气"，表现为精神不振、闹脾气等，照料者应耐心地和其对话，进行轻抚或拥抱，使其情绪平静下来。

（3）过渡活动

婴幼儿醒后不宜马上进行其他活动，要给其一定的恢复精神状态的时间，可以通过穿衣服、喝水等日常动作帮助其清醒。醒后如果要外出，应提前预留让婴幼儿适应的时间。

（五）婴幼儿常见睡眠问题与处理方式

1. 入睡困难

入睡困难是婴幼儿常见的睡眠问题，原因可能在于缺乏安静舒适的环境、精力过于旺盛、没有养成良好的睡眠习惯、对一些事情感到恐惧、睡前看电视或玩游戏后过于兴奋等。照料者应寻找婴幼儿入睡困难的原因，帮助其形成固定的睡眠生物规律，为其营造良好的睡眠环境，合理安排睡前活动，通过抚摸等方式引导婴幼儿入睡。

2. 夜醒

夜醒是指婴幼儿睡眠难以持续、晚上睡觉中途常醒来。不适宜的环境和不良的睡眠习惯、疾病、饮食等因素都会导致夜醒。该现象一般会随婴幼儿年龄增长和睡眠节律的建立而减少。照料者应尽量营造良好的睡眠环境，科学喂养婴幼儿，帮助其建立良好的睡眠习惯，耐心地安抚幼儿入睡。如果在多次尝试上述方法后夜醒情况仍未改善，则可考虑就医检查，确认是否为生理疾病因素导致夜醒。

3. 夜哭

夜哭是婴幼儿夜间睡眠不安的表现，既有生理因素又有心理因素。生理因素包括过饱或过饥、疾病、作息不规律等，心理因素包括害怕、受惊吓或刺激等，同时还有环境因素如气温不适等。能够完全解决夜哭问题的方法较少，照料者可以温柔地安抚婴幼儿或为其提供更舒适的环境，切忌过度摇晃、刺激婴幼儿。如确认婴幼儿不是因生理因素或受惊而夜哭，安抚许久仍无效，照料者可以适当选择在远处旁观的"无视"方式，看婴幼儿是否会慢慢停止哭泣而睡着，注意务必在保证婴幼儿安全的条件下使用此种方法。

 良好睡眠习惯的培养

规律良好的睡眠习惯和高质量睡眠，是婴幼儿茁壮成长的重要基础。如何帮助婴幼儿养成良好的睡眠习惯、提高其睡眠质量？这需要照料者根据婴幼儿的睡眠个性与特点、用科学的方法进行引导。

（一）良好睡眠习惯的重要性

睡眠是婴幼儿早期发育中大脑的基本活动，也是反映神经系统功能从不成熟到成熟具体演变的敏感指标。越小的婴儿需要的睡眠时间越长。良好的睡眠对婴幼儿的大脑、身体和智能发育都有重要的影响。充足的睡眠能促进大脑发育，增强神经细胞的功能，使婴幼儿的注意力、思维、语言、行为、应变和反应能力不断提高。婴幼儿正处于神经、心理、体格快速发育的阶段，良好的睡眠是保证这一切生理过程的基础。只有形成良好的睡眠习惯，婴幼儿才能拥有理想的睡眠质量。低质量睡眠直接影响婴幼儿体格和智力的发育，使婴幼儿出现行为异常；高质量的睡眠有助于婴幼儿的智力发育、认知功能、学习和注意力等的发展。生长激素在夜间睡眠状态下分泌，因此婴幼儿睡得好才能长得高。

（二）影响睡眠习惯的因素

1. 睡眠环境

温度和湿度适宜、空气清新、安静、灯光微弱的卧室是婴幼儿睡眠的理想场所。亲肤的棉织衣物和被子能让婴幼儿感到温暖而不过热，并使婴幼儿有安全感。

2. 照料方式

照料者的照料方式直接影响婴幼儿的睡眠习惯。如果照料者关注并科学合理地满足婴幼儿的睡眠需求，以身作则地践行健康的睡眠习惯，帮助婴幼儿养成良好的睡眠习惯，婴幼儿就能拥有安稳的优质睡眠，健康茁壮成长；如果照料者没有注意培养婴幼儿的良好睡眠习惯，婴幼儿则易出现睡眠不安、频繁夜醒、不能独立入睡等不良睡眠行为。

3. 婴幼儿自身气质

婴幼儿的先天气质类型影响其睡眠习惯的养成。大多数婴幼儿都属于容易型，吃、喝、睡、大小便等生理活动规律明显，适应性好，能较为容易地建立良好的睡眠模式。但是也有很少的困难型孩子，容易哭闹、不易安抚，饮食、睡眠等生理活动缺乏规律，对新事物、新环境接受较慢，需要照料者付出较多时间与精力帮助其建立良好的睡眠习惯。

（三）睡眠习惯的培养要求与方法

1. 制定生活作息表，形成良好的生活和睡眠规律

照料者首先要保证婴幼儿一天的合理睡眠时间。这一习惯应该从新生儿时期就开始培养，在婴儿6—8周时，照料者就可以着重培养婴儿对白天和黑夜的感知，培养其睡整夜觉的好习惯。照料者要根据婴幼儿的气质类型和身体发展情况，为其制定生活作息表，喝奶时间、娱乐时间、睡觉时间都要相对有规律，在婴幼儿身体状况良好的情况下，尽量按照生活作息表上的时间进行调整。如果婴幼儿在该玩的时间困了，照料者尽量不要由着婴幼儿睡，多引逗其玩一会儿，尽量让他根据作息表上的时间睡。这样长期坚持下去，婴幼儿就能够形成稳定的生物钟，能够在正确的时间里做正确的事情，配合身体发育的需要建立良好的睡眠和生活习惯。

拓展阅读

扫一扫，阅读《0岁—5岁儿童睡眠卫生指南》文件。

2. 遵守生活规律，为婴幼儿营造良好的睡眠环境

在婴幼儿睡醒时，照料者可以陪伴婴幼儿玩耍，保持室内光线明亮，不要刻意回避噪声，如电话铃声、电视声、洗衣机的声音等；而在婴幼儿需要睡觉的时候，照料者则要刻意将房间光线调暗一点，保持房间安静，告诉婴幼儿这是睡觉的时间。即使有时候生活节奏发生一些变化，如家里有朋友聚会或者外出旅行，也尽量不要打乱婴幼儿的睡眠规律，在婴幼儿需要睡觉的时候，尽量请全家人配合一下，保持安静和舒适的环境，让婴幼儿快速入睡、补充能量。

3. 鼓励婴幼儿自己睡，尽量不要和父母同床睡

从新生儿时期开始，照料者就要为婴幼儿准备好自己的小床。如果婴幼儿不是有特别的心理需求（比如依恋期的形成、安全感的建立敏感期等），则鼓励婴幼儿在自己的小床上睡，即使婴幼儿在父母的大床上睡着了，也要把婴幼儿抱回自己的小床上睡。开始分床的时候可以让婴幼儿的小床与父母的大床挨着，给婴幼儿一种安全感和亲近感，慢慢地，可以把婴幼儿的小床推到一个单独的房间，让婴幼儿自己睡，但是可以适当地开着门，让婴幼儿知道当他遇到任何问题时，父母随时可以过来帮助他。婴幼儿独自睡在小床上的时候，父母一定要给予其鼓励和支持的眼神，不要过多地去看婴幼儿有没有睡着，也不要流露不放心和内疚的表情。这样坚持下去，婴幼儿就会认为自己睡觉是一件自然的事情，也就自然而然地养成了睡眠好习惯。

4. 培养合理的饮食习惯，不要在睡前给婴幼儿吃太多的食物

照护者要根据婴幼儿的情况，摸索出婴幼儿的食量和消化规律。如果婴幼儿容易半夜肚子饿，

可以在晚餐时，适量地加大辅食量，并在婴幼儿入睡前半个小时让其喝半瓶奶。在婴幼儿入睡前，帮助其排便，并更换舒适干爽的尿布。

案例

5个月的女婴贝贝一直和爸爸妈妈在一个房间睡觉，她的婴儿床紧紧地靠在爸爸妈妈的床边。每天晚上睡觉前，贝贝的爸爸或者妈妈总会耐心温柔地给贝贝唱儿歌、读故事、做抚触，用轻柔的声音告诉贝贝，爸爸妈妈都很爱她；当贝贝开始打哈欠或做出其他表示困意的动作时，正在照顾贝贝的爸爸或妈妈就会在她耳边轻轻地道一声"晚安"，或是用中文或是用英文，再轻轻地在贝贝额头上留下一个晚安吻，贝贝就甜甜地入睡了。贝贝夜晚睡觉时很安稳，除了偶尔因为饥饿和大小便哭闹，其他时候很少醒来，醒来后经过短暂安抚就能很快再次入睡。

拓展阅读
哄孩子睡觉常常是家长和托育老师的小烦恼，如何让孩子安静入眠、提高孩子的睡眠质量、让家长和老师更安心？扫一扫，阅读"如何轻松开启孩子'睡眠模式'"内容。

第三课　婴幼儿生活与卫生习惯

一　婴幼儿排便照料

排便是婴幼儿生活与卫生的重要环节。1岁以内的婴儿无法将排便和机体感觉结合，不能自主控制大小便；3岁左右的幼儿已经能够靠意识控制排便，排便功能逐渐完善。照料者应尽早帮助婴幼儿学会控制二便，为将来生活与卫生习惯打好基础。

（一）婴幼儿的二便

1. 正常大便

（1）胎便

胎便呈青黑色。婴儿出生后6—12小时排出，一般持续2—3天后转为婴儿普通大便。

（2）母乳喂养的婴儿大便

母乳喂养的婴儿大便呈黄色软膏状，不太成形，有时有奶块。乳儿期每日排便2—4次。

（3）人工喂养婴儿大便

人工喂养的婴儿大便呈淡黄色或土灰色、较为厚实，常混有奶瓣，比母乳喂养的大便干稠，每日1—2次。如大便过硬或过稀应引起注意。

（4）混合喂养的婴儿大便

母乳、配方粉及牛奶、淀粉类食物喂养的婴儿大便呈淡黄色或淡褐色，较软。每日1—3次。

（5）添加辅食后的婴儿大便

添加淀粉类食物，婴儿大便稠度较低，呈暗褐色；添加菜叶菜汁，婴儿大便呈暗绿色；添加西瓜或火龙果等水果，婴儿大便呈红色；添加动物肝脏及血类、铁剂，婴儿大便呈暗红色。

2. 异常大便

（1）蛋花汤样大便

如果婴儿大便每天5—10次，呈现出蛋花汤一样的白色或灰白色颗粒，有时含有奶块，则表示婴儿消化不良，可减少单次喂奶量，少量多次喂奶。如2—3天后仍未恢复正常，应及时就医。

（2）绿色稀便

在天气转凉、食物难以消化时，婴儿可能会排绿色的稀便，且每天5—10次。如母乳喂养的新生儿出现此类情况，意味着母乳喂养不足，应增加哺乳量。

（3）水样便

秋冬季节，婴儿患肠道病毒感染时常会排水样便，表现为大便次数多，量多且呈水样。如婴儿出现严重脱水症状应及时就诊。

（4）深棕色泡沫状便

这种异常多见于人工喂养婴儿，一般由于奶粉中含糖过多。一般在减少糖的摄入、调整饮食后就能恢复正常。

（5）血便

血便即大便中带有红色血丝、血或黏液。这种异常多见于夏季炎热时，一般由细菌感染引起，可能意味着婴儿患有肠炎、消化道出血等疾病。婴儿一旦出现血便，须马上就医。

（6）灰色较硬难闻大便

婴儿排灰色较硬难闻大便表示消化不良或食物中蛋白质太多，淀粉和糖含量较少。

（7）油性大便

这种大便呈淡黄色液体状，量多、像油，表示食物中油脂、脂肪含量太高。这种情况多见于人工喂养的婴幼儿，应减少婴儿脂肪的摄入。

（8）灰白便

进食奶粉过多或糖分太少时，食物中脂肪和矿物质结合会形成脂肪皂，使大便呈现灰白色；新生儿有此类情况应警惕胆方面的疾病。婴儿出现灰白便，须尽快就医。

（9）泡沫状便

泡沫状便的表现为大便稀且含有较多泡沫。这是淀粉类食物摄入太多或食物中糖分太高引起的，一般调整饮食即可恢复。

（10）便秘

便秘即大便干燥呈颗粒状、排便费力或长时间不排便。婴儿便秘多数为功能性便秘，少数由器质性疾病引起。其中，功能性便秘通常与饮食、遗传、胃肠道的结构和功能异常等因素有关。

（11）水便分离

水便分离表现为粪便中水分多、水和粪便分离，排便次数和量比正常时候多。这种情况常见于婴儿患腹泻、肠炎疾病时。出现这种大便时，应及时就医、注意补水。

3. 小便

小便是反映身体健康情况的重要指标之一，小便的颜色、气味、次数和量都十分重要。婴儿小便次数一般为吃奶次数的3倍，一天约15次，次数随月龄增加而减少。

婴儿可在出生后立即排出小便，一开始量少，后来较多，如出生后24小时未排尿则需要进行检查。1.5—3岁婴幼儿通过控制尿道外括约肌和会阴肌来控制排尿，3岁时幼儿通过控制膀胱逼尿肌收缩来排尿；若幼儿不能控制膀胱逼尿肌则容易出现尿频尿急、偶尔尿失禁和夜间遗尿的现象，称为不稳定膀胱。[①] 0—3岁婴幼儿小便频次与尿量参考如表4-4所示。

表4-4　0—3岁婴幼儿小便频次与尿量参考

月龄	每天尿次	每天尿量（毫升）	每天每千克体重需水量（毫升）
1—3天	4—5次	0—80	
4—10天	20—30次	30—300	
11天—2个月	20—25次	120—450	120—160
3—6个月	15—20次	200—450	
7—12个月	15—16次	400—500	
13—36个月	10次左右	500—600	110—150

（1）排尿时的颜色

新生儿出生后几天，尿呈浓黄色；1个月后，婴儿尿量增加，尿色清亮透明。婴幼儿在摄入水分少、出汗多时，尿液会偏黄；如果服用维生素B，也可能造成尿色发黄。如果婴幼儿的尿呈现红色或出现白色沉淀、婴幼儿表现出不适症状，应立即就医。

（2）异常小便与疾病

如果婴幼儿小便次数多、尿量少，排尿时哭闹疼痛，则可能是尿道出现炎症；如果其小便呈金黄色或橘黄色，可能是受药物影响；如果小便呈啤酒色或发红则为血尿，多见于肾炎，2岁以下较为少见。如果婴幼儿小便呈棕黄色或浓茶色，颜色沾在便盆上、泡沫多，可能是黄疸型肝炎。如果

---

① 周昶，尹毅. 婴幼儿生活保育［M］. 北京：高等教育出版社，2022：112.

婴幼儿小便放置后有白色沉淀，婴幼儿反应正常，则不是病态，应多喝水、少摄入无机盐。新生儿存在短期的尿结晶，这也不是病态。

（二）婴幼儿控制二便的生理功能

1. 生理与心理基础

婴幼儿的生理与心理发展基础是其控制排便的前提，不同婴幼儿的发展水平存在差异，照料者的照护方式也应根据婴幼儿的实际情况而定。生理上，婴幼儿应该具有控制膀胱和肛门肌肉的能力；认知与心理上，婴幼儿应该有排便意识，并能听懂照料者关于排便的语言提示。

2. 不同年龄婴幼儿的排便生理特点

1岁以内的婴儿生理功能发育水平较低，没有排便意识，也不能控制排便。1—1.5岁幼儿逐步产生小便的意识，但还不太适应上厕所。幼儿1.5—2岁时，照料者可对其进行大小便训练，使其逐渐形成对大小便的控制与表达意愿。3岁的幼儿基本具备控制大小便的能力，能够主动、独立如厕。

3. 婴幼儿大小便的规律

（1）0—1岁的婴儿

1岁以内的婴儿没有二便意识，不能把二便的生理现象和个体内部感觉相结合，难以控制二便，因此二便时基本上使用尿布。

（2）1—2岁的幼儿

在这一阶段，幼儿初步发展了排便意识，相应部位的肌肉逐渐发展，能接收成人关于二便的提示信号并做出反应。

（3）2—3岁的幼儿

这一年龄段的幼儿已经具备对膀胱和肛门肌肉的控制能力并具有排便意识，能表达排便意愿、完全听得懂照料者关于排便的口头提示，有一定的控制排便能力。照料者应适时提醒婴幼儿大小便。

（4）3岁及以上的幼儿

3岁及以上的幼儿已经具备控制大小便的生理与心理基础，基本能够实现大小便的自理。照料者应协助并看护幼儿如厕，训练幼儿擦屁股、冲水、穿裤子和便后洗手的能力与习惯。

（三）婴幼儿二便的照料

1. 培养婴幼儿二便良好习惯的意义

及时培养婴幼儿二便的健康习惯，有助于其形成健康规律的生活方式，提高身体的工作效率，为其将来适应幼儿园和学校集体生活做行为准备。

2. 尿布的选择与使用

（1）尿布的选择

新生儿选择初生型尿布，体重为3—8千克的婴儿使用小号尿布，体重为6—11千克的婴儿选择中号尿布，体重为9—14千克的婴幼儿使用大号尿布，更重的幼儿可选择特大号尿布。如果纸尿裤橡皮筋将婴幼儿大腿处勒出红印，说明橡皮筋太紧，纸尿裤尺寸偏小，需要加大一号。

尿布包括传统尿布和纸尿裤，二者各有优劣（见图4-13）。传统尿布经济、节省和环保，但需要勤换洗且包裹方式复杂、污渍清洗较麻烦；纸尿裤的使用和更换方便，但容易引起红臀或过敏等现象，费用较高且不环保。照料者应根据婴幼儿的实际情况选择适宜的尿布。

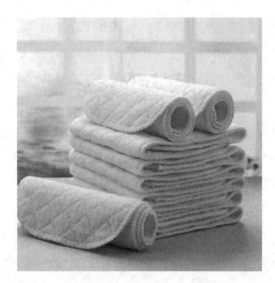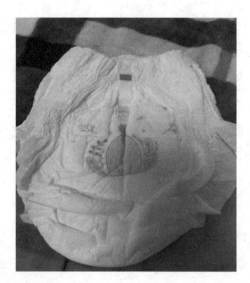

图4-13 传统尿布和纸尿裤

（2）换尿布的方法

先将婴幼儿的裤子脱下，单手提起其双腿，抬高其臀部。若婴幼儿大便了，则用另一只手把旧尿布较干净的部分从上到下擦来清理大便，再向内折叠旧尿布垫在婴幼儿臀下；然后用婴儿湿巾由前向后清理其臀部，注意是从前向后，不能来回擦。之后用纸巾或干毛巾擦去臀部水分，扔掉旧尿布。最后拉直新的尿布，放平后垫在婴幼儿的臀部，换好尿布后放下婴幼儿的双腿。

视频资源
扫一扫，观看"新生儿换尿布"相关视频。

（3）换尿布的注意事项

换尿布时，室温应控制在24℃左右，不宜太冷或太热，同时关闭门窗以防婴幼儿着凉。照料者应提前剪好指甲并洗干净双手，并注意保持手的温暖，准备好尿布、湿巾、护臀霜、纸巾等。换尿布的动作应温柔、迅速，注意男女婴的不同生理结构，从前往后、从上到下擦拭和清洗，还要注意纸尿裤松紧是否合适。

3. 便后清洁

婴幼儿大便后，照料者在换尿布时应及时清洁，用湿巾和纸巾将婴幼儿的屁股清洁干净，对待女婴一定要注意从前往后擦，避免细菌感染。尽量每晚睡前用温水给婴幼儿洗屁股。婴幼儿二便后，照料者要及时帮其洗手，照料者在清洁后也应注意洗手。若婴幼儿有使用便盆，每次使用后，照料者都应将便盆清洗后消毒。

 婴幼儿盥洗照料

（一）洗澡

1. 洗澡前的物品准备

婴幼儿洗澡前的物品准备如图 4-14 所示。婴幼儿洗浴用具应选择浴盆，0—6 个月的婴儿使用定型浴盆以固定位置、保证安全，6 个月以上的婴幼儿使用普通浴盆或使用洗澡椅。清洁用品包括婴幼儿专用沐浴露和洗发露，3 个月以下的婴儿可少用一些沐浴露，一天中若频繁洗澡可选其中一次使用沐浴露；洗发露应选择婴幼儿专用的无泪配方洗发露，减少对眼睛的刺激，温和地滋润头发又不伤头皮；还可以使用质地温和、泡沫丰富的婴儿香皂替代沐浴露。婴幼儿的衣物、尿布、爽身粉、护肤乳等用品也应提前放置在方便的位置。此外，还应准备纯棉毛巾用于擦拭身体、擦干水分，或准备一些吸水性较强的婴儿专用海绵。如有条件，照料者可准备一些可爱有趣的泡澡玩具如橡皮鸭等，增进婴幼儿洗澡的良好体验，让其喜欢洗澡。

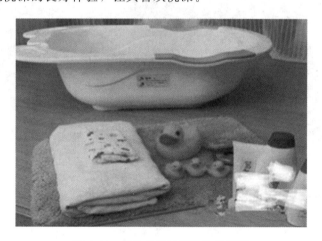

图 4-14 婴幼儿洗澡前的物品准备

（图片来源：https://m.120.net/jingyan/1uwmrfskctwmao71sk/step/）

2. 室温和水温准备

婴幼儿洗澡时，室温保持在 26—28℃ 为宜，水温在 37—40℃ 为宜，比婴幼儿体温稍高。洗澡时应注意开排气扇通风，但要避免窗外风直接吹来，以防婴幼儿着凉。

3. 洗澡的时间

婴儿月龄较小时，洗澡时间最好选择白天，在婴儿清醒、情绪积极时洗澡，这样婴儿配合度高。同时注意选择喂食 1—2 小时后洗澡，保证洗澡时婴儿不会过饱或饥饿。等到 1 岁左右、婴幼儿逐渐形成昼夜节律时，可选择晚上睡前洗澡，使其感到放松，产生困意。

4. 不宜洗澡的情况

婴幼儿发热或刚退热48小时内不宜洗澡，以免体温再次升高；有频繁呕吐、腹泻等胃肠道不适时不宜洗澡；接种疫苗后一天内暂时不宜洗澡；皮肤受伤、有创口时不宜洗澡；喂奶后不宜马上洗澡；新生低体重儿不宜洗澡。

5. 新生儿洗澡的具体方法

（1）洗脸

照料者用手臂橄榄式抱住婴儿，用半湿方巾的一角擦婴儿的一只眼睛，然后换方巾的另一角擦婴儿的另一只眼睛，之后依次擦洗鼻翼、嘴巴、耳朵。清洗方巾、挤干，再依次擦婴儿一侧额头、同侧脸颊，之后擦另一侧额头、脸颊，最后擦下巴。

（2）洗头

照料者用左手的拇指和中指按住婴儿的耳朵，防止水流入，使其头往下稍倾斜。用方巾打湿婴儿头发，另一只手取洗发露，用手指搓出泡沫，加温水稀释，用掌心涂抹于婴儿头发上，再挤干方巾擦几次头发（见图4-15）。

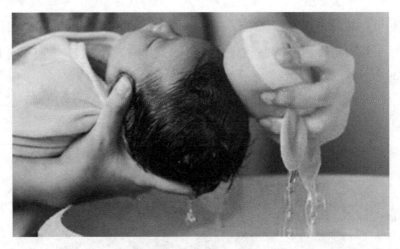

图4-15　给婴儿洗头

（图片来源：https://baijiahao.baidu.com/s? id=1758779755465443363&wfr=spider&for=pc）

（3）洗躯干和四肢

照料者左手穿过婴儿的背部，大拇指和食指扣住其手臂，右手扣住婴儿左腿，让婴儿身体紧挨成人，抱到浴盆边适应水温后洗澡。洗澡的顺序依次为颈部、腋下、手臂、手、手心、腹部、背部、腹股沟、腿、脚、臀部。洗完后迅速用毛巾擦干水分，尤其注意将婴儿的皮肤褶皱处擦干。

（4）洗澡后护理

洗澡结束后，在婴儿皮肤褶皱处扑爽身粉，如颈部、腋下、腹股沟处，注意先打在成人手上再抹到婴儿身上，不要直接打在婴儿身上，同时避开婴儿的口鼻；还要给婴儿臀部涂上护臀霜，防止出现"红屁股"。之后，为婴儿换上尿布和舒适的衣服，使其能够自由活动身体。如婴儿皮肤干燥，可适当涂抹婴儿润肤霜。若婴儿皮肤出现伤口、疹子、红臀等情况，应在医生指导下外用涂药。

视频资源

新生儿的第一次洗澡是初次清洁，也充满了迎接生命的仪式感。

扫一扫，观看"新生儿洗澡护理视频"。

（二）洗脸

婴幼儿月龄较大如 1 岁时，照料者可逐渐教幼儿自己洗脸。照料者准备毛巾和脸盆，把脸盆放在婴幼儿够得到的高度，和婴幼儿一起洗脸，教其洗脸的方法。照料者先将毛巾打湿再拧至半干状态，教婴幼儿用毛巾擦眼角，再擦额头、脸颊、鼻翼、嘴巴周边和下巴，最后擦拭耳朵和脖子。这个过程中，照料者要注意循序渐进、耐心鼓励。

（三）漱口

漱口是保持口腔清洁和健康的重要方式，是一种能够冲洗掉口腔内部分食物残留的简单易行的方式。2 岁左右的幼儿已经能学习漱口，照料者可以教幼儿先把水含在嘴里，再闭上嘴巴，将两腮鼓起活动，让水和牙齿、牙龈及口腔表面充分接触，使上述地方的食物残留能被水带出。待幼儿学会漱口后，应鼓励其坚持每天饭后漱口，漱口可用清水，也可用淡盐水，以呵护口腔健康。

（四）刷牙

漱口清洁口腔食物残留的效果较为有限。刷牙可以帮助人们更深入地清洁口腔。

1. 牙具的选择

应根据婴幼儿的月龄选择合适尺寸的婴幼儿专用牙刷；刷毛应软硬适中，刷毛太软则难以清洁牙垢，刷毛太硬则容易伤害牙龈和牙齿；一般 3 个月左右更换一次牙刷，但如果出现刷毛外翻或颜色变浅明显等现象，则应尽快更换牙刷。

应选择儿童专用的低刺激牙膏，同样根据婴幼儿的月龄选择适宜的牙膏。一般水果口味或带有花香的牙膏更受婴幼儿喜爱。需要注意的是，不能给 3 岁以下的婴幼儿使用含氟牙膏。如果有条件，早晚两次刷牙最好使用不同的牙膏，以免口腔细菌习惯牙膏成分而降低除菌效果。

2. 正确的刷牙方法

首先，从上往下、从下往上来回竖着刷牙齿外侧；之后，从上到下、由内向外顺着牙根往牙尖方向刷；最后，来回横刷牙齿的咬合面，彻底清洁。一次刷牙的时间尽量不少于 3 分钟。

视频资源

认真刷牙、使用正确的刷牙方式才能维持婴幼儿的口腔健康，坚持著名的"巴氏刷牙法"可以帮助婴幼儿的牙齿远离牙菌斑、呵护口腔健康。

扫一扫，观看"巴氏刷牙法"的完整示范视频。

（五）梳头

照料者应给婴幼儿准备专用的小梳子，材质以天然的竹质、木质、骨质等为佳，避免使用易产生静电、使头发打结的塑料梳子。梳头的正确方法是从上往下梳，把头发的前面、后面和侧面梳理整齐，梳完之后将梳子归还原位。照料者要定期清洁、消毒婴幼儿使用的梳子，避免细菌在梳子上堆积。

三　良好卫生习惯的培养

良好卫生习惯的养成是保证婴幼儿身心健康成长的必要条件。婴幼儿某些疾病的发生与其不良卫生行为有关。如饭前便后不洗手、吃不洁食物，是婴幼儿患肠道寄生虫病和感染性等疾病的主要原因。良好的卫生习惯能使婴幼儿获得秩序感和安全感，有利于婴幼儿的心理健康。此外，良好卫生习惯的养成利于婴幼儿的长远发展，使其受益终身。婴幼儿期是个体行为习惯建立的关键期，照料者应有针对性地培养婴幼儿的卫生习惯。

（一）二便卫生习惯

1. 二便卫生习惯的培养方法

（1）学会表达排便的需要

教婴幼儿如厕时，首先应教他学会自己发出排便信号，可以是身体动作，也可以是口头的"嘘嘘""便便"等，来表达上厕所的意愿。

（2）脱裤子

带婴幼儿到坐便器旁，从帮其脱裤子到引导婴幼儿自己把裤子脱下、退到脚部的位置。婴幼儿完成动作时，照料者应及时进行表扬和鼓励。

（3）坐上便器

首先让婴幼儿逐步熟悉自己的如厕椅或便盆，一开始可经常带其坐上去、不必拉下裤子，让其适应便盆，之后慢慢引导婴幼儿在使用便盆时脱裤子，最后让婴幼儿习惯使用如厕椅或便盆如厕。

（4）排便

让婴幼儿在便器上保持排便姿势，然后用"嘘嘘"声诱导其排小便，或者用"嗯"声促使其排大便。等婴幼儿明白如何使用便器如厕后，照料者就可以不用声音引导，让婴幼儿自主排便。排便过程中不能让婴幼儿玩玩具或吃东西，让其专心排便，避免排便时间过长。

（5）便后清洁

应训练大一点的幼儿便后自己清洁屁股、给便器冲水的意识和能力。一开始由照料者帮婴幼儿进行便后清洁，引导其观察和感受清洁的方式；等幼儿能自己上厕所了，照料者应逐渐放手，让幼儿自己擦屁股、冲水。

（6）便后洗手

起初是照料者把婴幼儿带到水池边，帮其洗手，手心、手背、手指、指缝都应清洗；之后，照料者要逐步教会大一点的幼儿按照"七步洗手法"，用泡沫和流动的清水洗手（见图4-16），引导幼儿独立洗手，并在洗完后用毛巾把手擦干。

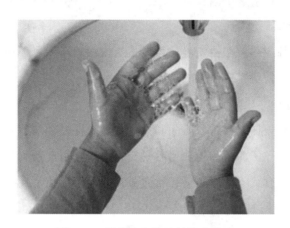

图4-16　用泡沫和流动的清水洗手

（图片来源：https：//www.sohu.com/a/100834399_394843）

2. 注意事项

照料者在培养婴幼儿的如厕习惯时，应注意婴幼儿生理与心理发展特点，顺应婴幼儿的成长节奏，耐心引导，给孩子足够的时间学习和适应，尽可能少批评或指责孩子，尊重孩子的隐私和自尊心，包容孩子做得不够好的地方，多鼓励、强化孩子的良好行为。

案例

2岁的男孩飞飞明年就要上幼儿园了，为了给他做好入园前的准备，飞飞的爸爸决定教飞飞自主如厕，尽量减少尿不湿的使用，训练飞飞对着小便池站着尿尿。在飞飞表达小便的想法时，爸爸就带飞飞到洗手间的小便池旁，教飞飞站着小便的方法；飞飞很配合，很快就学会了站着小便，但总是要踮着脚尖，尿量也比之前少，偶尔会弄湿裤子。爸爸注意到了他的不适应，于是耐心地鼓励他放松下来，说道："宝宝不用害怕，不小心弄湿了没关系，你已经学得很棒啦，我们只用轻松地站着尿尿就好啦！"在爸爸的多次训练和温柔鼓励下，飞飞逐渐能够自主小便，尿湿裤子的次数减少，不用大人的帮助也能站着尿尿了。

（二）饮食卫生习惯

1. 餐前准备

饭前让婴幼儿停止活动，将玩具、书本等活动物品移至一旁，再将婴幼儿手部清洁干净，洗完手后不让其触摸其他地方、专心等待开饭。进餐时应专心，不能边吃边玩或看电子产品。

2. 细嚼慢咽

为婴幼儿规定宽松适宜的就餐时间，鼓励孩子在规定时间慢慢吃完食物，但不宜过急催促。若食物种类较多，可分多次少量给孩子添食。

3. 保持安静愉快的就餐环境

吃饭时，成人和孩子都应尽量保持安静，可以适当愉快地聊天，但应避免在吃饭时批评、责骂孩子、发生争吵，避免孩子情绪紧张而影响进食和消化。

4. 按时按量、饮食均衡

成人应确保婴幼儿饮食规律，在进餐时间和饮食数量上保持相对稳定，饭量随着孩子的需要适度增减。如果饮食不均衡，孩子的胃肠道功能容易受损，甚至引起肠胃疾病。婴幼儿在节假日时尤其要控制饮食，不能暴饮暴食或不按时吃饭，饮食过量易引起消化不良、急性肠胃炎等。

（三）盥洗卫生习惯

1. 勤洗手

饭前便后立即洗手；外出游玩结束后洗手；出门后回到家洗手；擦完鼻涕等体液后洗手；摸完玩具、钱币等物品后洗手；接触他人后按时洗手；吃药前洗手；帮大人拿碗筷、帮助做饭前洗手；帮忙做家务后洗手。在给孩子洗手前，大人要保证自己的双手清洁。

视频资源

洗手的小动作有大学问。坚持正确的洗手方法才能有效清洁病菌、呵护健康。扫一扫，观看"七步洗手法"的完整示范视频。

2. 勤洗漱

每天早上睡醒、晚上睡觉前洗脸、刷牙，饭前饭后漱口、需要时刷牙。头发乱时注意梳头。

3. 勤洗澡

养成按时洗头、洗澡、洗脚、换衣服的习惯；在南方应经常洗头洗澡、换衣服，在北方可酌情降低频率，根据孩子卫生需要和天气情况考虑。

4. 勤理发、剪指甲

为了卫生整洁，应该将头发和指甲保留在合适的长度，照料者应定期帮孩子剪指甲、带孩子理发，男孩的理发频率应更高。

（四）公共卫生习惯

1. 打喷嚏和咳嗽

照料者要以身作则，示范婴幼儿正确的打喷嚏和咳嗽的处理方式：把头转向远离他人的一侧，用纸巾捂住口鼻，减少飞沫溅出，如果来不及或手边没有纸巾，可以抬起胳膊挡住口鼻。在打完喷嚏、咳嗽后，应及时洗手或者用湿巾消毒，保持卫生。照料者要引导婴幼儿明白打喷嚏和咳嗽会产生飞沫、带来细菌，这个过程有可能传播疾病，所以要用正确的方式处理。

2. 爱护环境

照料者应以身作则，告诉婴幼儿不能随地大小便，不能乱扔垃圾，垃圾应丢到指定的垃圾桶里；在婴幼儿能基本听懂成人语言、表达自己的想法时，成人可以通过游戏的方式教给其垃圾分类的知识，平时鼓励其参与家务整理和清洁、适当帮忙，培养婴幼儿的整洁意识和珍惜干净卫生环境的意识。

◇ 单元小结

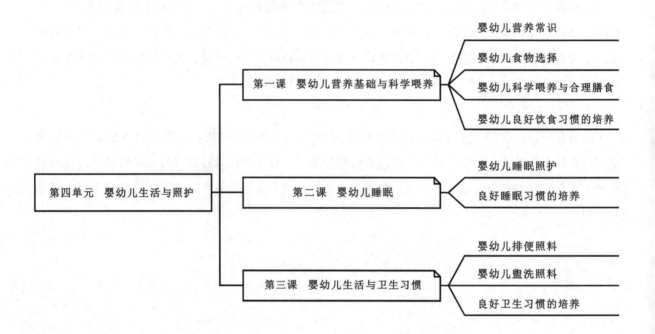

婴幼儿生活与照护是教养人基于婴幼儿身体、动作、感觉、认知情感和社会适应等成长的基本情况，对婴幼儿实施的科学的早期保育与教育，其内容主要分为三大板块，分别是婴幼儿营养基础与科学喂养、婴幼儿睡眠、婴幼儿生活与卫生习惯。营养是婴幼儿身体发育的必要基础，教养人应掌握基本的婴幼儿营养常识，选择健康而富有营养的食物进行科学喂养，参照中国营养学会的膳食宝塔，合理安排婴幼儿的一日膳食，同时注重婴幼儿良好饮食习惯的养成。除了饮食之外，睡眠是婴幼儿身体和大脑发育的关键要素，教养人应了解婴幼儿不同月龄段的睡眠特点，提供良好的睡眠环境，有针对性地进行睡眠照护，并帮助婴幼儿形成睡眠节律和良好习惯。此外，教养人应在婴幼儿的生活卫生如排便、盥洗等行为中悉心观察、耐心照料，为婴幼儿今后养成良好的健康与卫生习惯奠定基础。

思考与练习

1. 单项选择题

（1）（　　）的主要功能是促进婴幼儿钙的吸收。

A. 维生素 A   B. 维生素 B

C. 维生素 C   D. 维生素 D

（2）（　　）是除了母乳外，婴幼儿的首选奶制品。

A. 全脂奶粉　　　　　　　　　　　B. 配方奶粉

C. 新鲜牛奶　　　　　　　　　　　D. 脱脂奶粉

（3）婴幼儿应该在不晚于（　　）的月龄开始添加辅食。

A. 3 个月　　　　　　　　　　　　B. 4 个月

C. 5 个月　　　　　　　　　　　　D. 6 个月

（4）在婴幼儿一日生活中，0—3 岁托育机构的老师除了培养婴幼儿良好的生活习惯外，还应该在（　　）等生活环节中让孩子慢慢听懂、会说相关的词语。

A. 睡眠　　　　　　　　　　　　　B. 进餐

C. 盥洗与二便　　　　　　　　　　D. 以上都是

2. 简答题

（1）请简述婴幼儿科学喂养的四大原则。

（2）请论述婴幼儿常见睡眠问题及其处理方法。

3. 论述题

　　3 岁的乐乐小朋友有时候会夜晚遗尿，需要叫醒 2—3 次起来小便，午休时也常常需要小便。一天午休时，还没有到乐乐平时小便的时间，乐乐的床就被尿湿了。保育员发现后十分生气，不耐烦地拍着乐乐的大腿和屁股，大声地责怪道："乐乐真爱尿床，是班上最喜欢尿湿裤子的娃，总添乱，快起来换衣服！"

请分析材料中保育员做法的不妥之处，并结合理论知识和实践经验谈谈应如何处理婴幼儿遗尿的问题。

实践与实训

【实训一】

　　参观一所托育机构，选取 1 名 24—36 月龄的婴幼儿，观察并记录其一日饮食情况，包括进食的食物种类和数量、进食时间与进食的状态、食物偏好等，并结合婴幼儿营养要求和该婴幼儿的生长发育情况评价其饮食是否均衡、科学，提出饮食建议。

　　目的：掌握婴幼儿营养需求的基本常识，同时能依据科学喂养知识进行饮食安排的实践。

　　要求：以纸质或电子版形式认真记录并分析婴幼儿一日饮食情况，合理地提出建议。

　　形式：小组合作、实地观察与分析。

【实训二】

为一名精力旺盛且不爱睡觉的 36 月龄的幼儿制定一日生活作息表，帮助其白天释放精力、形成午休和夜间睡眠的规律习惯。

目的：了解婴幼儿生活节律，将婴幼儿良好睡眠习惯的培养方法等理论知识应用于实践。

要求：制作电子版的一日生活作息表，作息表应体现作息的科学性与可行性，帮助婴幼儿形成良好的睡眠习惯、获得高质量睡眠。

形式：个人完成、活动设计。

第五单元　婴幼儿保健与护理

◇学习目标

1. 熟悉新生儿生理特征和常见生理现象、婴幼儿常见疾病和意外伤害出现的原因和表现。

2. 掌握新生儿的护理技术，针对婴幼儿常见疾病和意外伤害能采取特定的预防措施，并能够进行急救护理。

3. 具备良好的职业道德，树立预防为主、保障健康的科学的婴幼儿保健与护理观念。

◇情境导入

有些新生儿的肚脐附近会鼓起一个包，摸起来软软的，往往安静平躺的时候不太明显，但哭闹时就会冒出来。这难免会引起很多新手妈妈的担心：这是什么情况啊？是不是肚子里面长了什么东西？

2岁的乐乐在幼儿园总是注意力不集中。在幼儿园体检时，乐乐被检测出血红蛋白偏低，后来被诊断为"缺铁性贫血"。妈妈很纳闷，乐乐虽然不爱吃绿色蔬菜，但其他食物吃得都不少，怎么会出现轻度贫血的症状呢？

3岁的童童在客厅和爸爸玩耍，突然童童气管里像是卡住了什么东西，剧烈咳嗽起来，小脸憋得通红，不一会儿，童童口唇发紫，呼吸困难。爸爸吓坏了，一时不知该如何是好。如果你在现场，如何正确处理童童遇到的危险呢？

学习完本单元的内容，你就能找到上述问题的答案，并能正确进行紧急状况的处理了。

第一课　新生儿保健

新生儿指胎儿娩出母体并自脐带结扎起至出生后满 28 天这一段时间的婴儿。新生儿期是婴儿期的特殊阶段，这段时期是肺呼吸建立、血液循环改变、消化和排泄功能的开始，迅速变化的生理过程是新生儿期的显著特点。新生儿在呼吸、循环、消化等方面具有独特的生理特征，会出现很多常见的生理现象。照料者了解新生儿的生理特点，掌握科学的保健护理方法，才能促进新生儿的健康发育。

案例

某市医院接到市民求救电话，称家里不到一个月大的女婴突然没有了知觉。情况紧急，急救人员立刻赶往现场。急救人员赶到现场后，立即为女婴进行心肺复苏，同时开放气道进行检查。遗憾的是，虽然急救人员全力抢救，仍无力回天。急救人员在为婴儿检查气道时发现其口腔里有残留的奶，考虑是呛奶反流导致的窒息。可见，没有掌握科学的新生儿保健指导知识和保健方法可能会对新生儿产生不可逆的伤害。

一　新生儿常见生理现象

新生儿常见的生理现象包括生理性黄疸、马牙、乳腺肿大等。一般情况下，这些生理现象会随着时间推移而逐渐消失，无须进行特殊处理，但如果症状持续存在，甚至加重，则属于异常现象，需要尽早就诊处理。

（一）生理性黄疸

新生儿的红细胞寿命比较短，受破坏比较多，使胆红素生成过多，新生儿排泄能力较差，胆红素排泄减少，引起胆红素淤积，同时新生儿肝脏功能未发育完全，因此灭活胆红素的能力差，导致胆红素升高引起新生儿生理性黄疸。新生儿生理性黄疸常表现为巩膜发黄、皮肤发黄等症状。一般会在出生后 2—3 天出现，4—5 天达到高峰，6—7 天开始消退，持续时间通常不超过 2 周，不需要进行治疗。

（二）马牙

马牙也被称为螳螂嘴，指的是在新生儿上腭的中线和牙龈部位，上皮细胞堆积形成的一种黄白色小颗粒。因为会伴随瘙痒等不适症状，新生儿可能会暴躁、拒食等。马牙通常在数周后会自然消退，不建议挑破，以免发生感染。

（三）乳腺肿大

新生儿生理性乳腺肿大是正常现象，是由催乳素荷尔蒙经胎盘传入胎儿所致。这种情况会持续2—3周，随着激素水平降低，最终会自行消失。一般不需要特殊处理，但需要注意观察是否有局部发红发热等症状，若伴有这些症状，应及时就医治疗。

（四）假月经

有的女婴在出生后5—7天，阴道会出现少许血样黏液分泌物，即新生儿假月经，这是妊娠后期母亲雌激素进入胎儿体内，出生后突然中断，形成的类似月经的出血。一般持续7天左右可自行好转。

（五）水肿

因子宫环境与自然环境存在差别，大部分新生儿出生后3—5天，可在手、脚、腹部、眼窝等部位出现水肿，一般程度较轻，持续时间短，2—3天便可自然消退。

（六）体重下降

由于新生儿进食少、呼吸与皮肤水分蒸发以及大小便的排出，在出生后2—4天体重会下降，下降幅度一般不超过出生体重的10%，4天后开始回升，出生后10天左右可恢复出生时体重。

（七）其他现象

色素斑、粟粒疹等皮肤症状，以及脱发等毛发症状，也属于新生儿常见的生理现象，均会随月龄增加而自行消退，无须进行特殊处理。

拓展阅读
扫一扫，了解《新生儿早期基本保健（EENC）。

二 新生儿保健指导

（一）新生儿喂养

1. 最佳开奶时间

新生儿第一口奶什么时候喝最合适呢？调查显示，新生儿出生后10—30分钟是一个敏感期，这个时候新生儿的吸吮反射最强，如果此时没有得到吸吮的体验，将会影响以后的吸吮能力。所以，母亲需要在婴儿出生的30分钟内让其吸吮乳房，即使母亲还没有奶，也不要着急让新生儿用奶瓶吃配方奶，因为吸奶瓶要比吸母亲的乳房省力多了，婴儿一旦习惯吃奶瓶，会造成乳头混淆，很可能会拒绝吮吸母亲的乳房。

2. 正确的哺乳姿势

（1）侧躺式

这种姿势可以让母亲得到充分的休息，因此很适合剖腹产及有侧切、会阴撕裂或痔疮疼痛的母亲。

具体方法为：母亲在床上侧卧，与婴儿面对面，然后让婴儿的头枕在臂弯上，或者用哺乳枕或毛巾垫着婴儿的头，使婴儿的嘴和自己的乳头大致齐平，同时用一只胳膊的前臂撑住婴儿的后背，手托着婴儿的头部（见图5-1）。

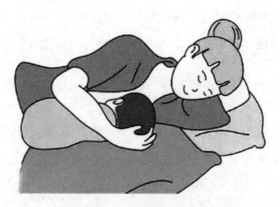

图5-1　侧躺式哺乳姿势

（图片来源：https://mp.weixin.qq.com/s?__biz＝MzIzNTEwMTkxOA＝＝&mid＝2649095413&idx＝2&sn＝da23b18143ed2b28b298c6a86c361929&chksm＝f0fd1744c78a9e5274486dfc02ed6843b3a74f8559babd596ab755f72dc13a43904413e3eb14&scene＝27）

（2）摇篮式

这是最传统也是最普遍的哺乳姿势，适合顺产的足月新生儿。

具体方法为：母亲靠在床头或者椅子上，在腿上放置枕头，把婴儿放置在枕头上，让婴儿面向母亲，婴儿的头靠在母亲的胳膊肘里侧，母亲的上臂和手顺着婴儿背部一直伸到其腰部，支撑好婴儿的颈部、背部及腰部，并且用同方向乳房喂奶，另一只手则轻轻地拖住乳房，便于婴儿吸吮，也可以自然地托住婴儿的臀部（见图5-2）。

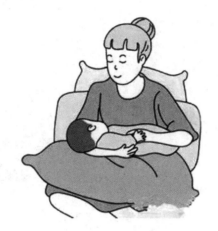

图5-2　摇篮式哺乳姿势

（图片来源：https：//mp. weixin. qq. com/s？＿＿biz＝MzIzNTEwMTkxOA＝＝&mid＝2649095413&idx＝2&sn＝da 23b18143ed2b28b298c6a86c361929&chksm＝ f0fd1744c78a9e5274486dfc02ed6843b3a74f8559babd596ab755f72dc13a43904413e3eb 14&scene＝27）

（3）橄榄球式

这种哺乳姿势适合双胎、母亲乳腺管阻塞、新生儿含接困难或者体重较轻等情况。

具体方法为：母亲将婴儿抱在身体一侧，胳膊肘弯曲，用前臂和手掌托住婴儿的身体和头部，让婴儿面对乳房，另一只手帮助将奶头送到婴儿嘴中（见图5-3）。母亲可以在腿上放个垫子，这样婴儿会更舒服一些。

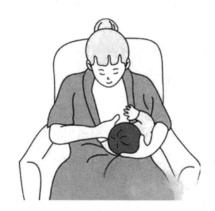

图5-3　橄榄球式哺乳姿势

（图片来源：https：//mp. weixin. qq. com/s？ ＿＿biz＝MzIzNTEwMTkxOA＝＝&mid＝2649095413&idx＝2&sn＝da 23b18143ed2b28b298c6a86c361929&chksm＝ f0fd1744c78a9e5274486dfc02ed6843b3a74f8559babd596ab755f72dc13a43904413e3eb 14&scene＝27）

（4）半躺或斜倚式

这种哺乳姿势适合于分娩后头几天，母亲坐起来仍有困难的情况。

具体方法为：母亲把婴儿横倚着放在自己的腹部，脸朝向母亲的乳房，婴儿后面可以垫一个枕头，母亲的背后用枕头垫高上身，斜靠躺卧，用手臂托起婴儿的背部，手靠在婴儿后面的枕头上，以便婴儿的嘴巴可以衔住母亲的乳头（见图5-4）。

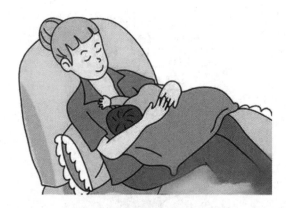

图 5-4　斜倚式哺乳姿势

（图片来源：https：//mp. weixin. qq. com/s?＿＿biz＝MzIzNTEwMTkxOA＝＝&mid＝2649095413&idx＝2&sn＝da 23b18143ed2b28b298c6a86c361929&chksm＝ f0fd1744c78a9e5274486dfc02ed6843b3a74f8559babd596ab755f72dc13a43904413 e3eb14&scene＝27）

3. 奶瓶喂养

（1）奶瓶喂养方法

第一步，将奶瓶、奶嘴放到沸水里煮5分钟左右消毒，或用专用消毒器具消毒。

第二步，洗净双手，拿出消毒好的奶瓶，按照配方奶包装上的说明，将40—60℃的适量温开水倒入奶瓶内，再加入适量奶粉。

第三步，紧握奶瓶，左右晃动让奶粉慢慢融化（如果上下晃动将产生泡沫，婴儿吃到的前几口会是气泡）。

第四步，滴几滴奶水在手臂内侧，判断温度是否合适，以体感不烫为宜，不要用嘴去尝。

第五步，选一个舒服的姿势坐好，让婴儿的头枕着大人的胳膊，呈半直立位，并让婴儿偎依在胸前。

第六步，喂奶时，始终保持奶瓶倾斜，尽量使用弧形设计奶瓶，使奶嘴头一直充满奶水，防止奶瓶前端有空气，避免婴儿吸奶时吸入过多空气，引起溢奶（见图5-5）。

（2）溢奶的预防和处理。

① 溢奶的预防。

及时拍嗝：婴儿出现溢奶的现象主要是因为胃壁肌肉尚未成熟，此时需要在喂奶期间定期拍嗝，将胃内的空气拍打出去，有效预防婴儿溢奶。

喂奶姿势正确：在给婴儿喂奶期间，需要保持正确的喂奶姿势，避免长时间躺着喂奶，否则会导致溢奶频繁。

奶瓶开口大小合适：若是奶瓶的开口比较大，会导致婴儿一次性吸入过多奶水，增加了肠胃的负担；需要选用开口大小适宜的奶瓶进行喂养，避免婴儿一次性吸入太多的奶水。

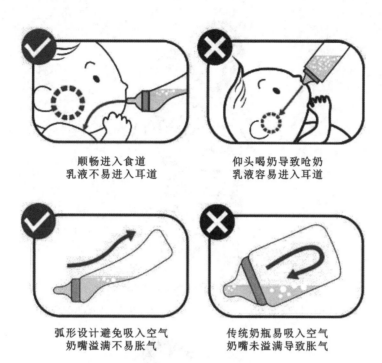

顺畅进入食道　　　　　　　　仰头喝奶导致呛奶
乳液不易进入耳道　　　　　　乳液容易进入耳道

弧形设计避免吸入空气　　　　传统奶瓶易吸入空气
奶嘴溢满不易胀气　　　　　　奶嘴未溢满导致胀气

图 5-5　科学奶瓶喂养

（图片来源：http：//m.sohu.com/a/318288056_100268630/）

② 溢奶的处理。

新生儿溢奶严重会导致奶液进入呼吸道，引起窒息或者吸入性肺炎。如果持续溢奶时间较长，还会影响营养物质吸收，使新生儿生长发育迟缓。如果新生儿出现溢奶现象，可以让婴儿保持头偏斜的姿势，照料者立即把婴儿鼻腔和口腔吐出来的奶清理掉，防止再次吸入引起窒息。

4. 正确拍嗝

给新生儿拍嗝的方法有多种，比如趴在肩头直立拍嗝（站姿拍嗝）、坐在腿上拍嗝（坐姿拍嗝）、趴在腿上拍嗝（趴姿拍嗝）等。照料者可以根据自身情况选择最合适新生儿的方法。

（1）趴在肩头直立拍嗝

照料者让婴儿趴在肩头，用同一侧的胳膊托住婴儿的屁股（这时候婴儿的身体是竖直并伸展开的，这通常是最容易拍出嗝的姿势），用另一只手由下向上、由外向内使用空心掌轻拍婴儿背，两侧肺都要拍到，这样就可以排出胃内过多的空气了（见图 5-6）。采用这种方法时需要注意安全，避免损伤婴儿头部或者颈部。

（2）坐在腿上拍嗝

让婴儿坐在大腿上，保持身体前倾，然后将一只手放在新生儿的腋下，保护其头部和颈部，用另外一只手以空心掌轻拍婴儿背，促使胃内空气排出（见图 5-7）。

（3）趴在腿上拍嗝

让婴儿脸朝下趴在成人大腿上，用一只扶住婴儿头部，使其头部略高于胸部，另一只手以空心掌轻拍或抚摸婴儿的背部，促使胃内空气排出（见图 5-8）。

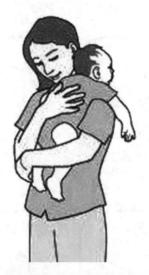

图 5-6　趴在肩头直立拍嗝

（图片来源：http：//m. sohu. com/a/318288056 _ 100268630/）

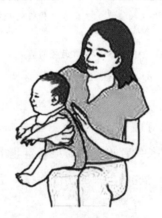

图 5-7　坐在腿上拍嗝

（图片来源：http：//m. sohu. com/a/318288056 _ 100268630/）

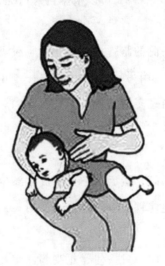

图 5-8　趴在腿上拍嗝

（图片来源：http：//m. sohu. com/a/318288056 _ 100268630/）

拓展阅读

扫一扫，了解"母乳喂养对健康的益处"。

（二）新生儿脐部护理

脐带是细菌侵入新生儿体内的门户，如果护理不到位，轻者发生脐炎，重者发生新生儿败血症甚至可以导致死亡，所以新生儿脐部护理非常重要。

1. 断脐过程需要无菌

① 用75%酒精消毒脐带根部。

② 将1—2个无菌气门芯套于血管钳上并在距脐根部1—2厘米处钳夹脐带。

③ 距血管钳0.5厘米处剪断脐带，沿钳端将气门芯套在脐带稍上方。

④ 松钳，挤出残余血液，用2%碘酊消毒脐断面（注意保护皮肤）。

⑤ 以无菌纱布包盖，再用无菌脐带布包扎。

2. 断脐后护理

（1）脐部护理工具

浓度75%的医用酒精或酒精纱布、医用棉签等。

（2）脐部护理注意事项

① 脐带脱落之前。

在脐带脱落以前，一定要保持局部清洁干燥，特别是注意避免尿布摩擦脐部，以免排尿后尿液浸湿脐部创面；要经常检查包扎的纱布外面有无渗血，如果出现渗血，则需要重新结扎止血，若无渗血，只需要每天用棉签蘸碘伏、酒精轻拭脐带根部，以及容易忽略的上缘，等待其自然脱落。

② 脐带脱落之后。

一般情况下，新生儿的脐带会在结扎后的5—7天脱落。脐带脱落后，脐部仍可见少许血性分泌物，可继续用碘伏、酒精等消毒、清洗，然后盖上酒精纱布来保护婴儿的肚脐。在肚脐愈合的过程中，脐带残端会先变硬、变黑，因时常与尿布或衣服发生摩擦，脐窝内会有少许出血、少量清亮的渗液或淡黄色稠厚的液体（黏如蜜糖），家长无须担心，这都属于脐带愈合中的正常现象。

3. 脐部护理步骤

第一，准备婴儿专用消毒碘或75%酒精、一次性消毒棉签；洗净双手、修剪指甲；让房间温度保持于26—28℃，暴露脐带时一定要注意婴儿的保暖。

第二，取一根棉签蘸取消毒碘或75%酒精，左手轻提脐带，右手拿棉签，先消毒脐带根部，顺时针绕一圈，再消毒脐带（见图5-9）。

第三，消毒脐窝时，如果一根棉签不能擦干净，就多用几根棉签，直到擦净为止，在脐周画圈，消毒脐周2厘米左右的皮肤。

第四，用过的棉签不可以再蘸取消毒液使用，自左向右消毒脐带残端。

第五，保持脐部干燥，脐带脱落后要继续消毒，直至脐部完全凹陷、愈合。

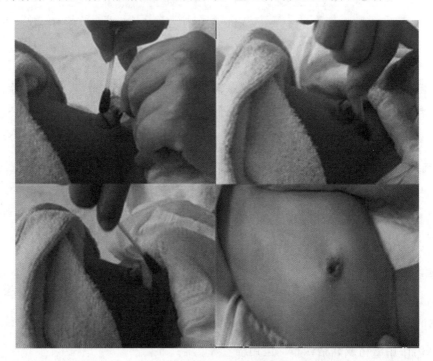

图 5-9　新生儿脐部护理步骤

(图片来源：https://m.haodf.com/neirong/shipin/7917949235.html? l)

（三）新生儿抚触

新生儿抚触是通过抚触者的双手对新生儿全身部位皮肤进行有顺序、有手法技巧的抚摸和按触，让温和良好的刺激通过新生儿的皮肤传到其中枢神经系统，以产生积极的生理效应，有效促进新生儿生理和情感健康发育的方法。

1. 抚触的操作步骤

（1）抚触前准备

环境准备：房间温度26—28℃，可播放轻柔的音乐，帮助新生儿放松。

物品准备：温和无刺激的婴儿润肤剂、毛巾、尿布、干净衣物等。

人员准备：抚触者取下手表、戒指等饰品，按照"七步洗手法"洗净双手，在掌心倒少许润肤剂并轻柔搓温双手。

（2）头面部抚触

新生儿仰卧，抚触者用双拇指指腹自新生儿额部中央向两侧推至太阳穴处，双手拇指指腹自新生儿下颌中央向上推至耳前划出微笑状；其余四指指腹自新生儿前额发际向后推至耳后。

（3）胸部抚触

抚触者双手放在新生儿两侧肋缘，用右手掌小鱼际肌向新生儿右斜上方划向右肩部，复原；左手以同样方法进行，抚触时应避开新生儿乳头。

（4）腹部抚触

抚触者右手四指指腹自新生儿右上腹划向右下腹，再自右下腹经右上腹、左上腹划向左下腹，避开脐部，两手可交替进行。

（5）上肢抚触

抚触者双手握住新生儿一侧手臂，自上臂至手腕轻轻挤捏和搓揉；用四指按摩新生儿手背，拇指从新生儿手掌心按摩至指尖。同法抚触对侧上肢。

（6）下肢抚触

抚触者双手握住新生儿一侧下肢，自股根部至踝部轻轻挤捏和搓揉；用拇指从新生儿脚后跟按摩足心至脚趾。同法抚触对侧下肢。

（7）背部抚触

新生儿俯卧，抚触者用四指指腹由背中线向两侧按摩，由上至下；用手掌自新生儿枕部至腰骶部按摩。

2. 抚触的注意事项

第一，抚触时间应选择在新生儿沐浴后、午睡或晚上睡觉前，两次喂奶之间，即新生儿清醒、不疲倦、不过饱、不饥饿、不烦躁时。

第二，每日抚触1—2次，每次10—15分钟。

第三，抚触时应动作轻柔，力度适当。

第四，抚触过程中，如新生儿出现哭闹、肤色异常、呕吐等现象应暂停抚触，经过安抚无好转，则应完全停止抚触。

第五，抚触要传递爱和关怀，应通过目光、语言等与新生儿进行情感交流。

视频资源
扫码观看"新生儿抚触"视频。

（四）新生儿被动操

新生儿每天进行被动操的训练，可活动全身的肌肉关节，为爬行、站立、行走打下基础，也有助于良好亲子关系的建立。

1. 被动操的准备工作

① 做操前应开窗通风，保持空气清新。

② 室温保持在 24℃左右。

③ 可以在床上或是在桌子上铺上垫子和床单作为做被动操场所。

④ 操作者摘掉手表和首饰，洗干净双手，不留指甲，冬天应将手搓温后再接触新生儿。

⑤ 播放轻柔舒缓的音乐。

⑥ 给新生儿穿好纸尿裤，脱去外衣，少穿些衣服，便于活动。

2. 被动操的操作步骤

（1）扩胸运动

操作者让新生儿两手向外伸展，与身体呈 90°，掌心向上；两臂胸前交叉；重复两个八拍，还原。

（2）伸屈肘关节

操作者让新生儿向上弯曲左臂肘关节，将左臂肘关节前屈，还原；向上弯曲右臂肘关节，将右臂肘关节前屈，还原。

（3）肩关节运动

操作者握住新生儿左手，使其贴近身体，由内向外做旋转肩关节的动作，还原；之后握住新生儿的右手，做与左手相同的动作。重复两个八拍。

（4）伸展上肢运动

操作者让新生儿两臂向外展，掌心向上；双手胸前交叉；双手向上举过头，掌心向上，还原。重复两个八拍。

（5）伸屈踝关节

操作者让新生儿左侧足尖向上，屈曲踝关节；足尖向下，伸展踝关节，重复一个八拍。以同样的方法，做右侧动作。

（6）下肢伸屈运动

操作者让新生儿下肢平放，左腿屈曲到腹部，还原；右腿屈曲到腹部，还原。重复两个八拍。

（7）下肢伸直上举

操作者让新生儿下肢伸直上举 90°，还原。重复两个八拍。

视频资源
扫码观看"新生儿被动操"视频。

（五）新生儿排气操

新生儿由于胃肠功能发育不完善，或者进食不当、受凉等，很容易发生肠胀气，这时候需要给新生儿做排气操。

1. 排气操的准备工作

① 应在新生儿吃奶后半小时左右进行，如果刚吃完奶就做，容易吐奶。

② 室内温度控制在 24—26℃，做操时不要给新生儿穿太多衣服，室内不要有对流风，以免新生儿着凉。

③ 成人修剪指甲，给新生儿做排气操前用肥皂洗干净双手，涂好护手霜，并搓热双手。

2. 排气操的操作步骤

① 新生儿平躺，成人用手指或手掌以新生儿肚脐为中心，顺时针按摩其小肚子，注意力度适中，不要压迫到新生儿胃部，以免引起吐奶。按摩时间 1—5 分钟。

② 成人两手交替，从新生儿胸口开始，向下轻抚至大腿根，左右交替各做 8 次。

③ 握住新生儿脚踝、小腿，让其像蹬自行车一样，两腿交替压向腹部，左右交替各做 8 次。

④ 成人垂直抱起新生儿双腿，挤压其腹部，做 8 次。

⑤ 成人一手抓新生儿左膝盖，另一手抓住其右侧手臂，同时向上抬起并尽量挨近，左右交替做 8 次。如果新生儿在做操时哭闹，不配合，千万不要勉强，可以停下来，等其心情愉快时再做。

视频资源
扫码观看"新生儿排气操"视频。

第二课　婴幼儿常见疾病的预防与护理

掌握婴幼儿常见疾病的基本知识，例如常见疾病的原因、表现、护理技术、预防办法等，对于预防和控制婴幼儿常见疾病的发生，促进婴幼儿健康成长具有重要意义。

案例

患儿，女，10 个月，入院前一个月家长发现孩子经常无诱因地哭闹，夜间尤为明显，难以安抚，至今不能扶站。医生检查发现孩子枕秃、未出牙、肋骨外翻，而且有轻度 O 形腿。

根据上述案例中婴幼儿的症状描述，孩子很有可能患有哪种常见疾病？作为照护者，我们对此该如何预防和护理呢？

> **一**　常见营养性疾病的预防与护理

营养性疾病是由营养物摄入不当引起的疾病，包括营养物质摄入不足、摄入过多或者摄入比例失调。婴幼儿常见的营养性疾病有维生素 D 缺乏性佝偻病、缺铁性贫血和小儿肥胖症。

（一）维生素 D 缺乏性佝偻病

维生素 D 缺乏性佝偻病是婴幼儿体内维生素 D 不足引起钙、磷代谢紊乱，产生以骨骼病变为特征的全身慢性营养性疾病。维生素 D 缺乏性佝偻病会对婴幼儿生长发育带来诸多危害。婴幼儿维生素 D 缺乏性佝偻病的表现有小儿 O 形腿（见图 5-10）、小儿枕秃（见图 5-11）、小儿鸡胸（见图 5-12）和小儿肋骨串珠（见图 5-13）。

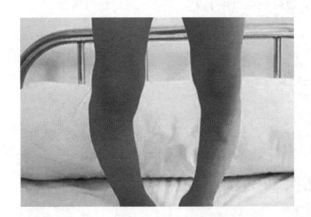

图 5-10　小儿 O 形腿

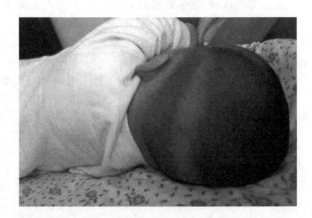

图 5-11　小儿枕秃

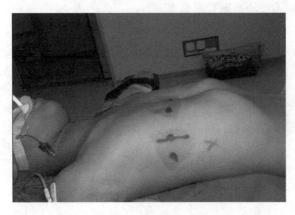

图 5-12　小儿鸡胸

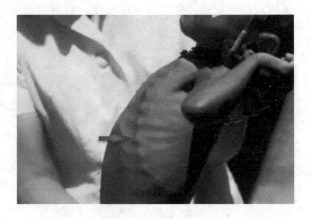

图 5-13　小儿肋骨串珠

（图片来源：https://m.youlai.cn/special/lookpicdise/POOWb0ECmA.html）

1．病因

（1）母亲妊娠期维生素 D 不足

母亲妊娠期特别是妊娠后期维生素 D 营养不足，如母亲严重营养不良，或患肝肾疾病、慢性腹泻，以及早产、双胎，均可使婴儿体内维生素 D 储存量不足。

（2）日照不足

因紫外线不能通过玻璃窗，婴幼儿如果长期在室内活动，较少室外活动，内源性维生素 D 生成就会不足。

（3）生长速度快

早产及双胎婴儿出生后生长发育快，需要的维生素 D 多，且体内储存的维生素 D 不足，易发生维生素 D 缺乏性佝偻病。

（4）摄入不足

因天然食物中含维生素 D 少，即使纯母乳喂养，婴儿若户外活动少，也容易患维生素 D 缺乏性佝偻病。

（5）疾病影响

慢性呼吸道感染、胃肠道或肝胆疾病会影响维生素 D 的吸收，肝肾严重损害会导致维生素 D 转换障碍，也有可能导致维生素 D 缺乏性佝偻病的发生。

2．表现

（1）病变初期

此阶段的患儿通常不足 6 个月，多数会有枕秃、夜晚啼哭、烦躁、多汗、消瘦、食欲减退等临床表现。

（2）病变活动期

此阶段的患儿可出现颅骨软化、手指按压有乒乓球感或方颅等临床表现，并且前囟闭合延迟、神经系统发育缓慢，可出现鸡胸、肋骨串珠、牙齿生长延迟等临床表现。

（3）病变恢复期

此时由于补充维生素 D，多晒太阳和进行适量运动，患儿前期各种临床表现逐渐得到改善。

（4）病变后遗症期

此阶段通常发生在 3 岁以上的患儿，可产生严重的骨骼畸形，如膝关节内翻畸形、外翻畸形，以及腕关节、踝关节骨端明显膨大畸形等，这些均为不可逆的改变。

3．预防

第一，准妈妈在妊娠期应多进行户外活动，食用富含钙、磷、维生素 D 的食物，在妊娠后适量补充维生素 D，让胎儿储存充足的维生素 D，以满足出生后一段时间生长发育的需要。

第二，注重婴幼儿的日光浴与适量维生素 D 的补充，出生一个月后可让婴儿逐渐坚持户外活动，冬季也要注意保证每日 1—2 小时户外活动时间。

第三，对于早产儿、低出生体重儿、双胎儿，出生后一周开始补充维生素 D，每日 800 单位，三个月后改为预防量。

4. 护理

（1）补充维生素 D

提倡母乳喂养，按时添加辅食，给予富含维生素 D、钙、磷和蛋白质的食物；遵医嘱给予维生素 D 制剂。

（2）预防骨骼畸形和骨折

衣着柔软、宽松，床铺松软，避免早坐、站、行，避免久坐、久站，以防发生骨骼畸形；严重维生素 D 缺乏性佝偻病患儿肋骨、长骨易发生骨折，护理操作时应避免重压和强力牵拉。

（3）加强体格锻炼

对已有骨骼畸形的患儿可采取主动和被动运动的方法矫正。如遗留胸廓畸形，可引导其做俯卧位抬头展胸运动；下肢畸形可进行肌肉按摩，O 形腿按摩外侧肌，X 形腿按摩内侧肌，以增加肌张力，矫正畸形。

（4）预防感染

保持空气清新，温、湿度适宜，阳光充足。

（5）户外活动

每日带患儿进行一定时间的户外活动，直接接受阳光照射。夏季气温高，紫外线强，应避免太阳直射，可在阴凉处活动，尽量多暴露皮肤，冬季室内活动时开窗，让紫外线能够透过窗户射到室内孩子身上。

（二）缺铁性贫血

缺铁性贫血是由于婴幼儿体内储存的铁消耗殆尽，血红蛋白减少而出现小细胞低色素性贫血的疾病。

1. 病因

（1）储铁不足

早产、双胎、多胎或准妈妈严重缺铁，胎儿从母体内获得的铁不足。

（2）铁摄入量不足

这是营养性缺铁性贫血最主要的原因，人乳、牛乳、谷物中含铁量均低，如不及时添加含铁较多的辅食，容易发生缺铁性贫血。

（3）生长发育因素

婴幼儿生长发育快，如不及时添加富含铁元素的辅食，容易导致缺铁。

（4）铁吸收障碍

食物搭配不合理可能影响铁的吸收，慢性腹泻也可能造成铁吸收不良。

（5）铁丢失过多

如婴幼儿患有肠息肉、钩虫病、肠道过敏等，可能导致铁丢失过多。

2．表现

（1）一般症状

皮肤黏膜苍白，以面部、眼睑、口唇、指甲较为明显；有的婴幼儿还会出现疲劳、不爱活动的症状，体重不增或者增长缓慢。

（2）消化系统症状

婴幼儿可出现厌食、恶心、呕吐、腹泻、腹胀、便秘等症状，甚至出现异食癖（如嗜食泥土、墙皮、煤渣等）。

（3）免疫系统症状

缺铁性贫血导致婴幼儿免疫系统防御功能降低，婴幼儿容易患病，经常出现感冒、发烧等症状。

（4）神经系统症状

婴幼儿常烦躁不安或精神萎靡不振、注意力不集中、记忆力减退，智力多数低于同龄婴幼儿。

（5）心血管系统症状

明显贫血时心率增快，严重者心脏扩大，甚至心力衰竭。

3．预防

第一，尽量母乳喂养，并及时添加铁元素含量丰富且吸收率高的辅助食品，如肝、瘦肉、鱼等，并注意膳食的合理搭配。如果婴幼儿以牛乳喂养，必须加热处理牛乳，从而降低婴幼儿因过敏引起的肠道失血的风险。

第二，婴幼儿的食品可以加入适量的铁剂进行强化。

第三，早产儿、低体重儿最好在两个月左右补充铁剂，进行预防。

4．护理

（1）活动无耐力的护理

注意让患儿休息，适量活动。对于贫血程度轻的患儿，可鼓励其参加日常活动，不必卧床休息；对严重贫血者，应根据其活动耐力下降程度规定休息方式、活动强度及每次活动的持续时间。

（2）营养失调的护理

提倡母乳喂养，及时添加富含铁元素的食物，帮助其纠正不良饮食习惯。合理搭配患儿的膳食，动物血、黄豆、肉类含铁量较丰富，是防治缺铁的理想食材；维生素 C、肉类、氨基酸、果糖、脂肪酸可促进铁吸收，可以与含铁量高的食物同时食用；茶、咖啡、牛奶等会抑制铁吸收，应避免与含铁量高的食物同时食用。

（3）服用铁剂的护理

铁剂对胃肠道有刺激作用，可引起胃肠不适及疼痛、恶心、呕吐、便秘或腹泻，故患儿口服铁剂应从小剂量开始，在两餐之间投药，可与维生素 C 同服，以利于吸收。婴幼儿服用铁剂后，牙往往泛黑，大便呈黑色，停药后恢复正常；注射铁剂时，应精确计算剂量，分次深部肌肉注射，并注意更换注射部位，以免引起组织坏死。铁剂治疗有效者，于服药后 3—4 天网织红细胞上升，1 周后可见血红蛋白逐渐上升。如服药 3—4 周无效，应查找原因。贫血纠正后，仍应坚持合理安排膳食，培养婴幼儿良好的饮食习惯。

（三）小儿肥胖症

小儿肥胖症是一种婴幼儿体内脂肪过度堆积、体重超过一定范围的营养障碍性疾病。小儿肥胖症的产生多见于单纯性肥胖，主要是长期摄入热量超标，超过身体新陈代谢的速度，热量过剩，机体把多余的热量以脂肪的形式储存起来，造成肥胖（见图 5-14）。小儿肥胖症会对婴幼儿的生长发育带来诸多危害。

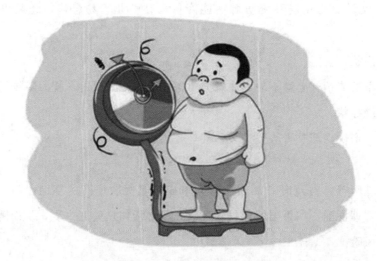

图 5-14　小儿肥胖症

（图片来源：https://www.szbubu.com/2888184.html）

1. 病因

（1）营养过剩

营养过剩致摄入热量超过消耗量，多余的脂肪以甘油三酯的形式储存于体内致肥胖。婴幼儿喂养不当、太早给婴幼儿喂高热量的固体食品或者准妈妈在妊娠后期摄入过多营养等都可致使婴幼儿体重增长过快，形成小儿肥胖症。

（2）缺乏运动

缺乏适当的体育锻炼导致能量消耗减少是小儿肥胖症的重要原因，即使婴幼儿摄食不多，也可能因为缺乏运动引起肥胖。

（3）遗传因素

肥胖症有一定的家族遗传倾向，如果双亲都肥胖，子代出现肥胖的概率为 70％—80％；如果双亲之一肥胖，子代出现肥胖的概率为 40％—50％；如果双亲均不肥胖，子代出现肥胖的概率仅为近 1％。对于单卵孪生者来说，肥胖同病率亦极高。

（4）心理因素

心理因素在小儿肥胖症的发生发展上起着重要作用。比如情绪创伤或父母离异、丧父或者丧母、被虐待、受溺爱等，可诱发婴幼儿胆小、恐惧、孤独等心理，从而不合群、不活动，或以进食为自娱，导致小儿肥胖症。

2. 表现

第一，患小儿肥胖症的婴幼儿常有疲劳感，用力时气短或腿痛。

第二，严重肥胖者由于脂肪的过度堆积限制了胸廓和膈肌运动，使肺通气量不足、呼吸浅快。

第三，体格检查可见患小儿肥胖症的婴幼儿皮下脂肪丰满，但分布均匀，腹部膨隆下垂，严重肥胖者可因皮下脂肪过多，使胸腹、臀部及大腿皮肤出现皮纹。

第四，患小儿肥胖症的婴幼儿可能会出现足外翻、扁平足、下肢静脉曲张等情况。

第五，患小儿肥胖症的婴幼儿性发育常较早，最终身高常略低于正常小儿，且由于怕被别人讥笑而不愿与其他小儿交往，故常有心理上的障碍，如自卑、胆怯、孤独等。

3. 预防

第一，孕妇要控制饮食，避免孕期营养过剩和体重增加过多；产妇应根据婴幼儿自身的生理需求合理喂奶，尽量纯母乳喂养 4—6 个月。

第二，积极调整饮食结构，家长应避免让婴幼儿吃太多巧克力、炸鸡等高热量、高油、高糖的食物，但应供给足够热量及各种营养素，以保证小儿生长发育的基本需要。

第三，家长应适当让婴幼儿进行运动锻炼，可选择走路、慢跑等有氧运动方式，循序渐进，帮助婴幼儿改变不喜欢运动的习惯。

第四，家长应帮助婴幼儿形成良好的进食习惯，进餐应定时定量，进食速度应慢。

4. 护理

（1）饮食管理

患儿必须严格控制饮食，以摄入能量低于消耗能量为标准。饮食构成应以高蛋白、低脂肪食物为主。但要注意的是，婴幼儿的体重不宜骤减，注意补充维生素及各种矿物质，多吃蔬菜水果、瘦肉、鱼、豆类。

（2）制订合理的运动计划

控制饮食的同时增加运动量是减肥的重要手段之一。开始实施运动计划的时候，要选择容易坚持的运动项目，提高孩子对运动的兴趣，但应避免剧烈运动，因为剧烈运动会导致食欲大增。

（3）解除孩子的精神负担

家长不要经常对孩子的进食习惯进行指责，干预过多容易导致孩子精神紧张，甚至产生对抗心理，同时家长要避免让孩子服用减肥药物。

二 常见呼吸系统疾病的预防与护理

呼吸系统疾病是一种常见病、多发病，主要病变在气管、支气管、肺部及胸腔。病变轻者多表现为咳嗽、胸痛、呼吸受影响，重者则表现为呼吸困难、缺氧，甚至呼吸衰竭。婴幼儿呼吸系统疾病以急性呼吸道感染最为常见，占门诊就诊患儿的60％以上。全球5岁以下儿童每年死于下呼吸道感染的约有1500万，其中约400万死于急性下呼吸道感染。在我国，5岁以下儿童每年约有30万人死于肺炎，其中以婴儿为主。

（一）急性上呼吸道感染

急性上呼吸道感染就是人们常说的感冒，是指上部呼吸道鼻、咽和喉部的炎症。临床诊断的急性扁桃体炎、急性咽炎、急性鼻咽炎都属于急性上呼吸道感染。

1. 病因

（1）着凉

如果天气比较寒冷，家长没有为婴幼儿做好保暖措施，其着凉之后可能会诱发急性上呼吸道感染，出现咳嗽、咳痰等症状。

（2）自身免疫力低下

如果母亲的体质比较弱，婴儿在出生之后免疫力可能也会比较弱，容易受到细菌、病毒入侵，导致出现急性上呼吸道感染。

（3）感染

急性上呼吸道感染大多由病毒引起，少数由细菌或肺炎支原体引起。常见病毒有呼吸道合胞病毒、鼻病毒、柯萨奇病毒、腺病毒、副流感或流感病毒等，细菌有溶血性链球菌、肺炎球菌、葡萄球菌及嗜血流感杆菌等，多继发于病毒感染。肺炎支原体介于病毒和细菌之间。

2. 表现

第一，一般有较为明显的呼吸道症状，比如不同程度的咳嗽伴有痰，部分病毒感染性的疾病还会出现不同程度的气喘。

第二，会出现感染症状。通常呼吸道感染原因不管是病毒、细菌还是支原体，都可能会出现不同程度的发热症状，患儿精神相对平时来说要差一些。

第三，呼吸道感染如果持续时间久可能会累及患儿的消化系统，出现消化道症状，比如食欲降低、恶心、呕吐甚至腹泻等。

第四，如果感染较为严重或者病程太久，婴幼儿可能会由上呼吸道感染发展为支气管炎甚至引起肺炎，会出现气促、咳嗽明显加重、睡眠受到影响等症状。

3. 预防

（1）锻炼身体

婴幼儿自身免疫力相较于成年人要低，因此家长应鼓励其经常进行适当的锻炼，增强免疫力，从而预防急性上呼吸道感染。

（2）日常护理

保持居室清洁，空气新鲜，日常生活中需要注意根据气温的变化适当为婴幼儿增减衣物。同时避免婴幼儿处于二手烟的环境或者经常去人多的环境，如商场、医院等，以免发生感染。

（3）调整饮食

婴幼儿平时饮食应以清淡、营养为主，多吃富含蛋白质和维生素的食物，避免摄入高油、高糖、辛辣刺激性食物，从而为自身提供充足的营养支持，预防婴幼儿急性上呼吸道感染。

4. 护理

（1）对症服药

对于婴幼儿由于上呼吸道感染出现的高热症状要及时予以退热，尤其是超过 38.5℃，要及时服药退热，并辅以物理退热。如果出现流涕过多的情况，可以用生理盐水或海盐水湿润婴幼儿鼻腔，之后进一步清理鼻腔，避免鼻涕过多倒流到喉咙引起呛咳。清理鼻腔一般在喂奶之前或在婴幼儿睡觉之前进行。

（2）清淡饮食，保证营养和水分

上呼吸道感染期间，注意不要给患儿吃太过油腻的食物，可以让患儿适当吃些水果蔬菜，如果患儿有胃口也可以让其适当吃些奶类、瘦肉、鱼肉。如果患儿有呼吸困难症状，应让其少食多餐，呛咳重者用滴管或小勺慢喂。如果患儿因发热、呼吸增快而增加了水分消耗，注意及时补充水分。

（3）慎用抗生素

一般婴幼儿患呼吸道感染，家长多认为是炎症引发，常常会用抗生素来压制炎症。但建议慎用抗生素，因为上呼吸道感染绝大部分是病毒引起的，目前，大部分病毒并无特效药，所有呼吸道感染都需要一个自行愈合的过程。所以，如果婴幼儿平时身体健康状况良好，患呼吸道感染后，一般需要一周左右的治疗病程，不需要过多地服用抗病毒药物。如果有喉咙痛、眼睛热、大便干等热症，可以服用一些清热的感冒中成药来缓解。

（4）注意观察

婴幼儿患呼吸道感染后，家长一定要严密观察病情。如果婴幼儿出现食欲不佳、尿量明显减少、咽后壁脓肿、精神不振，甚至抽筋、呕吐、呼吸吃力等症状，要及时送医，查明原因、对症治疗。

（二）小儿肺炎

小儿肺炎是婴幼儿时期的常见病，在我国北方地区以冬春季多见，是婴幼儿死亡的常见原因。婴幼儿肺炎是由病原体感染或吸入羊水及油类和过敏反应等引起的肺部炎症，多由急性上呼吸道感染或支气管炎向下蔓延所致。

1. 病因

（1）衣原体感染

常见病原为沙眼衣原体、肺炎衣原体、鹦鹉热衣原体等。

（2）病毒感染

病毒感染是小儿肺炎的常见原因，以往我国北方地区多为腺病毒 3 型、腺病毒 7 型，且腺病毒 7 型常致重症肺炎。近年来，腺病毒感染有下降趋势，而合胞病毒上升至首位，其他如副流感病毒、流感病毒、轮状病毒等感染的肺炎也时有报道。

（3）细菌感染

常见的细菌有肺炎双球菌、金黄色葡萄球菌、溶血性链球菌、大肠杆菌等。

（4）其他因素

营养不良、维生素 D 缺乏性佝偻病、先天性心脏病、低出生体重儿，以及患原发性和继发性免疫缺陷疾病的婴幼儿更易患小儿肺炎。

（5）诱发因素

季节交替、环境因素、自身不良习惯、精神因素等也在一定程度上成为小儿肺炎的诱发因素。

2. 表现

（1）新生儿肺炎多不典型，少数有咳嗽，体温可不升高

主要症状是口周发紫、口吐泡沫、呼吸困难、精神萎靡、少哭、不哭、拒乳。有时就是类似感冒的症状，如鼻塞、呛奶。但是如果仔细观察，就会发现新生儿的呼吸很快（每分钟大于 45 次，正常情况下是每分钟 40—44 次），甚至可能伴有三凹征（即吸气时锁骨上窝、胸骨上窝、肋间隙同时发生凹陷的征象，是胸腔负压显著增大、气体不能迅速进入肺泡的标志）等呼吸困难的表现。

（2）发热

婴幼儿患肺炎时大多有发热症状，这是因为炎症因子会刺激体温中枢，使得体温调定点上移，进而导致婴幼儿发热。其体温多在 38℃以上，持续两三天时间。

（3）咳嗽

婴幼儿在患有肺炎时咳、喘较重，并且静止时呼吸频率增快，两侧鼻翼一张一张的，口唇发青或发紫。

（4）精神状态不佳

当婴幼儿患有肺炎时，其精神状态通常不是很好，并且可能伴有烦躁、哭闹或昏睡、抽风等表现。

（5）食欲下降

婴幼儿患有肺炎时，一般会食欲下降，出现不吃奶或一吃奶就哭闹不安的现象。

（6）胸部水泡音

由于婴幼儿胸壁比较薄，在肺炎患儿吸气时，成人一般可以听到其胸部的水泡音。

3. 预防

（1）加强空气的流通

小儿肺炎多是细菌、病毒侵袭肺部所致，而居所环境如果空气密闭、流通性差，就易导致细菌滋生。因此，建议定期开窗通风，加强所处环境的空气流通。

（2）定期接种疫苗

流感疫苗、肺炎链球菌疫苗是目前预防小儿肺炎较为有效的一种手段，因此，家长应积极带婴幼儿接种相关疫苗，从而降低婴幼儿患小儿肺炎的概率。

（3）增强体质

身体素质较好的婴幼儿能够凭借自身免疫力，有效抵御细菌、病毒的侵袭，从而避免小儿肺炎的发生。因此，家长应多带婴幼儿到户外活动，并确保其日常饮食营养均衡，增强其体质，提升其免疫力。

（4）做好相关防护措施

被动吸二手烟、接触被污染物品或肺炎患者，均有可能引发小儿肺炎。家长在带婴幼儿外出时，要为婴幼儿戴好口罩，并适当远离人流量密集的公共场所，外出之后回家及饭前便后要为婴幼儿及时清洗双手。

4．护理

（1）注意休息

家长要让患儿注意休息，还要保持室内安静、空气流通。冬季时空气比较干燥，室内又有暖气或空调，最好在室内配备加湿器，以提高室内的空气湿度，利于患儿痰液的排出。

（2）加强营养

婴幼儿生病期间，家长要注意合理搭配饮食，为患儿补充蛋白质，同时让其适当吃一些蔬菜和水果；发热时要以清淡易消化的流质、半流质食物为主，同时让婴幼儿多喝水。家长在喂婴幼儿食物或药物时，注意把婴幼儿抱起来，避免直接灌入口中。喂奶时一定要注意防止婴儿呛奶，最好用小勺慢慢地喂，一次不要喂太多。

（3）保持呼吸道通畅

家长要随时清除婴幼儿鼻腔内的分泌物，使其保持呼吸道畅通；在婴幼儿咳嗽的时候，要帮婴幼儿拍拍后背，使痰液松动，以利于痰液的咳出。如果婴幼儿痰液特别黏稠，要给予雾化吸入治疗，主要是使痰液变得稀薄。如果婴儿年龄太小，不能将痰液咳出，应当用婴幼儿专用吸痰管将痰吸出。

（4）坚持治疗

家长应遵医嘱让婴幼儿按时吃药或输液治疗，不可以随意减药或加大剂量，更不能给婴幼儿喂成人的止咳祛痰药，避免病情反复发作或因药物使用不当而出现种种不良反应。在有痰时，最好不要给患儿吃止咳药，要以化痰为主。

拓展阅读
扫一扫，了解"儿童重症肺炎的诊断"。

三 常见消化系统疾病的预防与护理

消化系统疾病包括食管、胃、肠、肝、胆、胰等脏器的器质性和功能性疾病。婴幼儿常见的消化系统疾病有腹泻、胃肠炎等。

（一）腹泻

婴幼儿腹泻是由饮食不当或肠道内、外感染引起的一种消化道功能紊乱综合征，多发生于2岁以下婴幼儿，是我国婴幼儿最常见的疾病之一，也是婴幼儿营养不良、生长发育缓慢的主要原因之一。

1. 病因

婴幼儿具有生长发育快、消化系统发育不成熟、肠道菌群失调、人工喂养等特点，因此更容易腹泻。婴幼儿腹泻的病因可以分为感染性和非感染性因素。感染性因素主要包括细菌、真菌、病毒等感染；非感染性因素主要包括饮食不当、气候变化、腹部受凉等。[①]

2. 表现

（1）轻症

患儿每天大便5—8次，可能伴随轻微发热或呕吐，粪便呈黄绿色，带黏液且呈蛋花汤样，并伴有轻微腹胀，肠鸣音亢进。

（2）中度腹泻

患儿每天大便10次左右，呈稀水样、气味酸且臭，可能伴随中度发热。

（3）重症

患儿腹泻频繁，每天大便8—15次，呈水样、量多，有酸臭味，或带有血丝黏液。同时患儿会有烦躁、嗜睡、萎靡，甚至昏迷、惊厥表现，前囟门凹陷，皮肤及嘴唇干燥等。

（4）特殊情况

部分患儿可出现明显脱水、酸中毒、电解质紊乱症状，如低钾或低镁等。

3. 预防

第一，合理喂养，提倡母乳喂养，为人工喂养的婴幼儿根据具体情况选择合适的代乳品。

第二，科学地为小月龄的婴儿添加辅食，每次仅添加一种新食物，逐步增加，适时断奶。发生腹泻时，应暂停添加新的食物，性状可恢复到当前辅食状态的前一阶段，如从烂泥状回到糊状。

① 中华医学会儿科学分会消化学组，《中华儿科杂志》编辑委员会. 中国儿童急性感染性腹泻病临床实践指南[J]. 中华儿科杂志，2016，54（7）：483-488.

第三，养成良好的卫生习惯，注意乳品的正确保存，还要对奶具、餐具、便器、玩具等进行定期消毒。

第四，集体机构如有感染性腹泻流行，应积极治疗，做好消毒隔离工作，防止交叉感染。

4. 护理

第一，家长要让急性起病、全身症状明显的患儿卧床休息，注意腹部保暖，也可以热敷腹部。轻症患儿可以适当活动，但要避免头晕跌倒。

第二，及时为患儿更换被污染的衣物、被褥，开窗通风。

第三，排便频繁可能导致患儿肛周皮肤破损、糜烂或感染。患儿排便后，家长应用温水帮其清洗肛周，保持皮肤清洁干燥，可涂抹无菌凡士林或抗生素软膏以保护患儿肛周皮肤，促进损伤部位愈合。[①]

第四，家长可视情况让患儿补充口服补液盐，预防脱水。

（二）胃肠炎

小儿胃肠炎是由各种原因引起的小儿胃肠黏膜炎症，以恶心、呕吐、腹泻等症状为主，分为小儿急性胃肠炎和小儿慢性胃肠炎。其中，小儿急性胃肠炎较为多见，通常由细菌、病毒、不合理膳食等因素导致。

1. 病因

（1）感染性胃肠炎

病原微生物大多随被污染的饮用水或食品进入消化道，亦可通过污染的手、玩具、带菌者或日用品传播。病原微生物能否引起婴幼儿胃肠道感染，取决于其防御机能的强弱、感染菌量的多少及微生物的毒力。

（2）非感染性胃肠炎

主要由饮食不当引起，当进食过量或进食的食物成分不当时，婴幼儿消化过程受到阻碍，食物不能被充分消化和吸收而积滞在胃肠道。

2. 表现

（1）急性胃肠炎

轻型急性胃肠炎多由饮食因素及肠道外感染引起，以胃肠道症状为主，多数在数日内可自行痊愈。重型急性胃肠炎多由肠道内感染引起，常起病急，也可由轻型逐渐加重、转变而来。重型急性胃肠炎除有较重的胃肠道症状外，还有明显的脱水、电解质紊乱和全身感染中毒症状，如发热、精神烦躁或萎靡、嗜睡，甚至昏迷、休克。

（2）感染性胃肠炎

轮状病毒感染引起的感染性胃肠炎起病急，常伴有发热和上呼吸道感染症状，疾病初期1—2天常发生呕吐，随后出现腹泻，大便量多、次数多、水分多，呈黄色水样或蛋花样便且带有少量

---

① 王卫平，孙锟，常立文．儿科学［M］．9 版．北京：人民卫生出版社，2018：226.

黏液,常并发脱水、酸中毒及电解质紊乱。诺如病毒感染主要发病时间为9月至次年的4月,起病急慢不一,可伴有发热、呼吸道症状,腹泻和呕吐轻重不等,大便量中等,为稀便或水样便,且伴有腹痛,病情重者体温较高。本病为自限性疾病,症状一般持续1—3天。

3. 预防

(1) 注意饮食卫生

大多数小儿急性胃肠炎是由饮食不洁引起的,因此,对于小月龄婴儿,家长要注意奶瓶等的清洁工作;对于大一点的幼儿,家长要引导其吃东西之前清洗干净双手,而且所有食物在吃之前一定要清洗干净,建议用专门的水果清洗剂进行清洗,也可以削皮后再食用,这样可以避免细菌趁虚而入,从而诱发小儿急性胃肠炎。

(2) 不吃辛辣刺激性食物

部分小儿急性胃肠炎是由吃过多凉性食物或者辛辣刺激性食物引起的,通常来说,婴幼儿的消化系统还未发育完善,刺激性比较强的食物容易引起小儿消化不良,进而诱发小儿急性胃肠炎。

(3) 防止幽门螺杆菌的传染

幽门螺杆菌是引起小儿急性胃肠炎最为常见的病菌之一,因此家长要注意实行分食制,尤其注意不可以嘴对嘴喂养,此外,还要帮助婴幼儿做好口腔清洁,清除藏在牙垢中的幽门螺杆菌,从而预防小儿急性胃肠炎的发生。

4. 护理

(1) 饮食护理

婴幼儿发生胃肠炎后,消化能力比较差,要注意清淡饮食,吃油腻的食物会使得胃肠炎症状加重。尤其在婴幼儿出现拉肚子、呕吐的表现时,更应该以清淡的饮食为主,比如白粥或小米汤等,以减轻婴幼儿的胃肠负荷。

(2) 脱水护理

婴幼儿如果拉肚子比较严重,可能会有脱水的表现,这时家长要注意让婴幼儿口服补液盐,预防脱水。

(3) 呕吐护理

对于呕吐得比较厉害的婴幼儿,家长可以采取少量多次喂口服补液盐的形式,每次喂5—10毫升。如果呕吐、脱水症状比较明显,要及时就医。

(4) 情绪护理

在患病过程中,婴幼儿难免会因为身体不适而哭闹,家长要创设干净舒适的环境,保证婴幼儿的睡眠与休息,尽量使婴幼儿心情舒缓。

四 常见皮肤病的预防与护理

皮肤病是发生于皮肤、黏膜及其附属器官的疾病统称。皮肤病通常会造成皮肤损伤,以及患者自觉瘙痒、疼痛、麻木感等不适，可影响生活质量，应积极进行治疗。婴幼儿常见的皮肤病有尿布疹、湿疹等。

（一）尿布疹

婴幼儿的皮肤非常娇嫩，角质层薄，对机械性和化学性刺激耐受力差，臀部潮湿、闷热、长久摩擦或者粪便刺激容易出现尿布疹，又称"臀红"（如图5-15）。

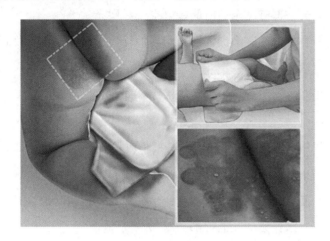

图5-15　婴幼儿尿布疹

1. 病因

第一，婴幼儿新陈代谢速度快，尤其皱褶部位易出汗，容易积累代谢物，如果清洗不及时、不彻底，局部不透气，就易导致局部发红、破皮，形成尿布疹。

第二，如果尿片质量比较差、不透气，婴幼儿臀部长时间潮湿、闷热，就易出现尿布疹。

第三，婴幼儿大小便次数比较多，如果尿片更换不及时，大便中的酸性物质会对婴幼儿皮肤产生刺激而形成尿布疹。

2. 表现

（1）轻度

婴幼儿会阴部、肛门周围及臀部、大腿外侧、皮肤的血管出现充血发红的症状。

（2）中度

随着病情继续发展会出现渗出液，并逐渐增多，婴幼儿发红的表皮脱落，形成糜烂，并伴随出现疼痛的症状。

（3）重度

如果这时候病情未得到及时控制，可发展为广泛红斑、疼痛性糜烂、脓包、丘疹或结节，还可以引发细菌、真菌感染。

3. 预防

第一，选用质地柔软、吸水性强、透气性好的尿布。使用传统尿布时，一定要漂洗干净，最好用弱碱性肥皂洗涤，而且要保持尿布的干燥，尿布应经常进行消毒，在日光下翻晒。

第二，要及时更换被大小便浸湿的尿布，以免尿液长时间刺激婴幼儿的皮肤。更换尿布前，成人应用清水和肥皂洗手，避免手上的细菌污染尿布或将细菌带到婴幼儿身上。

第三，不要在尿布下加用橡胶布、油布或塑料布，以免婴幼儿臀部长期处于湿热状态。

第四，不要把尿布系得太紧，以免空气不能流通，压迫局部，造成血液循环障碍。

第五，婴幼儿大便次数较多时，可用中性肥皂和温水清洗，并用棉质纱布擦拭干净，保持皮肤干爽。必要时，可涂些润肤乳，以滋润婴幼儿肌肤，同时减少肌肤与尿液的接触机会。

第六，每天让婴幼儿的臀部有一定的时间接触空气和阳光。

第七，不要用含有芳香成分的洗涤剂清洗婴幼儿的棉质尿布，也不要使用柔顺剂，这些东西都容易使婴幼儿皮肤产生过敏反应。

第八，如果婴幼儿出现腹泻等症状，应积极治疗，并注意保暖。

4. 护理

第一，婴幼儿出现尿布疹时，家长可每隔 2—3 小时检查一次尿布，如果有尿液、粪便，立即更换尿布；同时注意选择透气性强、吸水性强、柔软的尿布。

第二，婴幼儿每次排便后，家长用温水帮其清洗屁股，可适当涂抹含凡士林或氧化锌的护臀膏等。在室温允许的情况下，多让婴幼儿的臀部暴露在空气中。

第三，在尿布疹发生期间，如果发生腹泻会加重皮炎症状，因此，家长要注意婴幼儿的饮食卫生，引入新辅食时更需要格外注意观察，如果发生腹泻，暂停引入新辅食。

（二）湿疹

婴幼儿湿疹俗称"奶癣"，又称婴儿期特应性皮炎，是由基因及环境等多种内外因素导致的一种过敏性皮肤病，多始发于 2—3 个月大的婴儿，常表现为患儿两侧面颊出现对称性红斑、丘疹、丘疱疹、水疱、渗液或浸润、肥厚等症状（见图 5-16）。[1] 一项针对我国 1—12 月婴儿大规模流行病学的调查资料显示，1 岁以内婴儿湿疹发病率高达 30.48%。

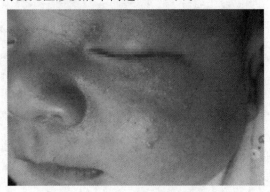

图 5-16　婴幼儿湿疹

---

① 张学军，郑捷．皮肤性病学［M］．9 版．北京：人民卫生出版社，2018：106．

1. 病因

（1）皮肤屏障功能差

容易得湿疹的婴儿皮肤通常比较薄，里面的角质层结构有异常，皮肤含水量下降、皮脂含量降低，导致皮肤保护能力下降，容易发生皮肤炎症。[①]

（2）遗传因素

如果家里有过敏性皮炎或者容易过敏的父母、兄弟姐妹，婴幼儿通常也比较容易出现包括湿疹在内的过敏性皮肤疾病。

（3）细菌感染

皮肤保护能力下降容易导致细菌感染，细菌感染又进一步破坏皮肤保护能力，使得湿疹反复发生。

2. 表现

婴幼儿湿疹会伴有阵发性剧烈瘙痒，造成婴儿哭闹不止和睡眠不安。严重的继发感染可出现脓疱，导致婴幼儿出现局部淋巴结肿大甚至全身发热症状。目前按照皮疹特点，可将其分为渗出型和干燥型两种主要类型。不同类型的婴幼儿湿疹有不同的典型表现。[②]

（1）渗出型

这种类型的湿疹多见于较为肥胖的婴幼儿。起初湿疹发生于两侧面颊，出现界限不清的红斑，红斑上可见密集的针尖大小的丘疹、丘疱疹、水疱和渗液。渗液干燥后形成黄色且厚薄不一的痂皮，患儿常因瘙痒剧烈而抓挠、摩擦患处导致部分痂皮剥脱，露出有较多渗液的鲜红色糜烂面，症状较重的湿疹可波及婴幼儿整个面部乃至头皮。

（2）干燥型

这种类型的湿疹多见于较为瘦弱的婴儿，常表现为淡红色或者暗红色的斑片，可见密集的小丘疹，无水疱，皮肤干燥，无明显渗液，皮肤表面覆有灰白色糠状鳞屑，常累及面部、躯干部位和四肢。慢性湿疹患儿的皮疹表现可呈轻度浸润、肥厚、皲裂或是血痂。

3. 预防

（1）不要让婴幼儿接触可能引起过敏的物质

动物的毛发很容易引起过敏，所以尽量不要在家中养宠物，更不要让婴幼儿去接触这些宠物。另外，花粉也容易引起过敏，如果婴幼儿是过敏体质，在春夏时节要避免带婴幼儿去花粉多的地方。

---

① 史建强，张锡宝. 儿童皮肤病学［M］. 北京：科学出版社，2017：190.

② Guo Y F，Zhang H，Liu Q，et al. Phenotypic analysis of atopic dermatitis in children aged 1-12 months：Elaboration of novel diagnostic criteria for infants in China and estimation of prevalence［J］. Journal of the European Academy of Dermatology and Venereology，2019，33（8）：1569-1576.

（2）不给婴幼儿吃容易过敏的食物

如果婴幼儿还在吃母乳，母亲要避免食用容易引起过敏的鱼虾类食物或者海鲜，也不要吃辣椒等刺激性的食物。若是已经给婴幼儿添加辅食，那么最好不要在辅食中添加容易过敏的食物，可以让婴幼儿多吃些新鲜的蔬菜和水果。

（3）选择棉质面料的贴身衣物

婴幼儿的皮肤是非常娇嫩的，稍微有点儿刺激或摩擦就容易出现湿疹。棉质面料的衣服吸汗性强，透气性也很强，可以避免婴幼儿捂汗，对于预防湿疹有很大的帮助。

（4）室内温度保持适宜，避免过冷或者过热

如果是在炎热的夏季，室内的温度往往比较高，婴幼儿身上出汗较多，容易引起过敏反应或者是加重过敏症状，从而导致湿疹，因此，应该适当开空调来降低室内的温度，使室温保持在26—28℃，避免空调直吹，以防着凉。

4. 护理

（1）皮损护理

在医生指导下使用外用涂抹类药物、消炎药物、脱敏药物和医学护肤品等。

（2）生活护理

平时生活中，要保持家中环境清洁卫生，经常开窗通风；婴幼儿的衣物和床上用品最好经常清洗，在阳光下晾晒；婴幼儿的贴身衣物应选择棉质的，避免化纤、羊毛制品的刺激；天气状况良好的时候，可适当增加婴幼儿的户外活动时间，但是要尽量避免出汗；洗澡的时候，要使用婴幼儿专用沐浴用品，水的温度不宜过高；为婴幼儿勤剪指甲，避免其抓挠患处，防止继发感染。

（3）饮食护理

如果是母乳喂养，母亲最好不吃容易导致过敏的食物；人工喂养的婴幼儿，如确定是奶粉导致过敏，应及时更换奶粉品类；稍大的婴儿可适当添加辅食，添加时注意循序渐进，食材要新鲜，以清淡饮食为宜。

（4）心理护理

室内外保持安静，避免环境嘈杂。睡前放一些轻松的音乐或讲故事、唱儿歌等，用手轻拍婴幼儿背部，促进婴幼儿入眠。

五　常见传染病的预防与护理

传染病是由各种病原体引起的能在人与人、动物与动物或人与动物之间传播的一类疾病。婴幼儿常见的传染病有水痘、麻疹、手足口病、流行性腮腺炎、流行性乙型脑炎等。

春夏交替时期天气多变，也是水痘的高发季节。婴幼儿是水痘高发人群。某托育机构的晨检人员在例行入园晨检时，发现托小班有位幼儿出现中低程度发热，头部有红色斑疹，晨检人员怀疑该幼儿患的是水痘。

　　如果你是托育机构照护人员，当你发现某位幼儿感染水痘时，会如何对其家长进行护理指导呢？

（一）水痘

　　水痘是由水痘带状疱疹病毒引起的、经呼吸道和直接接触传播的急性呼吸道传染病（见图 5-17）。

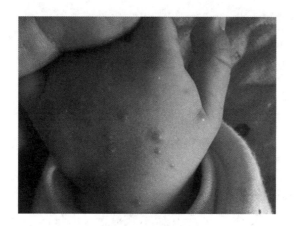

图 5-17　婴幼儿水痘

（图片来源：https：//m. sohu. com/a/472323451_120974171/? pvid＝000115_3w_a&strategyid＝00014)

1. 病因

（1）水痘具有很强的传染性

易感者接触正在出水痘的婴幼儿后，绝大部分都会发病。水痘在出疹前的 1—2 天以及出疹后的一周都有传染性。

（2）水痘的传播途径非常广

水痘主要是通过直接接触和唾沫传播的，这种传播的途径意味着很难对其进行有效预防。

（3）婴幼儿自身免疫力低下

婴幼儿自身免疫系统还没有发育完善，很难抵抗水痘带状疱疹病毒的攻击。

2. 表现

（1）发热

患病前 1—2 天，患儿表现出低热、食欲不振、全身不适等症状。

（2）全身起水疱疹

患儿发热和起皮疹之间的时间间隔很短。多数婴幼儿在发热1—2天时会全身起皮疹，最典型的是水疱疹，躯干部位较多，头面部和四肢后出现，相对较少，即呈向心性分布。同一患儿身上，斑疹、丘疹、水疱、结痂等各时期皮疹可同时存在。

（3）结痂

一般在两周左右皮疹会结痂脱落，且通常不留疤痕。

3.预防

（1）预防接种

婴幼儿满1岁时可接种第1剂水痘疫苗，4—6岁时加强接种第2剂水痘疫苗。接种疫苗能够有效预防婴幼儿感染水痘。

（2）做好防护

家长尽量带婴幼儿多参加户外活动，但避免到人群密集的空间聚集，避免与病毒携带者接触，降低病毒感染的概率。

（3）调整饮食结构

家长平时要注意调整饮食结构，尽量保证饮食多样化，让婴幼儿适当补充蛋白质、维生素、矿物质元素等营养物质，提高免疫力，增强体质，预防病毒感染。

4.护理

第一，注意清洁和消毒。对于患儿接触的物品，根据情况采取清洗、暴晒、烫、煮、烧等消毒方法，勤换床单。

第二，如果婴幼儿出现发热症状，低于38.5℃时，采取物理降温的方法，比如让婴幼儿多喝水，用温热湿毛巾擦拭婴幼儿手心、脚心、腋下等部位；体温超过38.5℃时，可遵医嘱服用退烧药。

第三，饮食清淡，宜让婴幼儿多进食新鲜水果和蔬菜。

第四，患儿发热时应卧床休息，注意房间的通风，保持空气的流通。

（二）麻疹

麻疹是婴幼儿最常见的急性呼吸道传染病之一，具有高度传染性。我国实施计划免疫后，麻疹发病率和病死率已明显降低，麻疹大流行基本得到控制。

1.病因

麻疹多是因为未接种疫苗引起，麻疹患者以婴幼儿居多。麻疹病毒通过感染者的呼吸道飞沫传播，因此患者密切接触或直接接触患者鼻咽分泌物，也可以被传染。接触麻疹病毒之后，约90%的易感人群将被感染，未注射疫苗的婴幼儿因为没有建立麻疹免疫，容易感染。麻疹一年四季都可以发病，3—5月是发病的高峰期。麻疹患者在出疹前后五天均有传染性，若有并发症，传染性可以延长至出疹后的十天左右。

2．表现

（1）潜伏期

潜伏期一般有 6—18 天，曾经接触麻疹患儿或在潜伏期接受被动免疫者，潜伏期可延至 3—4 周。在潜伏期内可有轻度体温上升。

（2）前驱期

前驱期也称发疹前期，一般为 3—4 天。这一时期主要有以下表现。

① 发热：多为中度以上发热，热型不一。

② 上呼吸道卡他症状，如咳嗽、流涕、流泪、咽部充血等，同时结膜发炎、眼睑水肿、眼泪增多、畏光、下眼睑边缘有一条明显充血横线。眼部症状为本病的主要特点。

③ 麻疹黏膜斑：在发疹前 24—48 小时出现，为直径约 1.0 毫米的灰白色小点，外有红色晕圈，开始仅见于对着下臼齿的颊黏膜，但在一天内很快增多，可累及整个颊黏膜并蔓延至唇部黏膜。麻疹黏膜斑在皮疹出现后即逐渐消失，可留有暗红色小点。

（3）出疹期

多在发热后 3—4 天出现皮疹，体温可突然升高至 40—40.5℃，皮疹为稀疏不规则的红色斑丘疹，疹间皮肤正常，出疹顺序也有特点——始见于耳后、颈部，沿着发际边缘，24 小时内向下发展，遍及面部、躯干及上肢，第三天皮疹累及下肢及足部。

（4）恢复期

出疹 3 天后皮疹开始消退，消退顺序与出疹时相同；在无合并症的情况下，患儿食欲、精神等其他症状也随之好转，体温减退。皮肤颜色发暗。疹退后，皮肤留有糠麸状脱屑及棕色色素沉着，一般 7—10 天痊愈。

3．预防

（1）免疫

在接触麻疹后 5 天内立即给予免疫血清球蛋白（即被动免疫），可预防麻疹发病，超过 6 天则无法达到免疫效果，且被动免疫只能维持 8 周，以后应采取主动免疫措施；采用麻疹减毒活疫苗是预防麻疹的重要措施，其预防效果可达 90％，国内规定初种年龄为 8 个月。

（2）控制传染源

要做到早期发现、早期隔离。一般患儿需要隔离至出疹后 5 天，接触麻疹的易感者应检疫观察 3 周。

（3）切断传染途径

婴幼儿衣物应在阳光下暴晒，住的房间宜通风并用紫外线照射，易感儿尽量少去公共场所。

4．护理

第一，将患麻疹的婴幼儿进行隔离。婴幼儿得了麻疹后，应在家中隔离 5—10 天。

第二，为患儿修剪指甲，避免抓破皮肤引起感染；用生理盐水清洗眼、鼻、口腔产生的分泌物，减少对皮肤的刺激；采用物理方法或药物退烧，避免高烧对患儿神经系统造成损害；每天在恒定室温下用温水擦拭洗患儿身体，保证身体的卫生清洁。

第三，患儿饮食应坚持少量多餐，选择口味不刺激的清淡且易于消化的流质食物；同时成人要多给患儿喂温开水，利于排毒和退热，不能让其吃生冷、油腻的食物。

第四，患儿所在的环境，应保持良好的通风，患儿的衣服、被子和玩具应及时消毒。

（三）手足口病

手足口病也被称为"手口足综合征"，是由肠道病毒引起的常见急性发热出疹性传染病。

1. 病因

患儿和隐性感染者为主要传染源，手足口病主要的传播方式是密切接触，接触被病毒污染的手、洗漱用品、贴身用物、玩具、食具以及床上用品等都可引起感染；呼吸道飞沫传播、饮用被病毒污染的水和食用污染的食物亦可引起感染。5岁以下儿童为易感人群。

2. 表现

第一，疾病早期婴幼儿有轻度上呼吸道感染的症状，表现为咳嗽、流涕、食欲减退、恶心、呕吐或者头痛等，还可能会出现不同程度的发烧，大部分是38℃左右，以低烧为主。

第二，婴幼儿手足口病可出现手、足、口腔、臀部斑丘疹或者疱疹，皮疹的特点是不痛、不痒、不结痂、不结疤，一周左右疱疹即可吸收。

第三，重症婴幼儿可能会出现高烧不退、精神差、嗜睡、易惊等症状，严重的可能会出现抽搐等，还可能会呼吸困难、咳嗽，或有粉红色或血性泡沫痰，循环系统表现为皮肤发绀、四肢厥冷、心率增快、血压升高或降低等。重症患儿需要及时就诊。

3. 预防

第一，注意卫生，引导婴幼儿勤洗手，保持手部卫生。

第二，平时的生活环境要注意保持空气流通、环境卫生。

第三，在手足口病的流行季节，减少婴幼儿在公共场所的活动，不到人口密集的地方，不和其他患有手足口病的幼儿接触，减少感染的机会。

第四，适当锻炼身体，增强体质，提高抗病能力。

4. 护理

（1）体温护理

保持环境温度适宜，患儿的衣物不宜过厚，体温为37.3—38.5℃时，可选择物理降温，超过38.5℃可选择药物降温，并让患儿多饮水，以免脱水。

（2）皮肤护理

为患儿剪短指甲，避免患儿抓破皮疹，若有破溃，用碘伏消毒。

（3）口腔护理

可用消炎止痛药物喷口腔，坚持刷牙，保持口腔卫生。

（4）饮食护理

保证营养丰富，避免辛辣和过热食物，以免刺激口腔疱疹引起疼痛。

（四）流行性腮腺炎

流行性腮腺炎是由腮腺炎病毒感染所致的急性自限性呼吸道传染病。

1. 病因

人类是腮腺炎病毒唯一的天然宿主，腮腺炎病毒主要是以飞沫形式通过呼吸道传播或接触传播，该病好发于儿童、免疫力低下者、未接种疫苗者等。患者在腮腺肿大前 6 天到发病后 9 天都具有传染性，其中发病前 1—2 天到发病后 5 天之间的传染性最强。

2. 表现

流行性腮腺炎的潜伏期为 8—30 天，平均为 18 天。大多数患者没有明显的前驱期症状，少数患者可有肌肉酸痛、头痛、食欲缺乏、全身不适、畏寒发热等症状。1—2 天后出现腮腺肿痛，体温达 38—40℃。发病 1—3 天时肿胀达到高峰，4—5 天时肿胀逐渐消退。

腮腺肿大一般从一侧开始，1—4 天波及另一侧，以耳垂为中心逐渐向前、向后、向下发展，呈现梨形肿胀。肿大的腮腺边缘不清，质韧且有弹性，有明显胀痛，局部灼热但不红。因唾液腺管阻塞，患儿吃酸性食物时唾液分泌会增加，而唾液排出受阻，导致唾液潴留，从而使腮腺胀痛加剧。

3. 预防

第一，注意培养良好的饮食和卫生习惯，做到"三勤一多"，即勤洗手、勤通风、勤锻炼身体、多喝水。

第二，接种疫苗，流行性腮腺炎是可以通过疫苗接种预防的疾病，接种疫苗是预防流行性腮腺炎最有效的方法。

第三，呼吸道疾病流行期间，尽量少到人员拥挤的公共场所，出门时应该佩戴口罩。

4. 护理

（1）进行隔离

婴幼儿患腮腺炎后，一定要及时居家隔离，以免交叉传染。

（2）卧床休息

重症患儿因高热，精神及体力都很差，应当卧床休息，减少体力消耗。

（3）合理饮食

婴幼儿患腮腺炎时，常因张嘴和咀嚼食物而使疼痛加剧，此时适宜吃富有营养、易消化的流食、半流食或软食，不宜吃酸、辣、甜味过浓或干硬的食物。

（4）进行发热及腮肿局部的护理

对于发热患儿采用物理方法降温或者遵医嘱用药退热。在腮肿早期，可用冷毛巾局部冷敷，使局部血管收缩，从而减轻炎症充血的程度，达到减轻疼痛的目的。

（5）注意口腔护理

饭后及睡觉前后，要用淡盐水为患儿漱口或刷牙，清除口腔及牙齿上的食物残渣，防止继发细菌感染。

（五）流行性乙型脑炎

流行性乙型脑炎是由乙型脑炎病毒引起的，主要侵犯中枢神经系统的急性传染病，也称日本脑炎，简称乙脑，属自然疫源性疾病，主要经蚊媒传播，流行于夏秋季。

1. 病因

感染乙型脑炎病毒的人和动物均可成为感染源，乙型脑炎病毒传播的主要媒介为蚊虫，带乙型脑炎病毒的蚊虫通过叮咬将病毒传给人和动物。婴幼儿免疫力低，因此发病率较高。我国乙脑流行季节为夏末秋初。

2. 表现

（1）初期

起病急，体温急剧上升至 39—40℃，伴随头痛、恶心和呕吐，部分患者有嗜睡或精神倦怠，并有颈项轻度强直，持续 1—3 天。

（2）极期

体温持续上升，可达 40℃以上。初期症状逐渐加重，意识障碍明显，由嗜睡、昏睡直至昏迷，昏迷越深、持续时间越长，病情越严重。意识障碍最早可发生于病程第 1—2 日，但多见于第 3—8 日；重症患者可出现全身抽搐、强直性痉挛等症状；严重者可因脑实质病变、缺氧、脑水肿、脑疝、颅内高压等病变而出现中枢性呼吸衰竭。

（3）恢复期

极期过后，患儿体温逐渐下降，精神、神经系统症状逐日好转。重症患儿仍反应迟钝、痴呆、失语、吞咽困难、瘫痪、四肢强直性痉挛或扭转痉挛等。经过积极治疗，大多数症状可在半年内恢复。

（4）后遗症期

少数重症患者半年后仍有精神神经症状，为后遗症，主要有意识障碍、痴呆、失语、肢体瘫痪、癫痫等。若给予积极治疗，可有不同程度的恢复。

3. 预防

（1）注射乙脑疫苗

在乙脑流行季节到来前，对婴幼儿进行乙型脑炎疫苗接种，是保护易感人群的一项非常有效的措施。

（2）灭蚊和防蚊是预防乙脑的根本措施

清洁卫生死角，充分利用驱蚊剂、灭蚊剂灭杀成蚊，切断传播途径。

4. 护理

第一，将患儿隔离在有防蚊和降温措施的病房，室温控制在 30℃ 以下。

第二，注意患儿口腔和皮肤的护理及清洁。

第三，对昏迷患者要定时翻身、拍背、吸氧，防止产生褥疮或肺部感染。

第四，对进行鼻饲的患者也要做好护理，以免发生感染。

第五，密切观察患者的生命体征，包括呼吸、脉搏、血压、体温、意识、对光反应、瞳孔大小的变化以及尿量和排便的次数等。

拓展阅读

扫一扫，了解"国家免疫规划疫苗儿童免疫程序表"。

第三课 婴幼儿意外伤害的预防与护理

根据全球儿童安全组织的数据，我国每 3 名死亡儿童中就有 1 名是意外伤害所致，意外伤害已经成为威胁儿童生命安全的"第一杀手"。4 岁以下是发生意外伤害最多的年龄段。意外伤害往往会对婴幼儿身体产生巨大伤害，也可能对婴幼儿心灵造成严重创伤，还会给家庭和社会带来沉重打击。

 跌落伤的预防与护理

跌落伤是指一个人因倒在地面、地板或其他较低平面上的非故意事件造成的身体损伤。婴幼儿的成长发育经历从爬到走、从走到跑的发展过程，能够接触的范围越来越广泛，但是他们的自我保护意识较差，因此，1—3 岁这一时期是婴幼儿跌落伤的高发阶段，其中，50％的跌落伤发生在家中。

案例

某小区有一名 3 岁女童头部卡在自家阳台防盗窗上，身体吊在半空，情况相当危险。一名空调维修工不顾危险攀附在防盗窗上将孩子抱住，直到消防员赶来把孩子救下。

（一）跌落伤发生的原因

1. 婴幼儿自身相关因素

（1）生长发育特点

婴儿由于头部重量相对较大，易从用具（童车、童床、活动家具等）、车座、楼梯或床上坠落。1—3岁婴幼儿运动和平衡能力较弱，容易从楼梯、台阶、学步车、家具或游戏器械上坠落。

（2）认知能力不成熟

1—3岁婴幼儿的认知发育处于不成熟阶段，缺乏对危险的认识、预见能力以及应对危险的反应能力。这一阶段婴幼儿具有强烈的好奇心和探索欲，可能会在无意中尝试冒险行为，极易导致跌落伤。

2. 其他因素

成人看管的缺失是造成婴幼儿跌落伤的直接因素。照料者缺乏安全意识或重视程度不够、老年人行动不灵敏等因素都会降低婴幼儿看护质量，增加跌落伤发生概率；此外，婴幼儿学步车、无护栏的楼梯、高层建筑的窗户和阳台、缺乏安全性标准的游乐场所等不安全因素也会导致婴幼儿跌落伤的出现。

（二）跌落伤的表现

1. 皮肤擦伤

可见表皮破损，创口表面呈现苍白色，伴有许多小出血点和组织液渗出，疼痛感剧烈（见图 5-18）。

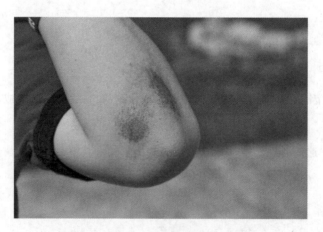

图 5-18　皮肤擦伤

（图片来源：https://m.sohu.com/a/439063546_120940442? strategyid=00014）

2. 皮下瘀斑、血肿

跌伤后，外力作用会使皮下毛细血管破裂，形成红色或暗红色瘀斑，若局部隆起或有波动感则为血肿，按压会有疼痛感（见图 5-19）。

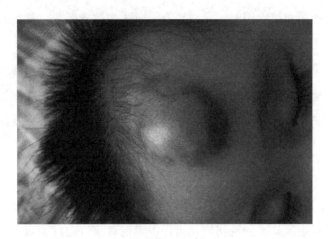

图 5-19　血肿

（图片来源：https：//m. sohu. com/a/407332166 _ 120268272/? pvid ＝ 000115 _ 3w _ a&. _ trans _ ＝ 000014 _ bdss _

dkygcbz&.strategyid＝00014)

3. 骨折、脱位

由于受到外力的撞击，肢体不能屈伸，活动受限，肢体可能发生骨折或软组织损伤或韧带拉伤。此类症状较严重，通常还会有骨折处肿胀、畸形、剧烈疼痛等表现。婴幼儿的骨折多为青枝性骨折，如图 5-20 所示。

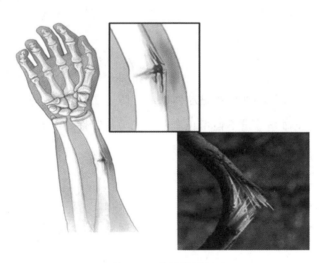

图 5-20　青枝性骨折

（图片来源：https：//m. sohu. com/a/612732010 _ 141656/? pvid＝000115 _ 3w _ a&.strategyid＝00014)

4. 脑损伤

如果跌落时外力作用于头部，可能会出现颅内损伤，引起脑膜和脑组织内血管破裂，颅内压增高，受伤婴幼儿一般有呕吐、嗜睡、视力模糊、异常哭闹等表现。

（三）跌落伤的预防

第一，选择设有护栏的婴儿床，婴幼儿睡眠或独自在床上玩耍时，一定要拉起护栏。

第二，婴幼儿在成人床上睡眠或玩耍时，旁边要有成人保护。

第三，在给婴幼儿换尿布或衣服时，始终要有一只手保护着婴儿，避免意外坠落。

第四，不要把婴幼儿独自放置在小板凳、椅子或高出地面的物体上。

第五，不要将幼儿单独放在房间内，幼儿站立、行走、跑跳时，成人视线不能离开。

第六，不要随意在地上放置玩具、板凳、花盆、脸盆等杂物，避免绊倒婴幼儿。

第七，引导婴幼儿正确使用学步车和其他小车，使用时家长要在一旁看护。

（四）跌落伤的护理

1. 皮肤擦伤的处理

如果是小伤口，先用生理盐水清洗伤口，再用消毒剂对伤口进行消毒，最后敷无菌纱布保护伤口。如果伤口出血不止，压迫止血后清洁消毒，并及时送医。

2. 血肿的处理

先清洁局部皮肤，再用冰袋冷敷血肿部位，每次冰敷时间不超过 30 分钟，以免引起冻伤，注意不要局部揉搓。

拓展阅读
扫一扫，了解"头皮血肿幼儿的现场救护"考核标准。

3. 四肢骨折的处理

任何情况的骨折，现场最早的处置都是肢体制动，防止二次伤害；如果是开放性骨折，出血较多，立即用干净的布包扎止血，尽量不使用止血带；如为封闭性骨折，可利用坚实的固定物对骨折部位进行固定，送医途中要动作轻柔、注意保暖。

拓展阅读
扫一扫，了解"四肢骨折幼儿的现场救护"考核标准。

 烧烫伤的预防与护理

烧烫伤是由热辐射导致的对皮肤或者其他机体组织的损伤，包括皮肤或其他组织中的部分或全部细胞因热液（烫伤）、热的固体（接触烧烫伤）、火焰（烧伤）等造成的损伤以及由放射性物质、电能、摩擦或接触化学物质造成的皮肤或其他器官组织的损伤。

2岁10个月的童童在客厅独自玩耍，妈妈在桌子上用便捷式热水壶烧好了一壶开水。妈妈在厨房做饭没有及时拿走水壶。童童不小心踢翻了水壶，造成大面积烫伤。

（一）烧烫伤发生的原因

1. 皮肤接触高温物体或高温液体

具备行走等初步活动能力的婴幼儿，在接触尚未冷却的饭菜、开水、烫锅、电热杯等东西后容易发生烫伤。

2. 接触明火

婴幼儿缺乏防护意识，接触炉火、火柴、突然燃烧的易燃物后烧伤。

3. 爆炸时烧伤

这种情况多见于烟花爆竹意外事件。

4. 电击伤

婴幼儿由于好奇，将细小的手指伸到插座孔洞内会引起触电，导致烧伤。

（二）烧烫伤的表现

1. Ⅰ度烫伤

烫伤只损伤皮肤表层，局部轻度红肿，无水泡，疼痛明显，3—5天可自行恢复，恢复后可发生脱屑。

2. 浅Ⅱ度烫伤

常见于开水、热汤、热油造成的烫伤，一般表现为起水泡、表皮剥脱、痛感明显，可依靠残存的基底细胞进行愈合，愈合的周期一般为1—7天。

3. 深Ⅱ度烫伤

疼痛弱于浅Ⅱ度烫伤，但是它属于痛觉迟钝，创面颜色较为泛白，恢复时间比较长，一般需要3—4周，愈合后会留下疤痕。

4. Ⅲ度烫伤

烫伤的皮肤呈灰或红褐色，烫伤所致皮下脂肪、肌肉、骨骼组织都有损伤。

烫伤的分度及表现如表5-1所示。

表 5-1　烫伤的分度及表现

烫伤程度	受伤范围	伤口外观	疼痛感	恢复期
Ⅰ度	表皮	红肿	剧痛、敏感	3—5天，无疤痕

续表

烫伤程度	受伤范围	伤口外观	疼痛感	恢复期
浅Ⅱ度	表皮及真皮乳头层	红肿、表层水泡	疼痛、敏感	1周内，轻微疤痕或无疤痕
深Ⅱ度	真皮深层	浅红、多层大水泡	稍痛、不敏感	3—4周，有疤痕
Ⅲ度	含表皮及真皮全层皮肤	死白色或焦黑色	失去痛觉	需植皮愈合，伤口有功能障碍

（三）烧烫伤的预防

第一，热水器出水最高温度设置要低于45℃；化学用品、打火机、火柴等物品专门保管并上锁；不使用有明火的蚊香驱蚊。

第二，与婴幼儿同桌吃饭时，不能把装有沸汤的容器放在婴幼儿面前，也不要在婴幼儿上方递送盛有热饮的杯子等。

第三，盛热饮的杯子不要放在桌子边沿，桌子、柜子不使用桌布等覆盖物，以免婴幼儿拉扯桌布时，热源物倾倒、坠落。

第四，地面上及桌子下不要放开水壶、热锅及热水瓶，以免婴幼儿因走路不稳而扑倒在地，碰翻盛有热水的容器。

第五，为婴幼儿洗澡时，浴盆内先放冷水，后加热水。

（四）烧烫伤的护理

在婴幼儿发生烧烫伤时，可按照"冲—脱—泡—盖—送"五个步骤进行现场初步处理。

1. 冲

用流动的清水充分冲淋烫伤处，快速降低皮肤表面热度，一般冲淋15—20分钟，直至疼痛感明显缓解。

2. 脱

小心脱去创面外的衣物，必要时可用剪刀剪开，如衣物紧贴创面，可保留衣物，不要强行剥脱而损伤创面。

3. 泡

将创面继续浸泡冷水30分钟，如水泡破裂不能浸泡，冰敷伤口周围，进一步降低热度、减轻疼痛感。

4. 盖

用干净的敷料覆盖创面，避免再次污染、损伤。避免用有色药物涂抹创面，这会影响医生对烧烫伤程度的判断。

5. 送

如烧烫伤严重，家长应立即将患儿送往医院救治，在送医途中注意保护创面。

拓展阅读

扫一扫，了解"幼儿烫伤的初步处理"考核标准。

 气管（支气管）异物的预防与护理

气管（支气管）异物为外界物质误入气管（支气管）所致。气管是个体呼吸的通道，假如异物较大、堵住气管，患儿可在几分钟内因窒息而死亡。这种意外在婴幼儿1—2岁时极易发生。

案例

1岁半的明明与爸爸在客厅玩耍，明明的爸爸喜欢嗑瓜子。爸爸不注意的时候，处于爱模仿阶段的明明也将瓜子放在嘴里，却误将瓜子壳卡入喉咙，气管被堵。不一会儿，明明剧烈咳嗽，呼吸困难，嘴唇发紫。明明爸爸惊慌不已，赶紧将孩子送往医院，因抢救及时，挽回了孩子生命。

（一）气管（支气管）异物发生的原因

第一，3岁以下婴幼儿牙齿没有发育完全，咀嚼功能差，食物不能完全嚼碎，花生、瓜子、豆类等硬果壳类食品在婴幼儿玩耍、哭闹或嬉戏时很容易被吸入气道造成气管（支气管）异物。

第二，婴幼儿有口含物品（如玩具细小零件、笔帽等）的习惯，稍不注意就有可能吸入气管（支气管），造成气管（支气管）异物。

第三，婴幼儿吃东西时，用力猛吸类似果冻、布丁等食物时，也极易导致气管（支气管）异物的发生。

（二）气管（支气管）异物的表现

1. 异物进入期

异物经过声门进入气管（支气管）时，立即引起剧烈咳嗽及憋气甚至窒息，随异物深入，症状可缓解。

2. 安静期

异物停留在气管（支气管）内，一段时间可无症状或仅有轻微咳嗽及喘鸣，特别是异物较小，停留在小支气管内时，可无任何症状，但活动异物可引发阵发性咳嗽。

3. 刺激与炎症期

异物刺激局部黏膜产生炎症反应，并可合并细菌感染引起咳喘、痰多等症状。

4. 并发症期

有支气管炎、肺炎或肺脓肿时，临床表现为发烧、咳嗽及咳脓痰、呼吸困难等。异物阻塞气道影响通气时，由于缺氧，临床表现为呼吸困难加重、烦躁不安、面色苍白或发绀、心率加快等。

（三）气管（支气管）异物的预防

第一，将小块食物、小件物品等放在婴幼儿不能接触到的位置。

第二，进食时提醒婴幼儿不要打闹、大笑或说话，以防食物呛入气管。

第三，经常检查婴幼儿的玩具和用具有无零件、装饰物、扣子等破损、脱落或丢失。

第四，不要让3岁以下婴幼儿吸食果冻、布丁等食品。

第五，不要让婴幼儿躺在床上吃东西，或含着食物睡觉。

（四）气管（支气管）异物的护理

气管（支气管）异物发生时，婴幼儿自然咳出异物的概率仅为1％—4％，因此，一旦气管（支气管）异物发生，成人应该立即运用海姆立克急救法进行急救处理。

1. 1岁以内婴儿

（1）背部叩击法

将婴儿呈俯卧位，置于施救者前臂，使其头低于躯干，并将前臂放到施救者大腿上。施救者用一只手握住婴儿下颌以托住其头部，用另一只手的掌根向内、向上叩击婴儿两肩胛骨之间，促使异物排出（见图5-21）。

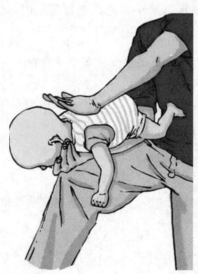

图5-21　背部叩击法

（图片来源：https：//m.sohu.com/a/163376984＿329871/？pvid＝000115＿3w＿a＆strategyid＝00014）

（2）胸部冲击法

将婴儿呈仰卧位，置于施救者前臂，使其头低于躯干，并将其前臂放到自己的大腿上。施救者用一只手支撑婴儿的头部及后颈部，用另一只手的中指和食指向下冲击婴儿的胸骨下部，直至异物排出（见图 5-22）。

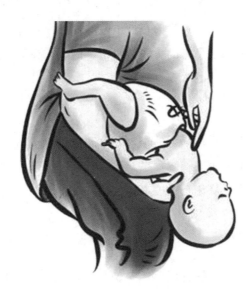

图 5-22 胸部冲击法

（图片来源：https://m.sohu.com/a/313020922_100169059/?pvid=000115_3w_a&sec=wd&strategyid=00014）

2.1 岁以上幼儿

1 岁以上幼儿异物卡喉急救口诀为剪刀、石头、布。具体操作如下。

（1）剪刀

找准位置，脐上二指。施救者单膝跪地或取坐位，在幼儿背后，用两手臂环绕幼儿的腰部，找到幼儿脐上二指的位置。

（2）石头

施救者一手握拳，将拳头的拳眼对准幼儿脐上二横指的腹部。

（3）布

施救者另一只手包住拳头快速向上冲击压迫幼儿的腹部，反复几次，直到异物排出。

通过救治，幼儿能自由呼吸、开口说话、面色转为红润，或者直接看到异物排出体外，都是救治成功的标志。如果施救过程中发现幼儿心跳呼吸骤停，则需要立即进行心肺复苏，并且及时拨打120 急救电话。

拓展阅读
扫一扫，了解"海姆立克急救技术"考核标准。

四 毒蜂蜇伤的预防与护理

蜜蜂的毒液呈酸性且毒性较弱，而黄蜂的毒液呈碱性且毒性较强。婴幼儿在户外活动时很容易被毒蜂蜇伤，被蜇伤的位置一般都是暴露的皮肤及组织，例如，头部、面部、手背、小腿等。[①]

（一）毒蜂蜇伤发生的原因

第一，婴幼儿缺乏安全意识，主动惊扰蜂巢。

第二，婴幼儿在玩耍过程中不小心触碰蜂巢。

第三，在蜂巢旁边经过时或安静休息时被毒蜂主动攻击。

（二）毒蜂蜇伤的表现

轻度仅表现为蜇伤局部红肿、疼痛、瘙痒，少数出现水泡或皮肤坏死。一般来说，数小时后症状即可消失、自愈。

重度可迅速出现全身中毒症状，如发热、头痛、呕吐、腹痛、腹泻、烦躁不安，以至肌肉痉挛、昏迷，甚至休克、肺水肿及急性肾衰竭。

部分对蜂毒过敏的婴幼儿，在被毒蜂蜇伤后可立即出现荨麻疹、喉头水肿、喘息、气促，甚至支气管痉挛、窒息等。

（三）毒蜂蜇伤的预防

第一，照料者与婴幼儿在日常生活和野外活动时，应注意个人防护，如穿长袖衣裤、戴面罩等。

第二，照料者要教导大一些的幼儿增强安全意识，告诉他们不可乱捅马蜂窝或激惹蜂群，不要主动攻击马蜂。

第三，照料者带婴幼儿接触花草和树木时，要预先察看，发现蜂巢要悄然走开，避免"打草惊蛇"，也不要猛跑，以免惊扰蜂群引起尾追。

第四，婴幼儿参加野外活动尤其是上山时最好不穿颜色鲜艳的衣服。

第五，万一遭遇蜂群攻击，要立刻就地蹲下，用衣服护住身体的暴露部分，特别用衣服护住头部。

---

① 黄韶清，周玉淑，刘仁树.现代急性中毒诊断治疗学［M］.北京：人民军医出版社，2002：446-447.

（四）毒蜂蜇伤的护理

1. 脱离蜂蜇环境

婴幼儿被蜇伤后，照料者要立即将其抱离蜂蜇环境，转移到安全地带，提醒婴幼儿不要用手抓挠肿胀、发痒部位，以免引起感染。

2. 取出毒刺

照料者要检查婴幼儿被蜇伤部位是否留有毒刺，如果有，立即拔除。拔出毒刺之前注意不能挤压蜇针根部，防止毒液注入伤口，应先用碘酊消毒后用镊子沿着蜇针的反方向小心快速拔除，然后用力掐住被蜇伤的部位，用嘴反复吸吮，吸出毒液（或用拔火罐等方法吸出毒液）。

3. 中和毒素

蜜蜂蜇伤，可用3％氨水、2％—3％碳酸氢钠、肥皂水、淡石灰水等洗敷伤口；黄蜂蜇伤，可用食醋、1％醋酸、0.1％稀盐酸等洗敷伤口。

4. 用药

局部反应较重或有全身症状者，可选用以下药物：抗组胺药，如氯苯那敏、赛庚啶等；泼尼松，首日20—30毫克，逐日递减5毫克至停药；止痛药。

5. 观察

观察被蜇婴幼儿生命体征，如蜇伤严重，应立即送往医院救治。

拓展阅读
扫一扫，了解"毒蜂蜇伤幼儿的现场救护"考核标准。

五　食物中毒的预防与护理

食物中毒指的是健康人进食正常数量"有毒"食物后所引起的以急性感染或中毒为主要临床特征的疾病。所谓"有毒"食物，是指被致病菌及其毒素、化学毒物污染的食物或本身含有毒素的动植物食物。在各种原因引起的食物中毒中，以微生物性食物中毒最为多见。

（一）食物中毒发生的原因

食物中毒是我国儿童意外伤害死亡的重要原因之一。由于0—3岁婴幼儿识别能力较差，其食物中毒多见于误吃、误服有毒有害物质，加上婴幼儿语言表达能力较差，往往中毒时间较长、出现严重症状和体征时才被照料者发现。由于事发突然，若处理不当，将严重损害婴幼儿健康，甚至危及婴幼儿生命。

（二）食物中毒的表现

第一，婴幼儿食物中毒会出现明显的恶心、呕吐、腹痛、腹泻、便血等症状，也可能伴随精神状态差、乏力、厌食等不舒服的表现。

第二，如果食物的毒性通过胃肠道吸收，进而扩散到全身，也有可能侵犯中枢神经系统，婴幼儿会出现头疼、头晕、口舌麻木、视物不清、四肢麻木或四肢痉挛等现象。

第三，婴幼儿食物中毒也可能导致严重的后果，比如上吐下泻会引起婴幼儿脱水，表现出皮肤干燥、哭时无泪等症状，严重时会少尿、昏迷、休克，危及婴幼儿的生命安全。

（三）食物中毒的预防

第一，给婴幼儿吃任何食物都要注意食物的保质期，过保质期的食物坚决不食用，要及时处理。

第二，正常情况下，给婴幼儿吃的食物做好后，在室温状态下储存不能超过两个小时，如冲好的牛奶等。

第三，不能让婴幼儿吃生的食物，尤其是富含蛋白质的食物，如生肉、海鲜。

第四，从冰箱里拿出的食物一定要彻底加热才能给婴幼儿食用。

第五，给婴幼儿吃的食物，照料者最好先尝一下，有的食物虽然外观看起来没有异常，但可能有变质的酸味。

（四）食物中毒的护理

第一，立即让婴幼儿停止进食，并封存引起中毒的可疑食物，将婴幼儿的呕吐物或者排泄物留取样本，供医生急救时分析处理。

第二，如果估计食物中毒发生的时间在1—2小时之内，可用手指、筷子或勺柄等刺激婴幼儿的咽后壁以催吐，使胃内残留的食物尽快排出，防止毒素进一步吸收。若患儿处于昏迷状态，或配合度较差，或中毒为强酸、强碱等，禁止使用催吐方法。

第三，若婴幼儿中毒症状未见好转，或中毒程度较重，应立即拨打120急救电话，或尽快送到医院进行洗胃、灌肠、导泻等治疗。

拓展阅读
扫一扫，了解"误食幼儿的现场救护"考核标准。

六　溺水的预防与护理

溺水是因液体进入而导致个体呼吸损伤的过程。常见的婴幼儿溺水地点包括浴缸、水盆、水桶等室内设施，以及池塘、游泳池等室外场所。

（一）溺水发生的原因

第一，婴幼儿活泼好动，好奇心强，缺乏安全意识，对水的危险性认识不足。

第二，婴幼儿骨骼与运动神经的协调能力尚未成熟，只要容器中的水高度达5厘米，就可能对婴幼儿的安全构成威胁，这种容器包括日常生活中的浴盆、浴缸、马桶等。

第三，照料者监管不当是婴幼儿溺水最常见的原因，婴儿的溺水多发生在家中，学步期幼儿溺水事故多发生在离家近的水域。

（二）溺水的表现

1. 干性溺水

干性溺水是指受到较为强烈的刺激（惊吓、冰冷刺激）和过度紧张导致喉部痉挛，不能正常呼吸，缺氧严重可出现窒息甚至死亡，可表现为肺部没有进水或者仅少量进水。当婴幼儿发生干性溺水时，可出现口唇发干、呼吸困难、嗜睡、颜面浮肿等表现，甚至出现脑水肿和恶性心律失常、心搏骤停等。

2. 湿性溺水

人淹没于水中时会本能地引起反应性屏气，避免水进入呼吸道，但随后由于缺氧，不能坚持屏气而被迫深呼吸，从而使水进入呼吸道和肺泡，致通气/血流比例失调及肺内分流增加，引起全身缺氧和二氧化碳潴留。

（三）溺水的预防

第一，婴幼儿在水中或水边时，照料者必须专心看护，始终与其保持近距离，中途不能离开。

第二，保持婴幼儿在照料者的视线范围内，避免婴幼儿误入盥洗室、厨房、水池边等有水的区域。

第三，托育机构内的池塘、沟渠、井、鱼缸、鱼池、涉水景观等安装护栏、护网。

第四，水缸、盆、桶等储水容器要加盖，并避免婴幼儿进入储水容器所在区域。使用完水池、浴缸、盆、桶后及时排水。

（四）溺水的护理

从水中救出溺水婴幼儿之后，迅速将其转移到安全地带，放在坚实的平面上。如果此时婴幼儿呼吸、意识、脉搏正常，表示淹溺程度不严重，可以将婴幼儿保持侧卧复原体位，头部垂下，让水自动排出。如果经现场评估，婴幼儿无呼吸、无意识、无脉搏，应立即将其置于坚实的平面，实施心肺复苏并拨打120急救电话。

婴幼儿因各种意外发生窒息，施救者都应及时采用心肺复苏技术进行急救处理。心肺复苏技术的实施包括放、压、除、吹、复、评、送七个流程。

（1）放

将溺水的婴幼儿放在坚实的平面上，双手放于身体两侧，确保身体平躺无扭曲，解开衣扣，松解裤带，暴露按压部位。

（2）压

施救者位于婴幼儿的右侧，实施胸外按压（见图5-23）。

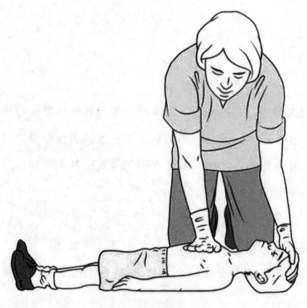

图5-23 胸外按压

（图片来源：https://baijiahao.baidu.com/s? id=17110203775789911687）

施救者实施胸外按压时按压部位为婴幼儿的两乳头连线中点。按压手法为单手掌根按压，按压时手指不可触及婴幼儿的胸壁，放松时手掌不离开其身体；肘关节伸直，肩、肘、腕关节呈垂直轴面，借助身体重力，以髋关节为轴，垂直用力向下按压；按压要均匀有节律，不可间断，也不能冲击时猛压。

按压深度一般为5厘米，约为幼儿胸壁前后径的1/3，每次按压后，要使胸廓完全回弹，按压与放松一致，时间比为1∶1。按压频率为每分钟100—120次。

（3）除

清除婴幼儿口腔异物，开放气道。将婴幼儿头轻轻偏向一侧，小心清除口腔内分泌物、呕吐物或者异物，保证呼吸道通畅；对于无颈椎损伤者，采取仰头抬颏法开放气道法，幼儿下颌角与耳垂的连线与地面呈60°（见图5-24）。

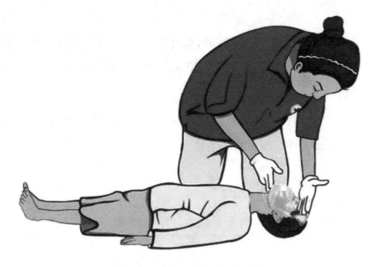

图5-24 仰头抬颏开放气道法

（图片来源：http://article.xuexi.cn/articles/index.html？art_id=10234779256551666170&item_id=10234779256551666170&study_style_id=feeds_default&source=share&share_to=weibo）

（4）吹

吹即进行人工呼吸。施救者一手虚搭在需要救助的婴幼儿前额上，拇指与食指捏闭婴幼儿的鼻孔，另一手抬起婴幼儿下颌，张大嘴完全封闭婴幼儿口腔（见图5-25）。平静呼吸后给予人工通气2次，每次送气时间持续1秒钟，同时观察婴幼儿胸部是否抬举。吹气完毕，离开婴幼儿的口唇，同时松开捏鼻的手指。

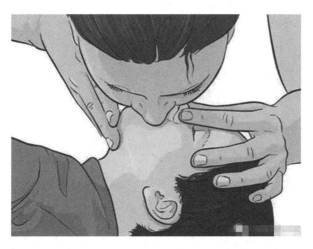

图5-25 人工呼吸

（图片来源：https://m.sohu.com/a/283374773_820391/？pvid=000115_3w_a&strategyid=00014）

（5）复

复即胸外按压和人工呼吸重复交替进行。胸外按压与人工呼吸的比例为30∶2，即每按压30次，做2次人工呼吸，如此反复，至少5个循环，直至婴幼儿心跳及呼吸恢复并可触及大动脉搏动。

（6）评

评即评估复苏是否有效，观察婴幼儿是否出现呼吸，大动脉是否有搏动，自主循环是否恢复，瞳孔是否由大变小，面色、耳垂、唇色、肤色、甲床是否由发绀变红润。

（7）送

送即及时送往医院。等待过程中，将婴幼儿头偏向一侧，避免分泌异物影响呼吸，等待医护人员救援，尽快将婴幼儿送往医院检查救治。

拓展阅读
扫一扫，了解"心肺复苏技术"考核标准。

◇ 单元小结

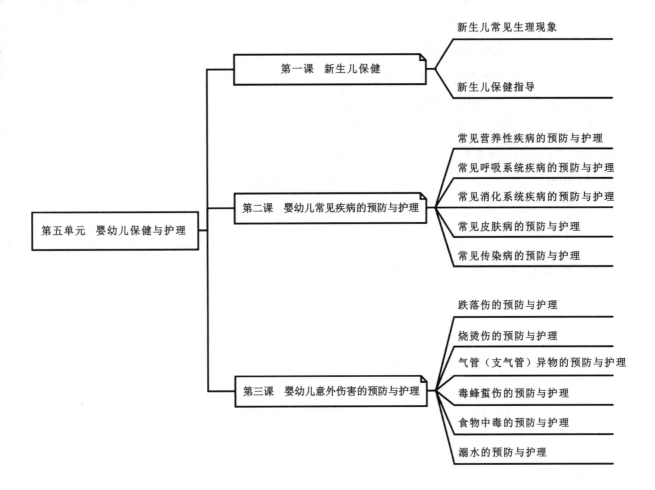

　　婴幼儿期是人生中最重要的成长阶段之一，也是身体各器官最为敏感、易受影响的时期，因此，婴幼儿的保健与护理工作非常关键。婴幼儿的健康状况不仅影响着他们今后的发展，也会对家庭和社会带来影响。因此，正确的保健与护理对于婴幼儿的健康成长至关重要。新生儿是人生中最脆弱的阶段，教养者要了解新生儿的特征和生理现象，并进行科学的保健指导。教养者需要熟悉婴幼儿常见的疾病和意外伤害，能够采取合理措施进行有效预防，以尽量减少婴幼儿疾病和意外伤害的发生，能够根据不同年龄阶段婴幼儿的发育特征以及心理状况，采取相应的护理措施，促进婴幼儿的健康成长。正确的保健与护理工作不仅可以保证婴幼儿的身体健康，还可以培养他们的良好性格和行为习惯。因此，教养者应该重视婴幼儿的生活护理和保健工作，为他们的健康成长提供全面的保障。

思考与练习

1. 选择题

（1）何老师发现班里幼儿萌萌感冒了，于是在课间休息期间，喂萌萌服下了儿童感冒药，何老师的做法（   ）

A. 合法，教师可以喂食非处方药

B. 合法，有利于防止疾病传播扩散

C. 不合法，幼儿用药应先征得监护人同意

D. 不合法，幼儿园应在医师的指导下用药

（2）下列不属于维生素 D 缺乏性佝偻病表现的是（   ）

A. 枕秃   B. 前囟闭合延迟

C. 鸡胸   D. 异食癖

实践与实训

【实训一】

小强，1岁，男，平素在托幼机构生活。一天，小强下楼去玩，在楼梯拐角处，脚下踩空，身体猛地一倒，头磕到扶栏上，出现了一个核桃般大小、略鼓起的小青包，皮肤没有磕破，轻触中间稍有凹陷。小强立刻疼得大哭起来。

任务：如果你在现场作为照护者，请完成小强头皮血肿的急救处理。

视频资源
扫码观看"头皮血肿幼儿的现场救护"实操视频。

【实训二】

鑫鑫，3岁，男。他正在托育机构操场上和几个小朋友一起踢小皮球，大家你踢一下，我踢一下，玩儿得正高兴时，鑫鑫脚下一滑，跌倒在地，然后哭闹不止。他的左前臂起包，肿胀明显，按压局部疼痛剧烈，不能活动。

任务：如果你在现场作为照护者，请完成鑫鑫上肢骨折的现场救护。

视频资源
扫码观看"四肢骨折幼儿的现场救护"实操视频。

【实训三】

　　林林，2岁，男。午餐时间，在托幼机构餐厅，孩子们都坐在餐桌前等待，林林迫不及待地主动伸手抢过阿姨手上的面条，餐碗打翻在地，滚烫的面汤浇在林林的右脚背上，他立马大哭起来。后经检查，林林的右脚背皮肤表面呈红斑状、干燥，有烧灼感，无明显水泡。

　　任务：如果你在现场作为照护者，请完成林林烫伤后的初步处理。

　　视频资源

　　扫码观看"幼儿烫伤的初步处理"实操视频。

【实训四】

　　贝贝，2岁，男。小朋友们正在托幼机构餐厅吃午饭，欣欣吃完后，就悄悄地逗身旁正在吃排骨的贝贝。贝贝"噗嗤"一下被欣欣逗笑了，但很快，贝贝小脸憋得通红，突然剧烈咳嗽，之后就说不出话来。生活老师被吓住了，不知所措。

　　任务：如果你在现场作为照护者，请运用海姆立克急救法进行异物排出。

　　视频资源

　　扫码观看"1岁以上幼儿海姆立克急救技术"实操视频。

【实训五】

　　小薇，3岁，女。机构张老师带着小薇来到公园踏青，这里绿树成荫、鲜花盛开，小薇在草地上野餐，采摘各种小野花。在她玩儿得正高兴时，胳膊被蜜蜂蜇了，出现一片红肿，疼痛难忍。张老师万分焦急、不知所措。

　　任务：如果你在现场作为照护者，请完成小薇毒蜂蜇伤的现场救护。

　　视频资源

　　扫码观看"毒蜂蜇伤幼儿的现场救护"实操视频。

【实训六】

　　明明，3岁，男。暑假一天，妈妈带明明去看电影，看完电影走在回家的路上，明明说饿了，妈妈看天色已晚，就和明明在路边的小吃摊吃了晚饭。回到家后，明明在看电视的时候，因为肚子疼大哭起来，紧接着出现恶心、呕吐症状。妈妈焦急万分，不知所措。

　　任务：如果你在现场作为照护者，请完成明明食物中毒的现场救护。

视频资源

扫码观看"误食幼儿现场救护"实操视频。

【实训七】

果果，2岁，女。一天，母亲带着她在河边玩石头，果果不小心滑入河中，母亲不会游泳，只能大声喊"救命"。路过的行人赶紧把果果救起来。此时果果已经出现意识障碍，眼睑和面部明显水肿、眼睛充血、口鼻涌出血性泡沫痰、皮肤冷白、嘴唇发绀、腹部较膨胀。

任务：如果你在现场作为照护者，请完成溺水幼儿的紧急处理。

视频资源

扫码观看"溺水的紧急处理（心肺复苏技术）"实操视频。

第六单元　婴幼儿照护服务制度与政策

◇**学习目标**

1. 了解婴幼儿照护服务、婴幼儿照护服务制度的内涵，掌握婴幼儿照护服务的基本原则和意义。

2. 理解婴幼儿照护服务制度和政策法规的变迁，熟悉各项婴幼儿照护服务制度的内涵与具体内容。

3. 熟悉婴幼儿照护服务政策的分类、内容和政策措施，树立科学的婴幼儿照护理念，并将概念运用于实践。

◇**情境导入**

3岁以下婴幼儿照护服务是生命全周期服务管理的重要内容，事关婴幼儿健康成长，事关千家万户的幸福。婴幼儿照护服务的内涵丰富，我国颁布了一系列政策法规明确规定了3岁以下婴幼儿照护服务的基本原则、主要任务等，并建立和完善了一系列婴幼儿照护服务制度体系。那么，什么是婴幼儿照护服务？什么是婴幼儿照护服务制度？这些制度和政策建设有什么意义呢？学习完本单元，你就可以找到上述问题的答案了。

第一课　婴幼儿照护服务概述

3岁以下婴幼儿照护服务不仅是事关婴幼儿的健康成长、广大家庭和谐幸福的民生工程，更是一项促进经济发展的国家战略任务。我国颁布的系列政策法规明确规定了3岁以下婴幼儿照护服务的基本原则、主要任务等，为建立和完善婴幼儿照护服务制度指明了方向。2019年国务院办公厅印发的《关于促进3岁以下婴幼儿照护服务发展的指导意见》指出，到2025年，婴幼儿照护服务的政策法规体系和标准规范体系基本健全，多元化、多样化、覆盖城乡的婴幼儿照护服务体系基本形成，婴幼儿照护服务水平明显提升，人民群众的婴幼儿照护服务需求得到进一步满足。

2021年发布的《中共中央 国务院关于优化生育政策促进人口长期均衡发展的决定》也指出，坚持以习近平新时代中国特色社会主义思想为指导，坚持以人民为中心、以均衡为主线、以改革为动力、以法治为保障，实施三孩生育政策及配套支持措施，完善服务管理制度，提升优生优育和普惠托育服务水平，降低生育、养育、教育成本，增进家庭和谐幸福，推动实现适度生育水平，促进人口长期均衡发展。

政策法规链接

扫一扫，阅读《中共中央 国务院关于优化生育政策促进人口长期均衡发展的决定》全文。

自2019年国务院针对婴幼儿照护服务工作做出统筹规划以来，我国相关配套政策措施持续出台并不断完善，婴幼儿照护服务进入体系化阶段。《关于促进3岁以下婴幼儿照护服务发展的指导意见》《支持社会力量发展普惠托育服务专项行动实施方案（试行）》《托育机构设置标准（试行）》《托育机构管理规范（试行）》《托育机构登记和备案办法（试行）》等政策文件，为建立方便可及、价格可接受、质量有保障的婴幼儿照护服务体系奠定了基础，引导婴幼儿照护服务朝着规范化、标准化方向发展。

与此同时，为了促进婴幼儿照护服务的实施，加强监管力度，国家还制定了《托育机构负责人培训大纲（试行）》《托育机构保育人员培训大纲（试行）》《托育机构保育指导大纲（试行）》《婴幼儿喂养健康教育核心信息》等一系列标准规范，以保障婴幼儿照护服务工作人员资质和婴幼儿照护服务质量，为婴幼儿健康成长营造安全、温馨的环境。

3岁以下婴幼儿照护服务是生命全周期服务管理的重要内容，事关婴幼儿健康成长，事关千家万户的幸福。随着宏观经济体制、人口政策和家庭规模的变化，越来越多的女性进入劳动力市场，家庭照护功能逐渐向社会转移，社会上对婴幼儿照护服务的需求日渐迫切。[①] 那么，什么是婴幼儿照护服务呢？

一 婴幼儿照护服务的含义

要理解婴幼儿照护服务的含义，我们首先要对婴幼儿概念进行清晰的界定。婴幼儿是婴儿和

---

① 胡马琳．我国0—3岁婴幼儿照护服务制度变迁：轨迹、逻辑与趋势［J］．理论月刊，2022（6）：127-135.

幼儿的统称，本书中的婴幼儿是指 3 岁以下的幼儿。从出生到 1 岁（12 月龄）是婴儿期，1 岁至 3 岁（13—36 月龄）属于幼儿期。3 岁以下婴幼儿是社会最弱势的群体之一，是婴幼儿照护服务的对象。

婴幼儿照护服务是指国家、社会、家庭等主体为 3 岁以下婴幼儿健康成长和早期发展提供全方位的照料、护理、指导和教育的服务活动。[①] 目前，从 3 岁以下婴幼儿照护服务供给模式来看，婴幼儿照护服务可划分为家庭照护模式和社会托育模式两大类。其中，家庭照护模式是在家庭中由主要抚养者负责婴幼儿照护的模式，而社会托育模式是社会各主体通过兴办托育机构或托育点，为家庭提供婴幼儿照护的模式。[②] 在理论研究和政策实践中，婴幼儿照护服务与托育服务两个概念有时会交叉使用。两者意义相近，但也有所区别。相较于托育服务，婴幼儿照护服务的内涵更具包容性，涵盖的服务类型更多，不再仅仅作为家庭教育的简单补充，而是着眼于对婴幼儿全方位发展的思考，将婴幼儿家庭教育纳入其中，强调由家庭、政府、市场、社会共同分担婴幼儿照护责任。[③]

婴幼儿照护服务同样区别于早期教育和学前教育两个概念。早期教育更强调"教"，重视父母与子女的教育性互动；而婴幼儿照护服务重点在于"育"，即对婴幼儿进行照护和养育。学前教育则主要针对的是 3—6 岁的学龄前儿童，二者对象不同。不论是婴幼儿照护服务，还是早期教育和学前教育，均是儿童早期发展的重要支撑，有助于儿童的身心健康发展。

二　婴幼儿照护服务的基本原则

《关于促进 3 岁以下婴幼儿照护服务发展的指导意见》明确了促进婴幼儿照护服务发展的基本原则、发展目标等，是指导婴幼儿照护服务工作的重要文件，其确立了婴幼儿照护服务发展的四条基本原则。[④]

（一）家庭为主，托育补充

人的社会化进程始于家庭，儿童监护抚养是父母的法定责任和义务，家庭对婴幼儿照护负主体责任。发展婴幼儿照护服务的重点是为家庭提供科学养育指导，并对确有照护困难的家庭或婴幼儿提供必要的服务。

①　张力. 婴幼儿照护服务立法：目标定位、问题与路径 [J]. 求索，2021（4）：145-155.

②　郭娲，左志宏. 发展婴幼儿照护服务政策措施研究——基于 18 省市"婴幼儿照护服务的实施意见"的分析 [J]. 湖南社会科学，2021（4）：139-145.

③　张力. 婴幼儿照护服务立法：目标定位、问题与路径 [J]. 求索，2021（4）：145-155.

④　关于促进 3 岁以下婴幼儿照护服务发展的指导意见 [EB/OL]. (2019-05-09) [2023-07-01]. http://www.gov.cn/zhengce/content/2019-05/09/content _ 5389983. htm.

（二）政策引导，普惠优先

将婴幼儿照护服务纳入经济社会发展规划，加快完善相关政策，强化政策引导和统筹引领，充分调动社会力量积极性，大力推动婴幼儿照护服务发展，优先支持普惠性婴幼儿照护服务机构。

（三）安全健康，科学规范

按照儿童优先的原则，最大限度地保护婴幼儿，确保婴幼儿的安全和健康。遵循婴幼儿成长特点和规律，促进婴幼儿在身体发育、动作、语言、认知、情感与社会性等方面的全面发展。

（四）属地管理，分类指导

在地方政府领导下，从实际出发，综合考虑城乡、区域发展特点，根据经济社会发展水平、工作基础和群众需求，有针对性地开展婴幼儿照护服务。

 三　婴幼儿照护服务的意义

（一）提升儿童与家庭福利

婴幼儿照护服务是面向 3 岁以下婴幼儿的养育照护服务，对于促进儿童福利具有重要意义。广义的儿童福利是指所有能够促进儿童安全和健康的福利服务，国际上对儿童福利的定义是"以促进儿童身心健康全面发展与正常生活为目的的各种努力、事业及制度"，目的是"实现儿童的全面发展"，具体供给方式表现为教育、卫生保健、家庭和社区服务等。狭义的儿童福利则是针对生活无所依靠的特殊儿童提供的安置、养护措施。[1] 随着经济和社会的发展，尤其是经济生产水平的显著提升，以公共托育为主体的婴幼儿照护服务开始普遍化，对儿童福利的促进也不再集中表现为对特殊儿童群体的"托底"，而是体现为对适龄婴幼儿的早期介入和照顾，以安全健康为前提促进婴幼儿发展。

与此同时，婴幼儿照护服务也具有家庭福利意义，通常表现为对女性劳动或职业发展的支持保障。新中国成立初期，托儿所的迅速发展正是国家干预儿童照顾，希望解放妇女、保障妇女劳动力供应和促进儿童社会化发展的结果，并由此很快形成国家支持工作组织或社会组织提供集体福利的照护格局。[2] 同样是在 20 世纪中期，欧美一些国家，如法国通过确定家庭政策的方式来缓和家庭生活和职业生活的冲突，其政策本质是重新调配家庭与国家的婴幼儿照护服务责任，帮助提升家庭能

① 姚建平．国与家的博弈：中国儿童福利制度发展史［M］．上海：上海人民出版社，2015：2.
② 张亮．中国儿童照顾政策研究——基于性别、家庭和国家的视角［M］．上海：上海人民出版社，2016：60.

力，促进父母尤其是母亲的劳动参与率。[1] 我国三孩政策推行后，发展婴幼儿照护服务以促进家庭福利的意义更加凸显。

（二）全面提高人口素质

人口素质不仅关注人的身体健康素质，还关注人力资本素质。婴幼儿照护服务不仅包含卫生健康的要求，在更为长远深刻的层面上，更是直接关系到未来科学文化素质的提升。特别是在 20 世纪 70 年代末计划生育逐渐成为基本国策后，包括公共托育在内的婴幼儿照护服务逐渐被视作对未来高质量人口素质的保障，政府对此的投入也被视作对未来人力资本的投资。[2] 因此，当前婴幼儿照护服务模式由仅关注婴幼儿健康养护，逐渐转变为保教一体化发展。《关于促进 3 岁以下婴幼儿照护服务发展的指导意见》明确指出，加强婴幼儿照护服务机构的卫生保健工作。认真贯彻保育为主、保教结合的工作方针，为婴幼儿创造良好的生活环境，对于提高我国人口素质、促进儿童全面发展具有重要意义。[3]

（三）缓解婴幼儿照护服务供给矛盾

自 2011 年以来，我国相继实施"双独二孩""单独二孩""全面二孩""放开三孩"的生育政策，然而并没有很好地达到预期的政策目的，其中的重要原因是与人口政策相匹配的婴幼儿照护服务制度缺乏顶层设计，无法满足人们急剧增长的婴幼儿照护服务需求。供需矛盾突出的婴幼儿照护服务引发了社会舆论的广泛关注。为了更好地支撑人口政策落地，满足迫切的民生需求，婴幼儿照护服务开始以显性制度的方式回归到国家层面制度设计之中。[4] 近几年，我国密集出台了一系列婴幼儿照护服务政策，指明了婴幼儿照护服务普惠性的发展方向，不断调整与优化婴幼儿照护服务管理、经费、人员等制度内容，多个政府部门共同构建婴幼儿照护服务制度体系，使得婴幼儿照护服务向系统化、适宜化方向发展。

第二课　婴幼儿照护服务制度

建立健全婴幼儿照护服务制度是推动实现"幼有所育"的重要保障，也是一项庞大的系统性工程。《关于促进 3 岁以下婴幼儿照护服务发展的指导意见》明确指出了婴幼儿照护服务制度的重要性，并提出了制度建设的诸多要求，如落实各类婴幼儿照护服务机构的安全管理主体责任，建立健

---

①　陈偲. 法国公共托育服务发展经验及其启示 [J]. 人口与健康，2019（8）：18-21.

②　张亮.《中国儿童照顾政策研究-基于性别、家庭和国家的视角》[M] 上海：上海人民出版社，2016：61.

③　张力. 婴幼儿照护服务立法：目标定位、问题与路径 [J]. 求索，2021（4）：145-155.

④　胡马琳. 我国 0—3 岁婴幼儿照护服务制度变迁：轨迹、逻辑与趋势 [J]. 理论月刊，2022（6）：127-135.

全各类婴幼儿照护服务机构安全管理制度，配备相应的安全设施、器材及安保人员；再如，建立健全婴幼儿照护服务机构备案登记制度、信息公示制度和质量评估制度，对婴幼儿照护服务机构实施动态管理。那么，什么是婴幼儿照护服务制度？婴幼儿照护服务制度包含哪些内容呢？

 婴幼儿照护服务制度的含义

《现代汉语词典》对于"制度"一词有如下解释：一是要求大家共同遵守的办事规程或行动准则；二是在一定历史条件下形成的政治、经济、文化等方面的体系[①]。《当代汉语词典》中将"制度"定义为：要求人们共同遵守的办事规程或行动准则。[②] 也就是说，制度既指自上至下形成的规范化体系，又指日常活动中的行为准则和规范。将制度与婴幼儿照护服务相联系可知，婴幼儿照护服务制度为婴幼儿照护服务活动须遵守的程序规则或行为准则。建立和完善婴幼儿照护服务制度既涉及由国家或上级政府制定的婴幼儿照护服务指导意见、托育机构的准入与管理制度等宏观制度，具有概括性和原则性特征；又包含托育服务人员培训大纲、保育指导大纲、婴幼儿喂养指南等婴幼儿照护服务机构的组织管理文件，具有针对性特征。

 婴幼儿照护服务制度的变迁

纵观我国婴幼儿照护服务制度发展历程可以发现，婴幼儿照护服务制度的形成和发展一波三折，大致经历了福利性婴幼儿照护服务、市场化婴幼儿照护服务和普惠性婴幼儿照护服务三个阶段。

（一）福利性婴幼儿照护服务（1949—1977年）

新中国成立之初，生产力较为落后的社会现状亟须包括妇女在内的广大劳动群众积极投身各项生产建设以建立并巩固社会主义制度，这就迫切需要提供社会化的婴幼儿照护服务以解决妇女就业与育儿之间的矛盾。正是在这一目标的指引下，婴幼儿照护服务在国家政治体制的保障和统一规划下开启了制度化的发展路径，基本上形成了由企事业单位统一举办托儿所为职工子女提供托育服务、国家给予财政支持的照护格局，具有明显的单位福利性，制度辐射范围更多的是有工业生产建设需要的城市地区，且城乡及不同单位之间的差异较为明显。

---

① 中国社会科学院语言研究所词典编辑室.《现代汉语词典》[M]. 7版. 北京：商务印书馆，2016：1678.
② 莫衡等. 当代汉语词典 [M]. 上海：上海辞书出版社，2001：245.

这一阶段秉持解放妇女劳动力服务于社会大生产的制度目标。1949年中国妇女第一次全国代表大会通过的《中国妇女运动当前任务的决议》提出，在有了初步工作基础的城市中，应围绕生产事业，逐渐解除束缚妇女的封建思想传统习俗和迫切的特殊的困难，改善妇女生活，兴办妇女儿童福利事业，举办托儿所、妇婴卫生及助产训练等。妇女联合会作为婴幼儿照护服务制度建设的主要倡导者，积极要求举办托儿所以解放妇女，使其走向工作岗位。1953年发布的《中华人民共和国劳动保险条例实施细则修正草案》第51条有规定："实行劳动保险的企业的女工人女职员，有四周岁以内的子女20人以上，工会基层委员会与企业行政方面或资方协商单独或联合其他企业设立托儿所（如尚未具备设立托儿所条件，而有哺乳婴儿五个以上须设立哺乳室）。"① 至此，婴幼儿照护服务作为一项职工集体福利项目在劳动法中得以确立，拉开了我国婴幼儿照护服务制度化的发展序幕。

在福利性价值取向的引导下，单位举办的托儿所或托班是婴幼儿照护服务体系的主要构成部分。1956年，教育部、教育工会全国委员会联合发布《关于中、小学、师范学校的托儿所工作的指示》，要求在教育工会组织的积极协助下，继续依靠群众，举办各种类型的托儿所。同年，教育部、卫生部、内务部发布《关于托儿所、幼儿园几个问题联合通知》，细化了城乡托儿所的举办单位，规定在城市中由厂矿、企业、机关、团体、群众举办，在农村中提倡农业生产合作社举办。② 同时，要求托儿所机构将发展重点放在工业地区和大、中城市，至于农村，可根据需要与自愿的原则，由农业生产合作社或互助组办理季节性的托儿所和幼儿园③，凸显了城市优先发展的效率导向，城乡差异化发展。此外，这些文件还划清了托儿所和幼儿园的界限，为婴幼儿照护服务发展的管理提供了相对独立的制度空间。托儿所由卫生行政部门统一管理，其经费、人事、房屋设备和日常行政事宜均由主办单位各自负责管理，在计划经济体制下实际上是由国家承担。这一阶段，托儿所数量呈现井喷式发展，广大城镇地区建立了相对完善的婴幼儿照护服务体系。

（二）市场化婴幼儿照护服务（1978—2018年）

20世纪八九十年代，在经济体制由计划经济向社会主义市场经济变革的时代背景下，我国婴幼儿照护服务逐渐引入社会力量，走向市场化的发展道路，由单位福利性服务转变为市场竞价机制下的商品性服务，服务对象由单位职工转变为具有相应消费能力和经济水平的家庭，制度目标由重在解决女性工作的后顾之忧转变为提高人口素质。实际上，因婴幼儿照护服务市场化改革缺乏相应的配套政策以及未建立市场竞争机制和价格机制，一度出现了较为普遍的市场失灵现象，婴幼儿照护服务被迫家庭化，尤其是贫困家庭与盈利潜力较差的农村地区。

---

① 人力资源和社会保障部．中华人民共和国劳动保险条例实施细则修正草案［EB/OL］．［2023-07-01］．http://www.mohrss.gov.cn/xxgk2020/fdzdgknr/zcfg/gfxwj/shbx/201308/t20130808_109736.html.

② 中国学前教育研究会．中华人民共和国幼儿教育重要文献汇编［M］．北京：北京师范大学出版社，1999：76.

③ 中国学前教育研究会．中华人民共和国幼儿教育重要文献汇编［M］．北京：北京师范大学出版社，1999：78.

十一届三中全会后，在党和政府的正确引导下，我国各项事业开始步入正轨，并实施改革开放战略，婴幼儿照护服务事业也随之逐步恢复发展，并开启了新的改革进程。1979年，国务院召开全国托幼工作会议，要求各地恢复、发展、整顿和提高各类托幼组织，并首次提出坚持公办和民办"两条腿走路"的方针，强调托育事业是一项社会性的事业，允许之前单位制的托儿所向社会开放，释放出婴幼儿照护服务社会化的信号。1984年，党的十二届三中全会通过的《中共中央关于经济体制改革的决定》认为，增强企业活力是经济体制改革的中心环节，应围绕这个中心环节调整国家与企业的关系，扩大企业自主权。在此政策导向下，原先作为职工福利费主要来源的企业基金和企业利润留成呈现因企业而异的态势，投入托儿所的经费更是参差不齐，部分企业减少甚至取消对托儿所的经费投入。[①] 1988年，国家教委等八部门联合制定《关于加强幼儿教育工作的意见》，规定养育子女是儿童家长依照法律规定应尽的社会义务，幼儿教育不属于义务教育，家长送子女入园理应负担一定的保育、教育费用。该意见明晰家长是婴幼儿照护服务的责任主体，家长自主承担照护费用，政府基本终止对婴幼儿照护服务的经费投入。1992年，党的十四大明确了建立社会主义市场经济体制的目标，要求剥离企业社会功能，以减轻企业社会负担。紧接着各项事业的改革陆续开展，托儿所作为典型的单位福利事业也受到了冲击，加上市场化配套政策体系未得到有效建立、主管部门缺位，托儿所数量于1993年开始被大规模关、停、并、转，公共婴幼儿照护服务机构近乎绝迹，社会上以市场上的民办早教机构为主。

在市场化发展阶段，社会对婴幼儿早期教育愈发重视。婴幼儿照护服务制度目标转向关注人口素质的提高，侧重为家庭提供早期教育指导的话语也逐渐兴起，这为国家政策介入婴幼儿照护服务创造了新的制度空间。1996年的《全国家庭教育工作"九五"计划》、1999年的《中共中央 国务院关于深化教育改革全面推进素质教育的决定》、2010年的《国家中长期教育改革和发展规划纲要（2010—2020年）》、2011年的《中国儿童发展纲要（2011—2020年）》、2012年的《国家教育事业发展第十二个五年规划》均提出要重视0—3岁婴幼儿教育，为0—3岁婴幼儿及其家长提供早期教育指导服务。2012年的《教育部办公厅关于开展0—3岁婴幼儿早期教育试点工作有关事项的通知》更是要求从实践层面选择部分地（市）先行开展0—3岁婴幼儿早期教育试点工作。显然，这一阶段婴幼儿照护服务相对弱化照护和支持妇女就业的功能，而着重强调教育功能，婴幼儿照护服务更多的是带有教育的色彩，并与教育问题缠绕在一起。[②]

（三）普惠性婴幼儿照护服务（2019年至今）

2019年5月，国务院办公厅印发的《关于促进3岁以下婴幼儿照护服务发展的指导意见》吹响了新时期婴幼儿照护服务制度改革的号角，该文件首次提出"婴幼儿照护服务"的概念，并从国家

① 李雨霏，马文舒，王玲艳.1949年以来中国0—3岁托育机构发展变迁论析 [J]. 教育发展研究，2019，39（24）：68-74.

② 张力.婴幼儿照护服务立法：目标定位、问题与路径 [J]. 求索，2021（4）：145-155.

层面提出"普惠优先"的基本原则。同年 10 月，国家发展改革委和国家卫生健康委印发《支持社会力量发展普惠托育服务专项行动实施方案（试行）》，激发社会力量参与积极性，着力增加 3 岁以下婴幼儿普惠性托育服务有效供给。2021 年 3 月，《中华人民共和国国民经济和社会发展第十四个五年规划和 2035 年远景目标纲要》重申了婴幼儿照护服务普惠性的发展原则，要求"发展普惠托育服务体系，健全支持婴幼儿照护服务和早期发展的政策体系"[①]；同年 8 月，十三届全国人大常委会第三十次会议通过了关于修改《中华人民共和国人口与计划生育法》的决定，更是将"推动建立普惠托育服务体系，提高婴幼儿家庭获得服务的可及性和公平性"正式写入法律[②]，普惠性婴幼儿照护服务制度获得合法性的地位，战略作用显著提升。

《关于促进 3 岁以下婴幼儿照护服务发展的指导意见》明确了婴幼儿照护服务由卫生健康部门牵头，发展改革、教育、公安等部门协同管理，实行"属地管理、分类指导"的管理体制，并首次明确了 17 个中央部门的职责分工。2019 年 6 月，财政部、税务总局、发展改革委等联合发布《关于养老、托育、家政等社区家庭服务业税费优惠政策的公告》；同年 10 月，国家发展改革委和国家卫生健康委印发《支持社会力量发展普惠托育服务专项行动实施方案（试行）》，就婴幼儿照护服务机构如何享受税费优惠政策、中央预算内投资、用地保障做了详细规定。随后，国家卫生健康委先后印发《托育机构设置标准（试行）》《托育机构管理规范（试行）》《托育机构保育指导大纲（试行）》《托育机构婴幼儿伤害预防指南（试行）》《托育机构负责人培训大纲（试行）》《托育机构保育人员培训大纲（试行）》，国家卫生健康委办公厅、中央编办综合局、民政部办公厅、市场监管总局办公厅联合印发《托育机构登记和备案办法（试行）》，住房和城乡建设部局部修订了《托儿所、幼儿园建筑设计规范》，多个政府部门共同构建婴幼儿照护服务制度体系，制度内容涉及机构设置与管理、从业人员培训、服务内容指导等方面，为新时期我国婴幼儿照护服务事业健康有序发展提供了有效的政策依据和合理的制度空间。

政策法规链接

扫一扫，阅读《中华人民共和国国民经济和社会发展第十四个五年规划和 2035 年远景目标纲要》全文。

---

① 中华人民共和国国民经济和社会发展第十四个五年规划和 2035 年远景目标纲要［EB/OL］.（2021-03-13）［2023-07-01］. http：//www.gov.cn/xinwen/2021-03/13/content_5592681.htm.

② 关于修改《中华人民共和国人口与计划生育法》的决定［EB/OL］.（2021-08-20）［2023-07-01］. http：//www.npc.gov.cn/npc/c30834/202108/58ed2b3717ae44d6b938883cbdae9f6f.shtml.

三　婴幼儿照护服务制度的内容

（一）婴幼儿照护服务登记和备案制度

1. 登记和备案制度的含义

2019年12月，国家卫生健康委办公厅、中央编办综合局、民政部办公厅、市场监管总局办公厅联合印发了《托育机构登记和备案办法（试行）》，该文件规范了婴幼儿托育机构的登记和备案管理，并充分阐述了托育机构登记和备案的全流程。托育机构登记和备案制度是指为3岁以下婴幼儿提供全日托、半日托、计时托、临时托等服务的托育机构按照文件要求在相关部门办理登记和备案，以保障其运营接受查询和监督的制度。①

政策法规链接
扫一扫，阅读《托育机构登记和备案办法（试行）》全文。

2. 登记和备案制度的内容

根据《托育机构登记和备案办法（试行）》相关规定，托育机构登记和备案制度共分为四个环节，分别为审批登记、备案、审批结果和后续管理。

（1）审批登记

按照托育机构的不同性质，可以将其划分为营利性托育机构和非营利性托育机构。举办事业单位性质的托育机构的，向县级以上机构编制部门申请审批和登记。举办社会服务机构性质的托育机构的，向县级以上民政部门申请注册登记。举办营利性托育机构的，向县级以上市场监督管理部门申请注册登记。

（2）备案

审批登记与备案是两个不同的工作，备案工作需要格外重视。托育机构应当及时向机构所在地的县级卫生健康部门备案，登录托育机构备案信息系统，在线填写托育机构备案书、备案承诺书，并提交以下材料扫描件：营业执照或其他法人登记证书；托育机构场地证明；托育机构工作人员专业资格证明及健康合格证明；评价为"合格"的《托幼机构卫生评价报告》；消防安全检查合格证明；法律法规规定的其他相关材料。提供餐饮服务的，应当提交《食品经营许可证》。

---

① 国家卫生健康委《关于印发托育机构登记和备案办法（试行）的通知》[EB/OL].[2023-07-01].http://www.gov.cn/zhengce/zhengceku/2020-01/06/content_5466960.htm.

（3）审批结果

卫生健康部门在收到托育机构备案材料后，应当在 5 个工作日内向申请机构提供备案回执和托育机构基本条件告知书。卫生健康部门发现托育机构备案内容不符合设置标准和管理规范的，应当自接收备案材料之日起 15 个工作日内通知备案机构，说明理由并向社会公开。

（4）后续管理

各级妇幼保健、疾病预防控制、卫生监督等机构应当按照职责加强对托育机构卫生保健工作的业务指导、咨询服务和依法监督。建立托育机构信息公示制度和质量评估制度，实施动态管理，加强社会监督。

（二）婴幼儿照护服务机构一日生活制度

1. 一日生活制度的含义

托育机构的一日生活（或一日活动）是指婴幼儿从早晨入托到下午离托的过程中，经历的用餐、盥洗、游戏等各类活动的总和。一日生活制度是以作息时间表的形式来安排一日生活中各种活动的先后次序以及设定每个活动的时间，它是班级组织的制度保障。由于婴幼儿自身的年龄特点，他们的发展更加依赖自身的发展规律，作息时间差异非常大，因此托育机构的一日生活制度应该是灵活的、有弹性的，一般由较大块的时间段构成，切不可用一张细致入微的时刻表来规范婴幼儿的活动。[①]

2. 一日生活制度的任务

一日生活制度的任务是让保育师和保育员在每个环节有计划地协作配合，培养婴幼儿良好的生活规律和习惯，促进婴幼儿身心健康。一日生活制度通过保育师和保育员有条理地组织婴幼儿每天的活动，使婴幼儿在其中产生一种生活秩序感，让他们知道接下来要做什么，这样的生活才是富有节奏、秩序井然的。稳定是发展的前提，在每日相同时段的同类活动中，保育师和保育员能观察和引导婴幼儿某方面能力的持续发展。

此外，一日生活制度还能培养婴幼儿的社会归属感，在一日生活中通常强调集体，强调大家在同一时间做同一件事情，暗含保育保教意图。在婴幼儿社会化的进程中，需要他们逐步形成集体意识，产生归属感，进而实现爱集体、爱家乡、爱祖国的个人品德启蒙。因此参加集体活动对于婴幼儿来说是必不可少的，这也是一日生活制度将每位婴幼儿的个别化时间逐渐统一在一个时间区的目的所在。

3. 一日生活制度的内容

一日生活制度首先应遵循婴幼儿的发展规律，除了考虑托育机构的工作时间、家长工作时间之外，更重要的是考虑婴幼儿本身的活动特点。例如，0—1 岁婴儿的身体运动更多的是仰卧、俯卧、爬行、扶物站立或行走，活动范围较小，一般进行室内或户外小面积范围的活动，如玩玩具、听绘

---

①　李敬，区绮云，刘中勋. 托育机构组织管理导论 [M]. 北京：中国人口出版社，2022：125.

本故事、在保育员的帮助下活动肢体等；1—2岁幼儿的室内活动一般包括各类游戏、绘本阅读、绘画活动、音乐律动等，若进行离开托育机构的户外活动需要乘坐婴儿推车；2—3岁幼儿活动范围可以扩大，活动时间可以拉长，离开托育机构的户外活动可以步行。国家卫生健康委在2021年印发了《托育机构保育指导大纲（试行）》，明确了托育机构保育的核心要义，这个文件也是制定一日生活制度内容的依据。[①]

政策法规链接
扫一扫，阅读《托育机构保育指导大纲（试行）》全文。

（1）0—1岁婴儿班级一日生活制度

0—1岁阶段的婴儿差异性源于自身不同的发展水平以及不同的家庭环境，因此，这样的班级应班额小且保教人员充足。根据国家卫生健康委2019年10月印发的《托育机构设置标准（试行）》的规定，乳儿班10人以下编班，保育人员与婴儿数量之比不应低于1∶3。在这样的比例之下，保育人员有条件开展个别化保育，能够顺应婴儿自身的作息规律，并随入托时间的推移逐步让其适应集体的作息规律，一日生活制度有以大块时间段划定的特点。乳儿班一日生活制度可参考《托育机构保育指导大纲（试行）》的相关内容。

（2）1—3岁幼儿班级一日生活制度

托育机构根据自身不同的环境和课程资源，对1—3岁幼儿有不同的编班形式。如1—2岁幼儿，15人以下可为一个班；2—3岁幼儿，20人以下可为一个班；1.5—3岁幼儿18人以下可为一个班。托小班保育人员与幼儿的比例不应低于1∶5，托大班不应低于1∶7。在这样的编班形式下，依据1—3岁幼儿的年龄特点，制定班级一日生活制度。

此外，在编班时，也可以根据婴幼儿的个体发展情况灵活进行。例如，有的婴幼儿1岁时还不能独立行走，可以继续编排在乳儿班，直到其能独立自如行走，并积累一定语言理解能力后，再升入托小班。这样便于安排其与其他婴幼儿一起开展活动。

（三）婴幼儿照护服务质量评估制度

1. 质量评估制度的内涵与意义

（1）婴幼儿照护服务质量评估的内涵

在早期客观的质量观指导下，人们对托育机构质量的研究多从"去情景化"的思路出发，力图将其从政治文化社会背景中抽离出来，使其具有文化普适性。婴幼儿照护服务的质量在很大程度上取决于其满足婴幼儿身心健康发展的程度。婴幼儿照护服务质量可以划分为结构质量、过程质量和

---

① 国家卫生健康委. 关于印发托育机构保育指导大纲（试行）的通知［EB/OL］.（2021-01-21）［2023-07-03］. http：//www.nhc.gov.cn/rkjcyjtfzs/s7785/202101/deb9c0d7a44e4e8283b3e227c5b114c9.shtml.

结果质量三个维度。其中，结构质量主要包括一些可具体规范和控制的变量，如师幼比、机构规模、员工资格、在职培训、员工薪水、工作条件、机构管理等。过程质量是与婴幼儿的成长有更直接联系的变量，主要包括育幼互动、育幼行为、机构环境、游戏与活动、安全与健康、家长参与等方面。结果质量主要指婴幼儿通过保教活动获得的增值发展，主要考察婴幼儿的健康和发展状况以及在机构的适应情况。托育机构质量的过程质量对婴幼儿发展的影响比结构质量更大，因而它是托育机构质量的核心。

婴幼儿照护服务的质量评估作为一个价值判断的过程，是关于一定客体对一定主体有无价值、有什么价值、有多大价值的判断。进行价值判断的前提是评估主体自身形成对于评估客体的价值性预期，即评估主体只有依据自身需要制定评估标准，才能对评估客体做出价值判断。婴幼儿照护服务质量评估就是在一定的服务价值观的指导下，依据一定的标准与程序，对婴幼儿照护服务机构的工作进行科学调查，做出价值判断的活动过程。基于对婴幼儿照护服务机构质量构成的分析研究，我国质量评估体系也相应地涵盖结构性评估、过程性评估和结果性评估三个方面。

（2）婴幼儿照护服务质量评估的意义

近几年，各地婴幼儿照护服务机构不仅在数量上得到了长足的发展，服务质量也有了较大的提升，不仅满足了家长对"幼有所育"的基本需求，也让家长的需求也从"有人养"向"养得好"逐渐转变。从提升婴幼儿早期生命质量的角度出发，婴幼儿照护服务机构的质量评估管理成为婴幼儿照护服务发展中不可回避的话题。开展婴幼儿照护服务机构质量评估管理，有利于规范服务行为，提升婴幼儿照护服务质量，满足广大家庭的育儿需求。

2. 质量评估制度的内容

托育机构质量评估涉及的范围很广，包括办托条件、托育队伍、保育照护、卫生保健、养育支持、安全保障和机构管理七大项内容。

政策法规链接
扫一扫，阅读《托育机构质量评估标准》评估工作手册。

（1）办托条件

办托条件包括托育资质、环境空间、设备设施和玩具材料四部分内容。

① 托育资质是指托育机构应取得营业执照，营业范围包含托育服务或 3 岁以下婴幼儿照护服务。消防检查应符合当地检查的规范和标准。提供自制餐的托育机构，应具有有效期内的《食品经营许可证》；外送婴幼儿餐食的托育机构具有加盖外送餐单位公章的《食品经营许可证》（主体业态标注"集体用餐配送单位"字样）复印件、具有与外送餐单位签订的送餐合同，配有专门的备餐间。

② 环境空间包含活动区域、活动面积、房屋采光和空气质量等四方面的内容。

其一，活动区域要求婴幼儿生活用房布置在 3 层及以下，不应布置在地下室或半地下室。有卫生保健场所；有机构专用的婴幼儿盥洗室和厕所；有活动区、就餐区、睡眠区（可混用）；有乳儿班（6—12 月龄）的设有哺乳室或有布帘等遮挡的可供哺乳的空间；有托小班（12—24 月龄）的设有配奶的操作台或配奶室。

其二，活动面积要求乳儿班活动区的使用面积不低于 15 平方米；托小班和托大班活动室的使用面积不低于 35 平方米，睡眠区与活动区合用时使用面积不低于 50 平方米；有独立室外活动场地的，每名婴幼儿平均使用面积不小于 2 平方米。无独立室外活动场地的，设有室内的运动场地（见图 6-1）。

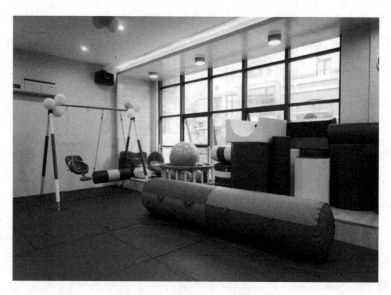

图 6-1　托育机构室内运动场地

其三，房屋采光要求婴幼儿用房明亮，天然采光（采光标准：活动室的窗地面积比不低于 1：5）。

其四，空气质量要求房屋空气质量合格，符合 GB/T18883《室内空气质量标准》。室外活动场地如果使用塑胶，质量应合格。

③ 设备设施是指托育机构要有适合婴幼儿身高的桌、椅、玩具柜、床（垫），配备的家具符合环保要求，一人一床（垫），不应使用上下床；有符合婴幼儿身高的洗手槽（盆）、坐便器、带扶手的蹲便池、小便斗等生活照料设施及清洁设施，配备的洁具符合环保要求。托小班（12—24 月龄）和托大班（24—36 月龄）的幼儿和便器的数量比例不小于 5：1。托小班（12—24 月龄）和托大班（24—36 月龄）的幼儿和水龙头的数量比例不小于 5：1。乳儿班应设有盥洗台或冲浴设施、尿布台和辅食调制台。

④ 玩具材料是指托育机构要配备适合婴幼儿不同月龄的玩教具，数量充足、多样，具有安全标识，符合现行国家标准；托育机构可以结合地域特点和婴幼儿特点，利用自然材料或无毒无害材料自制玩教具，保证玩教具安全、环保。托育机构要配备适合不同月龄幼儿的图书，数量充足，种类多样，内容规范科学。

（2）托育队伍

托育队伍包含人员配备、队伍建设和权益保障三部分内容。

① 人员配备要求托育机构负责人具有大专及以上学历，有3年以上的从事儿童保育教育或卫生健康等相关管理工作经历。保育人员应具有中职或普通高中及以上学历，非本专业学历（含普通高中）须经婴幼儿保育、心理健康等专业培训合格，具有婴幼儿照护经验或相关专业背景，具备良好职业道德。保育人员与婴幼儿的人数比例不低于以下标准：乳儿班1∶3，托小班1∶5，托大班1∶7。保健人员应经过妇幼保健机构组织的卫生保健专业知识培训合格。收托50名及以下婴幼儿的，至少配备1名兼职保健人员；收托50名以上100名及以下婴幼儿的，至少配备1名专职保健人员；收托100名以上的，至少配备1名专职和1名兼职保健人员，有条件的配备医务人员。保安人员和炊事人员应具备相关证书，且在有效期内，不带病上岗，无精神病史。所有托育工作人员应具有完全民事行为能力，有户籍所在地派出所出具的无犯罪记录证明。

② 队伍建设要求托育机构具有明确、详细的培训方案，所有托育工作人员接受岗前培训和在职培训，培训内容符合岗位需求。托育机构要支持所有托育工作人员的专业学习和自我发展，鼓励其通过各种途径学习发展，进行学历提升进修。通过制度、培训、监督等，确保托育工作人员具有良好的职业道德修养。关注托育工作人员心理状态，按需疏导情绪，提供支持及帮助。所有托育工作人员应无任何暴力、虐待、损害婴幼儿身心健康的语言和行为（如辱骂、推搡、歧视、体罚或变相体罚等）。

托育人员培训流程如表6-1所示。

表 6-1　托育人员培训流程

内容	培训人	课时	备注
ICEE 国际生态教育的教育理念和一日流程		2	
爱岗敬业——认识保育工作的重要性		2	
怎样做好幼儿园保育工作		2	
卫生消毒工作在班级工作中的具体落实		2	
保育工作如何更好地配合班级教学工作		2	
幼儿常见病的预防和护理		2	
如何有效沟通		2	
时间的管理		2	
拓展训练——信任和欣赏 　　　　——团队合作		2	

③ 权益保障要求托育机构依法与所有托育工作人员签订劳动合同，应为所有适龄托育工作人员办理和缴纳社会保险费，工资按月足额及时发放。

（3）保育照护

保育照护包含一日生活、睡眠、进餐和卫生与生活习惯四部分内容。

① 一日生活要求保育人员以温暖、尊重的态度与婴幼儿积极交流互动，及时回应婴幼儿的情感需求，对婴幼儿进行合理的生活照料，合理组织一日生活。

② 睡眠要求保育人员保证不同月龄段婴幼儿都有充足的睡眠时间，并做到婴幼儿睡眠用具干净卫生，定期消毒，被褥定期清洗，睡床安全、无引发危险的隐患。婴幼儿睡眠过程中要有保育人员的看护，保育人员要观察婴幼儿的脸色、呼吸、体温等，防范窒息等危险发生，并有午睡巡查记录。

③ 进餐要求保育人员根据婴幼儿的月龄特点培养其自主进餐的习惯和能力，营造愉快的进餐氛围。

④ 卫生与生活习惯要求保育人员指导婴幼儿学习盥洗、如厕、穿脱衣服等生活自理能力，培养婴幼儿良好的卫生与生活习惯。

（4）卫生保健

托育机构卫生保健评估包括卫生保健工作制定、健康管理、膳食营养、传染病管理、常见病管理等。

（5）养育支持

托育机构质量评估包括养育支持，托育机构应与家长签订相关协议、及时告知家长相关信息、与家长保持积极的沟通、为家庭提供育儿支持等。同时与社区联动开展托育质量的评估。

某托育园周计划如表6-2所示。

表6-2　某托育园夏季周计划

月主题：五彩的秋天

上周小结	1. 主题 2. 常规自理能力 3. 幼儿熟悉微型课程				
本周重点	1. 主题 2. 常规自理能力培养通过				
时间安排	周一	周二	周三	周四	周五
08：00—08：30	早接待/签到/做计划/饮水/自由游戏				
08：30—09：00	早餐时间/区域活动				
09：00—09：10	收玩具/盥洗/饮水				
09：10—10：10	户外游戏	户外游戏	户外游戏	户外游戏	户外游戏
10：10—10：30	加餐时间/盥洗/饮水				
10：30—10：40	坐圈				
10：40—11：10	室内课程	室内课程	室内课程	室内课程	室内课程
11：10—11：20	盥洗/饮水				
11：20—11：50	餐前微型课程/绘本分享/午餐时间				
11：50—12：20	餐后散步/自由游戏				

续表

时间安排	周一	周二	周三	周四	周五
12：20—14：30			午睡时间		
14：30—15：00			唤醒/起床整理		
15：00—16：00			户外活动		
16：00—16：20			盥洗/饮水/加餐		
16：20—16：40	生活活动	绘本故事	艺术领域	音乐领域	精细动作
16：40—16：55			盥洗/饮水/离园准备		
没有不合适的天气，只有不合适的衣服。					

（6）安全保障

托育机构质量评估中的安全保障方面具体包括安全领导组织建设、安全制度建设、安全隐患排查、安全防控体系建设、应急管理、安全教育以及风险防控与婴幼儿权益保障等。

（7）机构管理

托育机构质量评估在机构管理方面具体包括文化建设、组织架构与岗位职责、费用公示等。

3. 托育机构质量评估的实施

（1）评估方法

托育机构质量评估的方法有：自评与专门评估相结合，托育机构保育质量过程性评估，托育机构保育质量总结性评估，托育机构保育质量定性评估，托育机构保育质量定量评估。

（2）评估人员

参加评估的工作人员须经过专门的学习培训，掌握评估方案的精神实质和评估的步骤方法，做到坚持原则、客观公正、严肃认真，全面了解情况，深入分析问题。在托育机构质量评估实施过程中，与被评托育机构关系密切的相关人员需要回避。

（3）评估的处理

评估结束后由评估人员负责写出评估意见，通知被评托育机构并上报主管部门，分情况做出处理：对好的园所给予表彰，对存在问题的园所要热情帮助解决。如果问题严重须责令整顿时，应事先请示上级主管部门。

（4）建立评估档案

建立评估档案的主要目的是监督检查被评托育机构扬长避短，也便于下次评估时进行比对分析，总结经验。

第三课　婴幼儿照护服务政策法规

一　婴幼儿照护服务政策法规概述

（一）婴幼儿照护服务政策基本情况

全面两孩政策实施以来，我国婴幼儿照护服务的供需矛盾日益突出，引起了社会的普遍关注。2019年，国务院办公室印发的《关于促进3岁以下婴幼儿照护服务发展的指导意见》首次针对托育服务工作做出统筹规划，此后，相关配套政策措施持续出台并不断完善，婴幼儿照护服务政策进入体系化阶段（见表6-3）。

表 6-3　婴幼儿照护服务政策汇总（2019—2022 年）

成文（通过）日期	政策名称	发文机构
2019.04.17	关于促进 3 岁以下婴幼儿照护服务发展的指导意见	国务院办公室
2019.06.24	关于实施健康中国行动的意见	国务院
2019.06.28	关于养老、托育、家政等社区家庭服务业税费优惠政策的公告	财政部、税务总局、发展改革委等
2019.08.05	关于推动银行业保险业支持养老、家政、托幼等社区家庭服务业发展的试点方案	中国银保监会办公厅
2019.10.08	关于印发托育机构设置标准（试行）和托育机构管理规范（试行）的通知	国家卫生健康委
2019.10.09	关于印发《支持社会力量发展普惠托育服务专项行动实施方案（试行）》的通知	国家发展改革委、国家卫生健康委
2019.12.19	关于印发托育机构登记和备案办法（试行）的通知	国家卫生健康委办公厅、中央编办综合局、民政部办公厅、市场监管总局办公厅
2020.01.28	关于做好托育机构相关工作的通知	国家卫生健康委
2020.07.29	关于印发婴幼儿喂养健康教育核心信息的通知	国家卫生健康委
2020.10.29	关于制定国民经济和社会发展第十四个五年规划和二〇三五年远景目标的建议	中国共产党中央委员会
2020.12.14	关于促进养老托育服务健康发展的意见	国务院办公厅

续表

成文（通过）日期	政策名称	发文机构
2021.01.12	关于印发托育机构保育指导大纲（试行）的通知	国家卫生健康委
2021.01.12	关于印发托育机构婴幼儿伤害预防指南（试行）的通知	国家卫生健康委办公厅
2021.01.21	关于印发儿童入托、入学预防接种证查验办法的通知	国家卫生健康委办公厅、教育部办公厅
2021.04.30	关于开展全国婴幼儿照护服务示范城市创建活动的通知	国家卫生健康委、国家发展改革委
2021.06.17	关于印发《"十四五"积极应对人口老龄化工程和托育建设实施方案》的通知	国家发展改革委、民政部、国家卫生健康委
2021.06.26	关于优化生育政策促进人口长期均衡发展的决定	中共中央、国务院
2021.08.19	关于印发托育机构负责人培训大纲（试行）和托育机构保育人员培训大纲（试行）的通知	国家卫生健康委
2021.08.25	中国儿童发展纲要（2021—2030年）	国务院
2021.09.27	中国妇女发展纲要（2021—2030年）	国务院
2021.09.30	关于推进儿童友好城市建设的指导意见	国家发展改革委等23个部门
2021.10.09	关于印发母婴安全行动提升计划（2021—2025年）的通知	国家卫生健康委
2021.11.05	关于印发健康儿童行动提升计划（2021-2025年）的通知	国务院
2021.12.28	关于印发《"十四五"公共服务规划》的通知	国家发展改革委等21个部门
2022.07.25	关于进一步完善和落实积极生育支持措施的指导意见	国家卫生健康委等17个部门
2022.07.28	关于做好托育机构卫生评价工作的通知	国家卫生健康委办公厅
2022.08.29	印发《养老托育服务业纾困扶持若干政策措施》的通知	国家发展改革委等部门

（二）婴幼儿照护服务政策措施

1. 婴幼儿照护服务支持政策

婴幼儿照护服务支持政策指各种与婴幼儿照护服务行业相关的政策法规，主要目标是减轻家长养护和教育3岁以下婴幼儿的压力。政府支持家庭育儿，要求社区或街道为辖区内的家庭提供育儿指导。同时，以现有的幼儿园资源为基础，整合优势资源，将托儿所和幼儿园合并，提高财政经费投入，中央预算投资按每新增一个托位给予一定的补助，把托幼一体化工作落到实处。对托育服务机构做出显著成绩，能够树立标杆典型的给予资金或设施设备奖励。如上海市出台了《关于促进和加强本市3岁以下幼儿托育服务工作的指导意见》《上海市3岁以下幼儿托育机构管理暂行办法》《上海市3岁以下幼儿托育机构设置标准（试行）》（即"1＋2"文件），着重从确保安全、强化保障、加大供给、建立机制、加强队伍五个方面推动婴幼儿照护服务有序发展。同时，明确了政府、卫生健康、教育等相关职能部门的职责，不断加强科学育儿指导信息化，助力家庭养育，根据不同年龄幼儿的特点为家庭提供差异化的指导服务。

2019年4月，国务院办公厅印发的《关于促进3岁以下婴幼儿照护服务发展的指导意见》指出，要依托各级各类家长学校、妇女儿童活动中心、家庭教育指导服务站点、妇女之家、儿童之家、亲子活动中心、早教基地及有托班的幼儿园等，组织相关专家对家长开展教育讲座，普及科学育儿知识；开展一对一帮扶和入户指导，使家庭个性化需求得到满足；要求各级妇联为幼儿园创造条件，严格按照国家卫生健康委《托育机构设置标准（试行）》和《托育机构管理规范（试行）》等规范性文件的要求，开设托育服务班，探索建立托幼一体化服务模式，提供全日托、半日托、计时托、临时托等具有多样性、灵活性的托育服务。

2. 婴幼儿托育时间支持政策

婴幼儿托育时间政策主要指为婴幼儿家长提供便利的育儿时间，如产假、陪产假、计划生育假、孕产期假、育儿假等内容。近两年，我国一些地区修订了《人口与计划生育条例》，增设育儿假，规定生育的夫妻在子女年满3岁以前，每年可以享受5天育儿假。同时，支持和鼓励单位采用有利于职工照护婴幼儿的灵活休假和弹性工作机制。同时，生育假制度也体现出增加福利的变化。《女职工劳动保护特别规定》第七条规定，女职工生育享受98天产假，其中产前可以休假15天，难产的增加产假15天；生育多胞胎的，每多生育1个婴儿，增加产假15天。《广东省人口与计划生育条例》第三十条规定，符合法律、法规规定生育子女的夫妻，女方享受80日的奖励假，男方享受15日的陪产假。在规定的假期内薪资照常发放，福利待遇和在岗职工一样。即在原来98天产假的基础上，再增加80天，合计178天。该项规定使女性享受到了生育补贴，但是在一定程度上增加了企业的人力成本，导致用人单位对女性职工的招聘数量减少。但是，婴幼儿托育时间支持政策一直作为补充性的激励措施存在，托育假期并未成为大多数用人单位真正实施的福利政策。2021年9月，国家发展改革委等23个部门发布《关于推进儿童友好城市建设的指导意见》，鼓励支持企事业单位、社会组织、社区等为有婴幼儿的家庭提供普惠托育和婴幼儿照护服务，探索实施父母育儿假制度，加强家庭科学育儿指导服务。

3. 婴幼儿托育经济支持政策

婴幼儿托育经济支持政策是指各级政府根据地方实际情况，针对3岁以下婴幼儿家庭面临的经济压力，制定的经济补贴政策，例如，在减免税费、育儿津贴、生育津贴等方面进行补贴。《关于推进儿童友好城市建设的指导意见》提出，合理规划文体设施布局和功能，推进图书馆、文化馆、美术馆等向儿童免费开放，推动有条件的公共体育设施向儿童低收费或免费开放，组织面向儿童的阅读推广、文艺演出、展览游览等活动。另外，中央财政统筹利用现有资金渠道，发挥中央预算内投资的引导和撬动作用，对儿童友好城市建设予以积极支持。对收费标准普惠且具有一定收益的婴幼儿服务项目，符合条件的可纳入地方政府专项债券支持范围。地方要统筹中央相关转移支付资金和自有财力，强化政策支持。强化公益普惠类儿童服务项目规划用地保障。鼓励地方政府以购买服务、租金减免等方式发展普惠性儿童服务。2022 年 3 月，国务院决定，设立 3 岁以下婴幼儿照护个人所得税专项附加扣除。自 2022 年 1 月 1 日起，纳税人照护 3 岁以下婴幼儿子女的经济支出，按照每个婴幼儿每月 1000 元的标准定额扣除。3 岁以下婴幼儿照护个人所得税专项附加扣除政策作为优化生育政策的配套支持措施之一，体现了国家鼓励和支持人民群众进行生育养育子女，并减缓人民群众养育子女的压力。该项政策实施后，个人所得税专项附加扣除项目由原来的 6 项变为 7 项。

二　婴幼儿照护服务政策法规的演进逻辑

新中国成立 70 多年来，我国婴幼儿照护服务政策内容体系在曲折中发展，在嬗变中建构，是一个多维立体、全方位推进的发展过程。在政策价值理念上，从福利促进走向普惠优先；在政策任务上，从强调托幼机构的发展走向促进家庭、社区和社会联动提升；在政策工具使用上，从单一型政策工具走向多元政策工具协同促进的变迁过程。

（一）从福利促进走向普惠优先

新中国成立初期，百废待兴。为最大限度地解放妇女劳动生产力，动员妇女投入社会主义生产建设，国家鼓励企业、机关等兴办婴幼儿照护服务机构并且相关费用由国家（单位）承担，"福利促进"成为当时婴幼儿照护服务政策的价值理念。1951 年政务院发布并于 1953 年修订的《中华人民共和国劳动保险条例》就明确规定各企业工会基层委员会得根据各该企业的经济情况及工人与职员的需要，与企业行政方面或资方共同办理疗养所、业余疗养所、托儿所等集体劳动保险事业。而托儿所工作人员的工资、房屋设备以及一切经常性费用由所在的单位来承担。由此很快形成国家支持工作组织或社会组织提供集体福利的婴幼儿照护格局。[①] 婴幼儿照护服务政策表现出强烈的福利促进的价值理念。

1988 年，国家教委等八部门联合颁布《关于加强幼儿教育工作的意见》，为了减轻国家和企业负担，该意见提出，发展幼儿教育事业不可能也不应该由国家包起来，要依靠国家、集体和公民个

---

① 张亮．中国儿童照顾政策研究——基于性别、家庭和国家的视角 [D]．上海：复旦大学，2014.

人一起来办，并且强调养育子女是家长依照法律规定应尽的社会义务。自此，婴幼儿照护服务与福利切割开来，"重市场、重社会"而"轻公益、轻政府"成为这一时期婴幼儿照护服务政策的主旋律。婴幼儿照护服务也由原先福利性质的服务转变为家长付费购买服务，婴幼儿照护责任则由单位回归家庭，婴幼儿照护服务政策的价值理念走向了"重市场、轻公益"和"重社会、轻政府"的道路。在 20 世纪 80 年代末至 21 世纪初，在教育界基本使用"幼儿教育""早期教育""学前教育"来指代"托幼事业"，而全国妇联系统则基本沿用"托幼"概念，在卫生、人口等实践领域也更多地使用"托幼""托育"等概念。[①] 因此，这一时期，有部分婴幼儿照护服务政策隐含于幼儿教育政策之中。

2010 年以后，婴幼儿照护服务事业的发展迎来了新的转折点。为缓解家庭育儿压力，进一步解决民生问题，国家相继出台了一系列促进婴幼儿照护服务事业发展的政策规划和行动计划，突出强调婴幼儿照护服务的社会公益和普惠的价值理念。2010 年，中共中央、国务院印发的《中国儿童发展纲要（2011—2020 年）》指出，积极发展公益性普惠性的儿童综合发展指导机构。2012 年，教育部印发《国家教育事业发展第十二个五年规划》，提出积极开展公益性的 0—3 岁婴幼儿早期教育指导服务。2019 年，《关于促进 3 岁以下婴幼儿照护服务发展的指导意见》强调坚持"政策引导、普惠优先"的发展原则，优先支持普惠性婴幼儿照护服务机构发展。同年，国家发展改革委、国家卫生健康委印发《支持社会力量发展普惠托育服务专项行动实施方案（试行）》，再次提出"普惠导向"的婴幼儿照护服务发展原则。从这些政策来看，普惠优先成为当前婴幼儿照护服务政策的基本价值理念和发展导向。[②]

（二）从强调托幼机构的发展走向促进家庭、社区和社会联动提升

我们梳理过去 70 多年我国婴幼儿照护服务政策任务变迁轨迹可以发现，在计划经济期间，为了方便妇女积极投身社会主义事业建设，鼓励各级组织（城市以企业或单位为基本组织，农村以社队为基本组织）大力发展托幼机构以解决妇女的后顾之忧就成了这一时期婴幼儿照护服务政策的重要任务。1953 年政务院修订的《中华人民共和国劳动保险条例》要求女职员学龄前子女人数达到一定规模的单位设立托儿所或哺乳室。1956 年，教育部联合卫生部、内务部共同发布的《关于托儿所、幼儿园几个问题联合通知》再次强调为了帮助母亲解决照顾和教育自己孩子的问题，托儿所的数量应该相应增加。1958 年，中国共产党八届六中全会通过的《关于人民公社若干问题的决议》提出，公社应适应广大群众的迫切要求，创办包括托儿所在内的集体福利事业。以上政策的颁布，使得该阶段我国婴幼儿照护服务机构呈现井喷式发展，截至 1956 年底，基层托儿所数量由新中国成立初期的 119 所，升至 5775 所。当然，由于特殊的历史原因，从 1959 年开始，我国托幼机构遭到破坏，几近消亡，直到 1978 年改革开放之后托幼机构才开始逐渐恢复。

① 和建花. 关于 3 岁以下托幼公共服务理念的再思考——跨学界视野与跨学界对话 [J]. 学前教育研究，2017 (7)：3-10.

② 邓和平，蔡迎旗. 我国婴幼儿照护服务政策的演进逻辑、问题及改进思路——基于"理念-任务-工具"的分析框架 [J]. 基础教育，2022，19 (2)：69-77.

然而，随着 1984 年《中共中央关于经济体制改革的决定》的发布，社会主义市场经济的确立，中国进入以"市场化"为特征的改革时期，婴幼儿照护服务事业再次遇挫，大量企业办或机关办的托幼机构萎缩甚至消失，婴幼儿照护服务政策导向和选择逐渐向社会化、市场化、民营化倾斜。此时的政策体现出"重教育、重市场""轻托育、轻政府"的价值理念，并且逐渐将婴幼儿照护服务政策窄化为学前教育政策，导致这一阶段为 3 岁以下婴幼儿提供照护服务的托儿所几乎完全在政策中消失。值得注意的是，这一时期加强家庭早期教育指导和支持逐渐成为政策话语体系中的内容之一。1999 年，中共中央、国务院做出《关于深化教育改革全面推进素质教育的决定》，提出重视婴幼儿的身体发育和智力开发，普及婴幼儿早期教育的科学知识和方法。2003 年，国务院办公厅发布的《关于幼儿教育改革与发展的指导意见》提出，全面提高 0—6 岁儿童家长及看护人员的科学育儿能力。2006 年，中共中央、国务院印发的《关于全面加强人口和计划生育工作统筹解决人口问题的决定》再次强调，大力普及婴幼儿抚养和家庭教育的科学知识，开展婴幼儿早期教育。由此，我国婴幼儿照护服务由政府、社会、家庭协同共育的局面初见端倪。

　　2010 年，中共中央、国务院印发的《国家中长期教育改革和发展规划纲要（2010—2020 年）》提出：重视 0—3 岁婴幼儿教育。我国婴幼儿照护服务事业进入历史新纪元，发动家庭、社区、社会等一切力量来促进婴幼儿照护服务事业发展成为此时的重点任务。2012 年《教育部办公厅关于开展 0—3 岁婴幼儿早期教育试点工作有关事项的通知》，开始从实践层面探索发展 0—3 岁婴幼儿照护服务模式和经验。之后，2019 年《关于促进 3 岁以下婴幼儿照护服务发展的指导意见》明确提出加强对家庭支持、社区支持、机构规范的三大政策任务，同年，国家发展改革委、国家卫生健康委印发《支持社会力量发展普惠托育服务专项行动实施方案（试行）》，提出围绕"政府引导、多方参与、社会运营、普惠可及"，深入开展"政企合作"的指导思想。至此，我国初步形成了包括政府、家庭、社区、社会在内的多主体联动、相互协作、共同促进婴幼儿照护服务发展的政策导向。

（三）从单一型政策工具走向多元政策工具协同促进

　　从新中国成立到 20 世纪 80 年代中期，我国婴幼儿照护服务政策工具主要为强制性政策工具。这一时期由于社会生产与国家建设的需要，政府以指令性的政策要求各级单位组织举办托幼机构，满足职工妇女的婴幼儿照护服务需求。这种指令性和指示性的政策行为迅速地促使我国原本属于家庭责任的婴幼儿照护转变为单位照顾，婴幼儿照护由私事转变为公事。可以说，这一时期的婴幼儿照护服务政策工具表现出的政府权威和行政指令色彩非常明显。

　　从 20 世纪 80 年代末，特别是 1992 年党的十四大开始，国家进入全面建设社会主义市场经济体制时期，经济政策成为主导。这一阶段政府在指导婴幼儿照护服务事业发展上使用的政策工具有了显著变化，从强制性政策工具转变为自愿性政策工具。具体表现为政府逐渐从婴幼儿照护服务领域撤出，婴幼儿照护责任除了回归家庭也被推向市场，而政府责任则被淡化。1988 年，国家教委等八部门联合颁布的《关于加强幼儿教育工作的意见》明确指出，养育子女是儿童家长依照法律规定应尽的社会义务，幼儿教育不属于义务教育，家长送子女入园理应负担一定的保育、教育费用。与此同时，社会力量办托的方针逐步确立，1992年，国务院颁布实行《九十年代中国儿童发展规划纲要》，提出社会力量办园方向，为婴幼儿照护服务发展指明了市场化、社会化的方向，但是政府对婴幼儿照护服务市场没有实质性干预和规范。至此，"重社会、重市场、轻政府"的婴幼儿照护服务政策格局基本形成，也因此导致这一时期婴幼儿照护服务事业发展陷入困境。

2010年之后，婴幼儿照护服务事业再次引起国家的高度重视。随着《国家中长期教育改革和发展规划纲要（2010—2020年）》《关于当前发展学前教育的若干意见》《中国儿童发展纲要（2011—2020年）》等文件的颁布，婴幼儿照护服务作为非基本公共服务的属性再次凸显，而原来单一的强制性政策工具或自愿性政策工具则难以有效对接当前"家庭为主、托育补充"的照护服务模式。因此，这一时期政府从单一型政策工具选择转向综合运用自愿性政策工具、混合性政策工具与强制性政策工具，形成多元促进的政策工具集合体，助推婴幼儿照护服务事业发展。具体表现为以下三点：一是将发展婴幼儿照护服务作为地方事权，中央主要负责制定政策法规和通过预算投资引导发展；二是明确了"家庭为主、托育补充"的照护服务模式，鼓励社区、市场等多主体积极参与婴幼儿照护服务[1]；三是明确各职能部门的监管职责，并对事业单位、营利性托育机构展开分类管理。

---

① 岳经纶，范昕．幼有所育：新时代我国儿童政策体制的转型［J］．北京行政学院学报，2021（4）：55-63．

◇ 单元小结

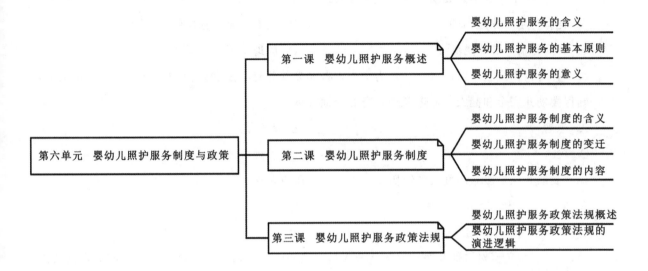

　　婴幼儿照护服务制度为婴幼儿照护服务活动须遵守的程序规则或行为准则。纵观我国婴幼儿照护服务制度发展历程，大致经历了福利性婴幼儿照护服务、市场化婴幼儿照护服务和普惠性婴幼儿照护服务三个阶段。

　　现如今，婴幼儿照护服务制度的内容日益丰富，包含登记和备案制度、一日生活制度和质量评估制度。其中，登记和备案制度指通过对托育机构进行登记和备案，保障其运营接受查询和监督的制度；一日生活制度指根据婴幼儿年龄特点及发展规律，以时间段的形式灵活安排一日生活中各种活动的次序及活动时间的制度；质量评估制度则是在一定的服务价值观的指导下，依据一定的标准与程序，对婴幼儿照护服务机构的工作进行科学调查，做出价值判断的活动过程，包含结构性评估、过程性评估和结果性评估三个方面。

　　与此同时，我国婴幼儿照护服务政策也在不断完善，进入了体系化阶段。依据不同维度，婴幼儿照护服务政策有着不同的划分方式。从政策措施来看，婴幼儿照护服务政策可以分为婴幼儿照护支持政策、婴幼儿托育时间支持政策和婴幼儿托育经济支持政策。从演进逻辑来看，我国婴幼儿照护服务政策经历了从福利促进走向普惠优先、从强调托幼机构的发展走向促进家庭、社区和社会联动提升，以及从单一型政策工具走向多元政策工具协同促进的变迁过程。

思考与练习

1. 单项选择题

（1）下列哪个选项不是婴幼儿照护服务发展的原则（　　）。

A. 托育为主，家庭为辅　　　　　　　　B. 政策引导，普惠优先

C. 安全健康，科学规范　　　　　　　　D. 属地管理，分类指导

（2）托育机构应当坚持以（　　）为中心，遵循婴幼儿身心发展规律和特点，提高照护服务水平，确保婴幼儿安全和健康，促进婴幼儿身心全面发展。

A. 患者　　　　　　　　　　　　　　　B. 婴幼儿

C. 教师　　　　　　　　　　　　　　　D. 护理人员

（3）婴幼儿照护服务制度大概经历了（　　）个历史阶段。

A. 2　　　　　　　　　　　　　　　　 B. 3

C. 4　　　　　　　　　　　　　　　　 D. 5

（4）（　　）负责对婴幼儿照护服务从业人员开展职业技能培训，按照规定予以职业资格认定，依法保障从业人员各项劳动保障权益。

A. 人力资源和社会保障部门　　　　　　B. 卫生健康部门

C. 妇联　　　　　　　　　　　　　　　D. 教育部门

（5）下列选项中不属于我国婴幼儿照护服务政策措施的是（　　）。

A. 婴幼儿托育服务支持政策　　　　　　B. 婴幼儿托育时间支持政策

C. 婴幼儿托育人才支持政策　　　　　　D. 婴幼儿托育经济支持政策

2. 简答题

（1）简述婴幼儿照护服务的内涵、原则和意义。

（2）简述婴幼儿照护服务政策的分类及内容。

3. 论述题

请结合实际，论述婴幼儿照护服务一日生活制度的内容及注意要点。

4. 活动设计

请根据2—3岁幼儿的身心发展情况，设计适宜该年龄段的一日生活安排和主题教育活动。

实践与实训

【实训一】

参观一所托育机构，运用婴幼儿照护服务一日生活制度的相关内容分析该托育机构的组织情况。

目的：领会托育机构一日生活的安排和注意要点，并能将政策要求与实践活动相结合。

要求：以小组为单位，观察不同年龄段婴幼儿的一日生活安排和具体环节，理解不同年龄婴幼儿一日生活的照护要点，并结合婴幼儿照护服务一日生活制度内容具体进行评析，谈谈启示。

形式：实地观察与分析。

【实训二】

参观一所托育机构，运用婴幼儿照护服务质量评估制度的相关内容分析该托育机构建设情况。

目的：领会托育机构质量评估的具体内涵，并能将评估要点与实践活动相结合。

要求：以小组为单位，对托育机构质量评估制度中的七大维度进行观察或访谈，将质量评估政策条目与实践活动相结合，思考托育机构发展过程中存在的问题，并结合婴幼儿照护服务质量评估制度内容谈谈建议与启示。

形式：实地观察与分析。

第七单元 婴幼儿托育机构组织与管理

◇**学习目标**

1. 了解婴幼儿托育机构的内涵及功能，理解托育机构的分类、普惠型托育机构的定义及相关政策。

2. 了解托育机构的设置与收托、卫生保健及后勤管理，掌握托育机构保育细则，并能在实践中合理安排婴幼儿一日生活和活动，促进婴幼儿身体和心理的全面发展；了解托育机构评估的意义及内容。

3. 领会托育机构从业人员专业发展的重要意义，树立科学的人才管理理念，从而带动托育行业走向良性发展。

◇**情境导入**

随着时代的变迁和家庭结构的变化，一种新的科学照护婴幼儿的方式——托育应运而生。婴幼儿托育机构作为提供托育服务的主要场所，其组织和管理事关婴幼儿学习与发展的方方面面。那么，什么是托育机构？市面上存在哪些托育机构？托育机构是如何提供托育服务的？管理者应如何对托育机构进行管理？相信学习完本单元，你就可以找到上述问题的答案了。

第一课 托育机构概述

Note

托育服务是儿童福利服务的主要组成部分，是为了补充和支持家庭在照料婴幼儿方面的功能而专门设立的正式的服务系统，主要包括机构式托育和家庭式托育两种形式。托育机构是指有关部门登记、卫生健康部门备案，为3岁以下婴幼儿提供全日托、半日托、计时托、临时托等托育服务的机构。《关于促进3岁以下婴幼儿照护服务发展的指导意见》明确指出，充分调动社会力量积极性，大力推动婴幼儿照护服务发展，优先支持普惠性婴幼儿照护服务机构。

> 政策法规链接
> 扫一扫，阅读《托育机构设置标准（试行）》和《托育机构管理规范（试行）》全文。

一　托育机构的内涵及功能

（一）托育机构的内涵

2021年8月新修订实施的《中华人民共和国人口与计划生育法》明确托育机构是为3岁以下婴幼儿提供全日托、半日托、计时托、临时托等托育服务的机构。对托育机构所提供的托育服务的定义，不同学者持不同的观点。美国儿童福利联盟认为，托育服务是学龄或学龄前婴幼儿可享受的基本福利，是一项促进婴幼儿身心健康发展的特殊服务。我国学者冯燕认为，托育服务是为支持家庭照顾儿童而设置的正式的支持系统，是儿童福利的重要一环，其包括机构式托育和家庭式托育。[①]杨菊华认为，托育服务是社会或公共服务的一部分，为3岁前婴幼儿提供照顾和教育服务。[②]

基于以上观点，我们得出了托育机构的定义：从家庭视角来看，托育机构是指为了解决家庭托育需求，支援家庭照顾的不足，为0—3岁婴幼儿家庭提供幼儿照护和教育的服务机构；从婴幼儿视角来看，托育机构是指主要为3岁以下婴幼儿实施保育、教养融合及看护服务的机构。有别于早教机构，托育机构提供的服务主要是有组织的照顾活动，从而确保婴幼儿的健康成长（见图7-1）。

（二）托育机构的功能

婴幼儿时期是人生的起始阶段，这一时期的保育和教养活动对其一生的发展尤为重要。

从个体层面来看，托育机构承担了培育人才的功能，专业机构提供的托育服务不仅有助于0—3岁婴幼儿的认知、语言等方面能力的发展，而且对婴幼儿的情感、社会性等方面的发展也有积极作用。为婴幼儿的早期发展提供优质的托育服务，有利于充分发掘婴幼儿自身的潜力，为其发展奠定良好的开端。

---

① 冯燕.从生态观点看幼儿托育发展［J］.幼儿教保研究，2009（3）：1-15.
② 杨菊华.理论基础、现实依据与改革思路：中国3岁以下婴幼儿托育服务发展研究［J］.社会科学，2018（9）：89-100.

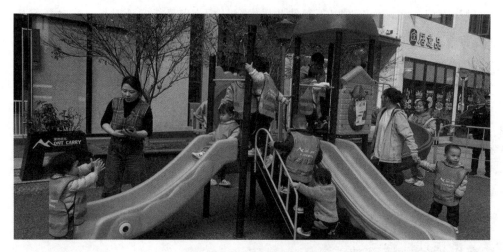

图7-1　托育机构滑滑梯

从社会层面来看，托育机构承担了保障民生的功能，其发展推动了早期教育相关岗位的涌现，为社会提供了更多就业机会，解决了家庭托育问题，促进了女性就业与工作，为家庭增加收入。

从国家层面来看，托育机构承担了振兴民族的功能，高质量的托育服务体系的建成有助于响应三孩政策，营造良好的人口环境；有利于避免贫困的代际传递，有效促进社会公平；有利于推动国家人口红利向人才红利转变，改善人口的健康资本和智力资本，从国家人口发展战略的高度出发，为民族振兴提供人才保障。发展婴幼儿托育服务，关系到国家和民族的未来，关系到千万家庭的幸福与健康。

二　托育机构的类型

市场上的托育机构有许多存在形式。根据不同的场所，托育机构可大致分为以下六种类型：20世纪50至70年代兴起并留存至今或近年专门为婴幼儿开设的托儿所；将服务年龄向下延伸至2岁的幼儿园；将服务年龄延伸至3岁前幼儿的早教中心或者新开设的早教中心；社区内由社会组织开设的托育点；以家庭为中心开办的"邻托"；由企业开设的婴幼儿照料中心等。[①] 根据托育机构的性质，可以分为公办、民办和公办民营这三种托育机构。[②] 按照是否进行普惠性认定，可以分为普惠性托育服务机构和非普惠性托育服务机构。

2020年12月，国务院办公厅印发的《关于促进养老托育服务健康发展的意见》中提出"建设一批普惠性养老服务机构和托育服务机构"，这是"普惠性托育服务机构"首次在我国行政规范性文件中出现。从狭义来说，普惠性托育服务机构是指设立条件、托育质量达到一定标准，受政府委

---

① 杨菊华.理论基础、现实依据与改革思路：中国3岁以下婴幼儿托育服务发展研究［J］.社会科学，2018，（09）：89-100.

② 韦素梅.上海市托育供需现状调查及对早教中心职能的再思考［D］.上海：华东师范大学，2018.

托和资助提供婴幼儿托育服务，并按照协议价收取婴幼儿托育费的托育机构。从广义来说，凡是国家支持并引导的，具有公益性、普惠性、公共性的为 0—3 岁婴幼儿提供照护与教育服务的机构均可被认定为普惠性托育服务机构。[①] 《中华人民共和国国民经济和社会发展第十四个五年规划和2035 年远景目标纲要》明确提出发展普惠托育服务体系，并提出支持 150 个城市利用社会力量发展综合托育服务机构和社区托育服务设施，新增示范性普惠托位 50 万个以上。各项政策表明，当前我国正在全力支持普惠性托育服务机构的发展。

第二课　托育机构的管理

托育机构按照国家卫生健康委发布的《托育机构设置标准（试行）》与《托育机构管理规范（试行）》及其他相关文件进行管理，对于提升托育机构保育保教质量、更好地满足家长多样化的托育需求、促进家园社协同育婴具有重要意义。托育机构负责人应以高度的责任心严格执行文件，不断提升机构的管理水平。

 托育机构设置与收托管理

（一）托育机构设置

《托育机构设置标准（试行）》指出，要坚持政策引导、普惠优先、安全健康、科学规范、属地管理、分类指导的原则，充分调动社会力量积极性，大力发展托育服务。

在设置要求上，托育机构设置应当综合考虑城乡发展特点，根据经济社会发展水平、工作基础和群众需求，科学规划、合理布局。新建居住区建设合适规模的托育机构，已建成居住区用多种方式完善托育机构。城镇机构要充分考虑进城务工人员随迁婴幼儿照护服务需求，农村统筹规划托育机构建设时应充分考虑城乡社区公共服务设施的婴幼儿照护服务功能。

在场地设施上，托育机构应当有自有场地或租赁期不少于 3 年的场地，场地应选择自然条件良好、交通便利、符合卫生和环保要求的建设用地。托育机构建筑应符合有关工程建设国家与行业标准。装修、设施、装饰、家具、玩具等材料应符合国家相关安全质量和环保标准。

在人员规模上，托育机构应配置符合从业要求的综合管理、保育照护、卫生保健、安全保卫等工作人员。

---

① 刘中一. 普惠托育服务的内涵、实现路径与保障机制［J］. 中州学刊，2022（1）：99-105.

（二）托育机构登记和备案方法

托育机构登记和备案方法详见第六单元第二课第三部分（一）"婴幼儿照护服务登记和备案制度"。

（三）托育机构收托

婴幼儿父母或监护人应当主动向托育机构提出入托申请，并提交真实的婴幼儿及其监护人的身份证明材料。婴幼儿入托前应完成适龄的预防接种。托育机构应建立收托婴幼儿信息管理制度、与家长联系的制度、信息公示制度。

二　托育机构保育管理

（一）托育机构保育概述

托育机构保育是婴幼儿照护服务的重要组成部分，是生命全周期服务管理的重要内容。托育机构保育通过创设适宜环境，合理安排一日生活和活动，提供生活照料、安全看护、平衡膳食和早期学习机会，促进婴幼儿身体和心理的全面发展。

托育机构保育应遵循以下基本原则。

1. 尊重儿童

托育机构保育要坚持儿童优先，保障儿童权利，尊重婴幼儿成长特点和规律，关注个体差异，促进每个婴幼儿全面发展。

2. 安全健康

托育机构保育要最大限度地保护婴幼儿的安全和健康，切实做好托育机构的安全防护、营养膳食、疾病防控等工作。

3. 积极回应

托育机构保育要提供支持性环境，密切观察婴幼儿，理解其生理和心理需求，并及时给予积极适宜的回应。

4. 科学规范

托育机构保育要按照国家和地方相关标准和规范，合理安排婴幼儿的生活和活动，满足婴幼儿生长发育的需要。

（二）营养与喂养

托育机构营养与喂养的目标是让婴幼儿获取安全、有营养的食物，达到正常生长发育水平，养成良好的饮食行为习惯。

托育机构要制定膳食计划和科学食谱，为婴幼儿提供与其年龄发育特点相适应的食物，让婴幼儿规律进餐，为有特殊饮食需求的婴幼儿提供喂养建议；为婴幼儿创造安静、轻松、愉快的进餐环境，协助婴幼儿进食，并鼓励婴幼儿表达需求、及时回应（见图7-2）；顺应喂养，不强迫进食；有效控制进餐时间，加强进餐看护，以免发生意外。

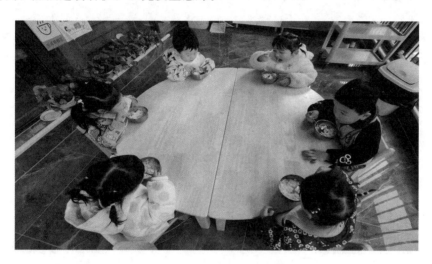

图7-2 托育机构婴幼儿进餐

（三）睡眠

托育机构睡眠的目标是让婴幼儿获得充足睡眠，养成独自入睡和作息规律的良好睡眠习惯。

托育机构应为婴幼儿提供良好的睡眠环境和设施，确保温湿度适宜，白天睡眠不过度遮蔽光线，设立独立床位，保障安全、卫生（见图7-3）；加强睡眠过程中的巡视与照护，注意观察婴幼儿睡眠时的面色、呼吸、睡姿，以免发生意外；关注个体差异及睡眠问题，采取适宜的照护方式。

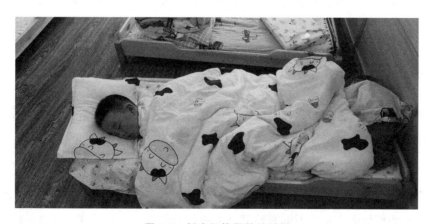

图7-3 托育机构婴幼儿睡眠

（四）生活与卫生习惯

托育机构生活与卫生习惯目标是让婴幼儿学习盥洗、如厕、穿脱衣服等生活技能，逐步养成良好的生活与卫生习惯（见图7-4）。

托育机构应保持生活场所的安全卫生，防止意外伤害发生；在生活中逐渐培养婴幼儿良好习惯，做好回应性照护，引导其逐步形成规则和安全意识；注意培养婴幼儿良好的用眼习惯和口腔卫生习惯；在各生活环节中，做好观察记录，发现有精神状态不良、烦躁、咳嗽、打喷嚏、呕吐等表现的婴幼儿，要加强看护，必要时及时隔离，并联系家长。

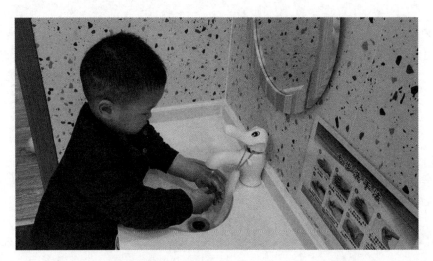

图7-4　托育机构婴幼儿洗手

（五）动作

托育机构动作目标是让婴幼儿掌握基本的粗大运动技能，达到良好的精细动作发育水平。

托育机构要为婴幼儿创设丰富的身体活动环境，保证婴幼儿充足的户外活动时间；安排类型丰富的活动和游戏，并保证每日有适宜强度、频次的大运动活动；做好运动中的观察及照护，避免发生意外；关注患病婴幼儿，对于处于急慢性疾病恢复期的婴幼儿，及时调整活动强度和时间，对于运动发育迟缓的婴幼儿，给予针对性指导，及时转介。托育机构活动室如图7-5所示。

（六）语言

托育机构语言目标是让婴幼儿对声音和语言感兴趣，学会正确发音；学会倾听和理解语言，逐步掌握词汇和简单的句子；学会运用语言进行交流，表达自己的需求；愿意听故事、看图书，初步培养早期阅读的兴趣和习惯。

托育机构要创设丰富和应答的语言环境，提供正确的语言示范，保持与婴幼儿的交流与沟通，引导其倾听、理解和模仿语言；为不同月龄婴幼儿提供和阅读适合的儿歌、故事和图画书，培养婴幼儿早期阅读兴趣和习惯；关注语言发展迟缓的婴幼儿，并给予个别指导。托育机构阅读区如图 7-6 所示。

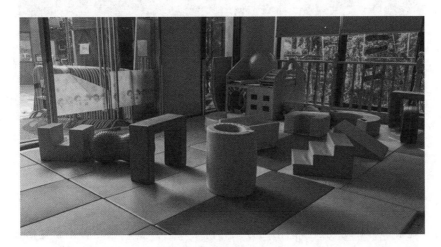

图 7-5　托育机构活动室

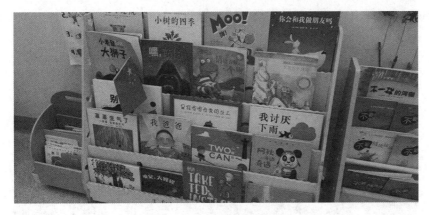

图 7-6　托育机构阅读区

（七）认知

托育机构认知目标是让婴幼儿充分运用各种感官探索周围环境，有好奇心和探索欲；逐步发展注意、观察、记忆、思维等认知能力；学会想办法解决问题，有初步的想象力和创造力。

托育机构要创设环境，促使婴幼儿通过视、听、触摸等多种感觉活动与环境充分互动，丰富认知和记忆经验；保护婴幼儿对周围事物的好奇心和求知欲，耐心回应婴幼儿的问题，鼓励其自己寻找答案；在确保安全健康的前提下，支持和鼓励婴幼儿主动探索。

图 7-7 为托育机构的奥尔夫乐器。

（八）情感与社会性

托育机构情感与社会性目标是让婴幼儿有安全感，能够理解和表达情绪；有初步的自我意识，逐步进行情绪和行为的自我控制；与成人和同伴积极互动，发展初步的社会交往能力。

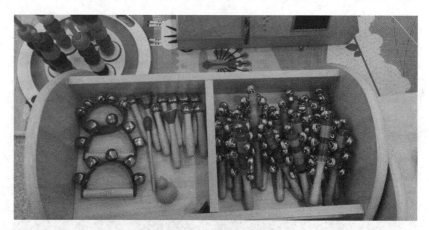

图 7-7　托育机构奥尔夫乐器

托育机构要观察了解婴幼儿独特的沟通方式和情绪表达特点，与婴幼儿建立信任和稳定的情感联结，使其有安全感；建立一日生活和活动常规，开展规则游戏，帮助婴幼儿理解和遵守规则，逐步发展规则意识，适应集体生活；创造机会，支持婴幼儿与同伴和成人的交流互动，体验交往的乐趣（见图 7-8）。

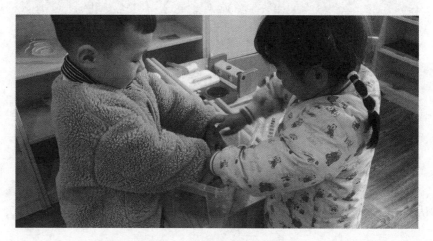

图 7-8　托育机构婴幼儿玩耍

三　托育机构卫生保健管理

（一）健康检查

婴幼儿健康检查包括入托健康检查、定期健康检查、晨午检及全日健康检查。

1. 入托健康检查

婴幼儿入托前应经医疗卫生机构进行健康检查，合格后方可入托。体检中如果发现疑似传染病，婴幼儿应当"暂缓入托"，及时确诊治疗。托育机构应当查验"儿童入园（所）健康检查表"

"0—6岁儿童保健手册""预防接种证"。发现没有预防接种证或未依照国家免疫规划受种的婴幼儿，应当报告并督促监护人带婴幼儿补种。

2. 定期健康检查

婴幼儿定期健康检查项目包括：测量身长（身高）、体重，检查口腔、皮肤、心肺、肝脾、脊柱、四肢等，测查视力、听力，检测血红蛋白或血常规。1—3岁婴幼儿每年健康检查2次，每次间隔6个月；3岁以上幼儿每年健康检查1次。所有幼儿每年进行1次血红蛋白或血常规检测。1—3岁婴幼儿每年进行1次听力筛查；4岁以上幼儿每年检查1次视力。体检后应当及时向家长反馈健康检查结果。

3. 晨午检

晨午检检查内容包括询问婴幼儿在家有无异常情况，观察其精神状况、有无发热和皮肤异常，检查有无携带不安全物品等，发现问题及时处理。

4. 全日健康检查

托育机构应当对婴幼儿进行全日健康观察，内容包括饮食、睡眠、大小便、精神状况、情绪、行为等，并做好观察及处理记录。

（二）卫生与消毒

托育机构应当建立室内外环境卫生清扫和检查制度，每周全面检查1次并记录，为婴幼儿提供整洁、安全、舒适的环境。保持室内空气清新、阳光充足。采取湿式清扫方式清洁地面。卫生洁具各班专用专放并有标记。被褥每月暴晒1—2次，床上用品每月清洗1—2次。每周至少进行1次玩具清洗，每2周图书翻晒1次。托育机构毛巾牙杯架如图7-9所示。

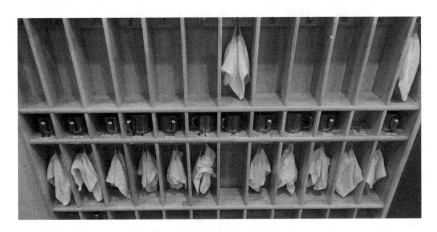

图7-9 托育机构毛巾牙杯架

婴幼儿日常生活用品应专人专用，保持清洁。要求每人每日1巾1杯专用，每人1床位1被。培养婴幼儿良好的卫生习惯，如饭前便后应当用肥皂、流动水洗手，早晚洗脸、刷牙，饭后漱口，做到勤洗头洗澡换衣、勤剪指（趾）甲，保持服装整洁。

儿童活动室、卧室每日至少开窗通风2次，每次10—15分钟。餐桌每餐使用前消毒。托育机构内1岁半以下的婴幼儿家长自行携带奶瓶与奶粉，喝奶前应检查奶粉有效期及奶粉存量，饮用后应消毒奶具。托育机构内2岁前的幼儿家长同样需要自行携带尿不湿，使用前保育人员检查尺码及存量，使用后统一处理脏的尿不湿。冲奶前后、换尿不湿前后，保育人员应清洁双手。

婴幼儿的水杯要每日清洗消毒，用水杯喝豆浆、牛奶等易附着于杯壁的饮品后，应当及时清洗消毒。反复使用的餐巾每次使用后消毒。擦手毛巾每日消毒1次。门把手、水龙头、床围栏等婴幼儿易触摸的物体表面每日消毒1次。坐便器每次使用后及时冲洗，接触皮肤部位及时消毒。使用符合国家标准或规定的消毒器械和消毒剂（见图7-10）。

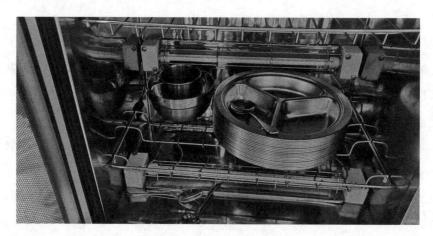

图7-10　托育机构餐具消毒

（三）常见病预防与管理

第一，托育机构应当通过健康教育普及卫生知识，培养婴幼儿良好的卫生习惯；提供合理平衡膳食；加强体格锻炼，增强婴幼儿体质，提高其对疾病的抵抗能力。

第二，定期开展婴幼儿眼、耳、口腔保健，发现视力低常、听力异常、龋齿等问题进行登记管理，督促家长及时带患病婴幼儿到医疗卫生机构进行诊断及矫治。

第三，对贫血、营养不良、肥胖等营养性疾病婴幼儿进行登记管理，对中重度贫血和营养不良婴幼儿进行专案管理，督促家长及时带患病婴幼儿进行治疗和复诊。

第四，对患先心病、哮喘、癫痫等疾病的婴幼儿，及有药物过敏史或食物过敏史的婴幼儿进行登记，加强日常健康观察和保育护理工作。

第五，重视婴幼儿心理行为保健，开展婴幼儿心理卫生知识的宣传教育，发现婴幼儿的心理行为问题，及时告知家长，让家长带婴幼儿到医疗保健机构进行诊疗。

（四）伤害预防

托育机构应当最大限度地保护婴幼儿的安全健康，切实做好伤害防控工作，建立伤害防控监控制度，制定伤害防控应急预案，重点开展以下五方面的工作。

第一，根据现有法律和相关规定要求，落实安全管理的主体责任，健全细化安全防护制度，认真执行各项安全措施。

第二，排查并去除托育机构内环境安全隐患，提升环境安全水平。

第三，规范和加强对婴幼儿的照护。

第四，开展针对工作人员、家长以及幼儿的伤害预防教育和技能培训。

第五，加强对工作人员的急救技能培训，配备基本的急救物资。

托育机构管理者和工作人员应熟悉窒息、跌落伤、烧烫伤、溺水、中毒、异物伤害、道路交通伤害等 3 岁以下婴幼儿常见的伤害类型的安全管理、改善环境、加强照护等三方面的内容。

政策法规链接
扫一扫，阅读《托育机构婴幼儿伤害预防指南（试行）》全文。

四　托育机构后勤管理

（一）托育机构安全管理

托育机构应当落实安全管理主体责任，建立健全安全防护措施和检查制度，配备必要的安保人员和物防、技防设施。还要建立完善的婴幼儿接送制度，规定婴幼儿由监护人或其委托的成年人接送。

托育机构应当制定重大自然灾害、传染病、食物中毒、踩踏、火灾、暴力等突发事件的应急预案，定期对工作人员进行安全教育和突发事件应急处理能力培训。托育机构应当明确专兼职消防安全管理人员及管理职责，加强消防设施维护管理，确保用火用电用气安全。托育机构工作人员应当掌握急救的基本技能和防范、避险、逃生、自救的基本方法，在紧急情况下必须优先保障婴幼儿的安全。

托育机构应当建立照护服务、安全保卫等监控体系。监控报警系统确保 24 小时设防，覆盖婴幼儿生活和活动全区域。监控录像资料保存期不少于 90 日。

（二）托育机构财务管理

科学有效的托育机构财务管理，是托育机构能够提供持久的高质量托育服务的关键因素。托育机构应贯彻落实国家、地方有关管理政策与法律法规，坚持勤俭办托的方针，平衡好托育机构自身的经济效益与社会效益。

托育机构应建立完善的财务管理制度，对财务预算、财务核算、固定资产进行科学有效的管理，并做好财务监督和财务分析工作。托育机构应本着"量力而行，量入而出，统筹兼顾，保证重点，收支平衡"的原则，编制年度的经费预算。[①] 收入预算应充分考虑托育机构的实际运营情况以及往年财务预算的执行情况。支出预算要合理规划托育机构各项必需支出，做到收支平衡。托育机构应建设财务管理团队，不断提升财务人员的财务管理素质与能力；加强财务人员的道德教育，定期组织财务人员学习、交流与反思，并强化对财务人员的监督和管理。[②]

五　托育机构家园社共育管理

（一）托育机构家园共育

《托育机构管理规范（试行）》指出，托育机构应当建立与家长联系的制度，定期召开家长会议，接待来访和咨询，帮助家长了解保育照护内容和方法；托育机构应当成立家长委员会，事关婴幼儿的重要事项，应当听取家长委员会的意见和建议；托育机构应当建立家长开放日制度。

托育机构家园共育不仅仅是《托育机构管理规范（试行）》的要求，更是托育机构实现保育教育目标、发挥托育机构的服务属性的必要路径。家庭和托育机构都是婴幼儿成长重要的环境，促进家园共育有利于营造更好的婴幼儿成长环境，促进婴幼儿健康成长。同时，托育服务行业从2019年才正式规范发展，托育服务市场供给数量和质量与幼儿园服务都有不小的差距。婴幼儿家长对托育服务的信赖程度低于幼儿园，托育仍未成为婴幼儿家长育儿的刚需，促进托育机构的家园共育发展有利于让更多家长深入了解托育行业，对托育行业的持久稳定发展具有重要意义。

（二）托育机构社园共育

《托育机构保育指导大纲（试行）》指出，托育机构应当与家庭、社区密切合作，充分整合各方资源支持托育机构保育工作，向家庭、社区宣传科学的育儿理念和方法，提供照护服务和指导服务，帮助家庭增强科学育儿能力。

社区是托育机构重要的外部环境，通过社园共育可以丰富托育机构活动形式，扩大托育机构婴幼儿的活动范围，增强社区与托育机构的联结，提升社区居民对托育机构的信赖程度，为托育机构发展营造良好的外部环境。托育机构可以通过"引进来"的方式，邀请社区各行各业的居民进入托育机构参与婴幼儿活动，丰富活动形式；托育机构也可以通过"走出去"的方式，在社区定期开展家庭教育宣传活动，向社区家长宣传科学的育儿理念。托育机构应当努力构建"家庭-

---

① 李敬，区绮云，刘中勋．托育机构组织管理导论［M］．北京：中国人口出版社，2022：196.
② 张芝兰．试论如何规范幼儿园财务管理工作［J］．经贸实践，2018（17）：259-260.

社区-托育机构"三位一体的保育教育体系，为家庭服务、为社会解忧，做有社会责任感的新时代托育机构。

第三课 托育机构评估

一 托育机构评估的意义

加强托育服务体系建设，对于实现幼有所育，不断满足人民日益增长的美好生活需要具有重要意义。《"十四五"积极应对人口老龄化工程和托育建设实施方案》指出，到2025年，在中央和地方共同努力下，坚持补短板、强弱项、提质量，进一步改善养老、托育服务基础设施条件，推动设施规范化、标准化建设，增强兜底保障能力，增加普惠性服务供给，提升养老、托育服务水平，逐步构建居家社区机构相协调、医养康养相结合的养老服务体系，不断发展和完善普惠托育服务体系。在《促进养老托育服务健康发展重点任务分工表》中也提到，由国家发展改革委牵头，各相关部门参加建立"一老一小"服务能力评价机制。

托育机构评估有利于规范托育行业，加强托育行业监管，激励高质量托育服务机构，起到良好的示范效应。对于托育机构自身而言，他评与自评相结合有利于及时对托育机构自身进行查漏补缺，提升托育机构的管理水平，更好地提供安全健康科学的托育服务。

二 托育机构评估目标

对托育机构进行质量评估，并在此基础上进行一定的奖励、惩戒、扶持、指导，是世界许多国家监管和引导托育机构健康有序发展的重要手段。评估的最终目的是提升质量，也就是我们常说的"以评促建"。[①]

三 托育机构评估内容

托育机构评估内容包括办托条件、队伍建设、机构管理、保育照护、安全保障、卫生保健、养育支持七个部分，具体评估内容详见第六单元第二课第三部分（三）的"质量评估制度的内容"。

———————————————

① 刘昊. 托育机构质量评估"以评促建"的逻辑路径及启示［J］. 早期儿童发展，2022（2）：60-66.

政策法规链接
扫一扫，阅读《托育机构质量评估标准》全文。

第四课　托育从业人员的专业发展

人才是托育服务事业发展的第一要素。托育机构高质量的托育服务依托于托育从业人员的职业素养和专业能力。托育机构的口碑和信誉来自每一位托育从业人员的坚持和努力，从而带动托育行业走向良性发展。所以，关注托育从业人员的专业发展至关重要。建设一支专业化、高质量的人员队伍主要包括三个方面：一是配备什么样的人；二是如何保障和激励人投入工作；三是如何支持人的发展。以上三方面可总结为托育从业人员的配备与资质、托育从业人员的职业激励以及托育从业人员的专业支持。

 托育从业人员的配备与资质

2019 年颁布的《托育机构设置标准（试行）》对托育机构的班额规模、保育人员与婴幼儿配比及托育从业人员资质做出了明确规定。

（一）班额规模

托育机构一般设置乳儿班（6—12 个月，10 人以下）、托小班（12—24 个月，15 人以下）、托大班（24—36 个月，20 人以下）三种班型。18 个月以上的婴幼儿可混合编班，每个班不超过18 人。每个班的生活单元应当独立使用。

（二）保育人员与婴幼儿配比

合理配备保育人员，与婴幼儿的比例应当不低于以下标准：乳儿班 1∶3，托小班 1∶5，托大班 1∶7。

（三）托育从业人员资质

托育机构负责人负责全面工作，应当具有大专以上学历，有从事儿童保育教育、卫生健康等相关管理工作 3 年以上的经历，且经托育机构负责人岗位培训合格。

保育人员主要负责婴幼儿日常生活照料，安排游戏活动，促进婴幼儿身心健康，养成良好行为习惯。保育人员应当具有婴幼儿照护经验或相关专业背景，受过婴幼儿保育相关培训和心理健康知识培训。

按照有关托儿所卫生保健规定配备保健人员、炊事人员。保健人员应当经过妇幼保健机构组织的卫生保健专业知识培训合格。

独立设置的托育机构应当至少有1名保安人员在岗。保安人员应当取得公安机关颁发的保安员证，并由获得公安机关保安服务许可证的保安公司派驻。

 托育从业人员的职业激励

托育人才在托育事业发展中非常关键，制定一定的激励措施可以激发员工工作热情和职业归属感，开发员工潜能，吸引更多人才投身托育事业，为托育行业留住人才，从而进一步提升托育服务品质。托育机构要想增加竞争力，就要让员工获得精神上的归属感，工作上的成就感，生活上的幸福感，这是吸引人才、留住人才的根本。

（一）物质激励

《关于促进3岁以下婴幼儿照护服务发展的指导意见》明确提出加强队伍建设，依法保障从业人员合法权益。具体来说，一要保障托育从业人员基本薪酬，提高福利待遇，推动托育从业人员工资逐步稳定增长；二要落实社保制度，鼓励并支持托育机构为托育人员缴纳足额的"五险一金"；三要尽快制定婴幼儿托育人员职称评定或岗位晋升制度，拓宽托育人员职业发展通道，提高托育从业人员的职业归属感、荣誉感，稳定托育师资队伍。托育机构的工作性质是脑力与体力相结合，具有复杂、精细、烦琐等特点，基于其工作内容，应给予相应的薪酬和物质激励。在工作竞争日益激烈的当下，要留住人才，经济保障不可或缺。

（二）精神激励

一般来说，托育机构一名工作人员需要同时照护4—5名婴幼儿，面临较大的工作压力，因此，在人才管理上，托育机构管理人员应尤其关注员工的心理状态，采取人性化的管理方式，努力营造积极、宽松、和谐的工作氛围，以鼓励代替批评，用情感留住员工。"留人重在留心，留心才能留人"，管理者只有充分了解员工的心理，关心员工，尽力满足员工的合理愿望，将精神激励与物质激励相结合，才能充分调动他们的工作热情和积极性。在日常工作中，托育机构可以采取"传、帮、带"的形式，让新员工尽快熟悉新岗位、新环境和新要求，减轻因工作带来的压力和困惑，同时注重营造好的生活环境，在吃穿住行、婚恋交友等方面尽最大努力提供便利，比如可以通过食堂餐饮、联谊活动等方式提供贴心周到的服务，让员工获得归属感。

（三）文化激励

组织文化是一种无形的激励力量，可以潜移默化地影响每一个员工为工作目标努力。托育机构作为育人的场所，也可以通过文化激励员工。相比于权威式的管理，民主的管理方式已经被无数研究和实践证明具有优越性。民主管理是指尊重员工的需求，坚持"以人为本"的管理思想，采用"润物细无声"的柔性手段，协调组织内部的各种行为，从而达到管理目的。相比于硬性的考核、奖惩制度，一个民主、相互尊重的工作氛围对于激励员工、保持队伍稳定性更具积极意义，也更能留住人心。民主管理是管理者应当追求的一种管理艺术。相互尊重和真诚相待是人际关系的制胜法宝。

具体来说，一是鼓励从业人员提升自我素质，营造组织内部浓厚的学习氛围，对考取职业证书的员工给予奖励、表扬；二是构建平等的交流平台，给员工留有充分表达意见的机会和渠道，让员工有话可说，有话敢说，在做出重大决策（如考核、薪资调整、机构重大变动等）前知会员工，并切实地听取员工的意见；三是营造团结协作、互利互惠的工作氛围，员工之间相互照应，共同进步，形成融洽的人际关系；四是形成一套科学的兼顾组织个性的教育理念和育人模式，吸引更多同频的人才加入托育事业。托育机构的组织文化由全体员工共同打造，符合时代发展且凝聚行业力量，其激励价值不容小觑。

（四）制度激励

制度激励是一种内生动力机制，即通过明确的规章条例引导组织成员实现工作目标、完成行为强化，也使得员工的积极性、创造性得以激发。托育机构管理者应根据组织成员的不同类型及个体差异，建立科学、合理的制度体系。

具体来说，主要是以下两点。

第一，订立明确的岗位职责要求，各岗位的员工能够各居其位、各司其职。岗位职责是对于各岗位员工工作内容、职权范围、责任义务做出规定的重要文件，是对劳动合同内容的具体化。明确的职责分工、合理的岗位设置，对任何组织机构的高效运行来说都是至关重要的，对面向低龄婴幼儿提供照护服务的托育机构来说更是如此。明确分工有利于减少工作推诿现象，促使员工之间有效配合，共同为婴幼儿营造稳定、良好的照护环境。

第二，合理运用评价手段，建立考核评价标准。考核可以为确定员工的劳动报酬与待遇提供科学依据，是监督、激励员工的有效手段，同时，考核也是了解每一位员工优势特长的重要手段，便于以后进行合理的岗位及职务调整，实现"岗位胜任"，以及为日后开展培训提供依据。托育机构应为各个岗位员工订立符合机构工作实际情况的考核标准，并定期实施。一套明确、合理的考核体系只有得到员工的认可，才能够真正发挥激励的作用。

托育从业人员的专业支持

《关于促进3岁以下婴幼儿照护服务发展的指导意见》提到，将婴幼儿照护服务人员作为急需紧缺人员纳入培训规划，切实加强婴幼儿照护服务相关法律法规培训，增强从业人员法治意识；大力开展职业道德和安全教育、职业技能培训，提高婴幼儿照护服务能力和水平，建设一支品德高尚、富有爱心、敬业奉献、素质优良的婴幼儿照护服务队伍。一支专业能力强、职业道德高的托育从业人员队伍是托育机构服务水平的有力保障。因此，加强托育从业人员的专业支持是托育机构人才管理的首要任务。

（一）政策支持

2021年国家卫生健康委办公厅印发了《托育机构负责人培训大纲（试行）》和《托育机构保育人员培训大纲（试行）》，明确了托育机构负责人与保育人员培训目标、内容、原则及考核方式，为托育行业科学发展提供了重要指导。

1. 理论培训内容

（1）法律法规和政策文件

这类法律法规和政策文件包括《中华人民共和国未成年人保护法》《中华人民共和国母婴保健法》《中华人民共和国母婴保健法实施办法》《中华人民共和国食品安全法》《托儿所幼儿园卫生保健管理办法》等相关法律法规，以及《关于促进3岁以下婴幼儿照护服务发展的指导意见》《托育机构设置标准（试行）》《托育机构管理规范（试行）》《托儿所、幼儿园建筑设计规范》《建筑设计防火规范》《托育机构登记和备案办法（试行）》《托育机构保育指导大纲（试行）》《托育机构婴幼儿伤害预防指南（试行）》《婴幼儿喂养健康教育核心信息》等相关政策文件。

（2）职业道德

职业道德内容包括职业认同、岗位职责、行业规范、儿童权利、婴幼儿家庭合法权益、心理健康知识。

（3）专业理念

专业理念内容包括儿童观、保育观、与家庭和社区合作共育观念、医育结合理念。

（4）规范发展

规范发展内容包括登记备案、托育服务协议签订、收托健康检查、收托信息管理、信息公示、机构发展规划、机构发展反思与改进。

（5）卫生保健知识

卫生保健知识内容包括室内外环境卫生，设施设备、用品、材料等卫生消毒，婴幼儿常见疾病、传染病、伤害的预防与控制，科学喂养与膳食添加，睡眠环境与照护，晨午检与全日健康观察，体格锻炼，心理行为保健，工作人员健康管理。

（6）安全防护

安全防护内容包括安全消防知识，食品安全知识，场地设施安全，婴幼儿适龄的家具、用具、玩具、图书、游戏材料配备要求，安全防护措施和检查，突发事件应急预案与处理。

（7）保育管理

保育管理内容包括婴幼儿生理、心理发展知识，一日生活和活动安排与组织，生活与卫生习惯培养，动作、语言、认知、情感与社会性等方面保育要点，户外活动要求与组织，游戏安排与组织，环境创设与利用。

（8）人员队伍管理

人员队伍管理内容包括人员配备与资格要求、人员劳动合同签订、人员合法权益保障、人员职位晋升与工作激励、人员岗前培训与定期培训、人员安全与法治教育、人员专业发展规划、人员心理健康管理。

（9）外部关系

外部关系内容包括家长会议、家长接待与咨询、家长委员会、家长开放日等与家庭合作相关的要求与策略，向家庭、社区提供照护服务和指导服务的内容与策略，配合主管部门业务指导的内容与要求。

2. 实践培训内容

（1）机构规范设置

机构规范设置内容包括托育机构场地、建筑设计、室内外环境、设施设备、图书与游戏材料等规范设置的观摩与学习。

（2）日常管理制度

日常管理制度内容包括信息管理、健康管理、膳食管理、疾病防控、安全防护、人员管理、人员培训、财务管理、家长与社区联系等制度的建立与实施，年度工作计划制订与定期报告，托育机构质量评估制度的建立与落实。

（3）保育活动组织

保育活动组织内容包括入托、晨检、饮食、饮水、如厕、盥洗、睡眠、游戏、离托等一日生活安排与指导，动作、语言、认知、情感与社会性等保育活动组织与指导，环境创设，照护服务日常记录和反馈，对保育人员工作的检查和评估。

（4）应急管理训练

应急管理训练内容包括婴幼儿常见伤害急救基本技能，防范、避险、逃生、自救的基本方法，消防、安全保卫等演练，突发意外伤害的处理程序，安全突发事件应急处理程序。

政策法规链接
扫一扫，阅读《托育机构负责人培训大纲（试行）》和《托育机构保育人员培训大纲（试行）》全文。

（二）自我提升

婴幼儿照护是一项专业性很强的工作，托育从业人员只有树立终身学习的理念，不断进行自我更新，提升专业技能，才能适应复杂的工作和挑战。

托育从业人员要树立终身学习的理念。在日常工作、生活中，遇到难以解决的问题时可以向同事、上级管理者或者专家求助。从业人员应将入职视为职业起点，不懂就问、虚心求教，提升自我素养，在实践中夯实理论，并用理论反哺实践。

托育从业人员要提升职业道德水平，认可托育工作价值，恪尽职守，用心对待每一个孩子。

托育从业人员要把握培训机会，坚持深入学习并形成自己的思考，让学习不浮于表面，在工作中发挥实效。

托育从业人员要定期进行工作总结和反思，在日常研讨中与他人多多交流、相互切磋，学习他人长处，反思自己的不足并加以完善。

（三）机构支持

通过调查不少托育机构，我们发现大部分机构将重心放在新员工的入职适应性培训上，而忽视了老员工的职业发展，或是仅针对员工开展单一的、形式化的培训，这对托育行业人才的长期发展是不利的。托育机构应为员工提供内容丰富、形式多样、具有实效的培训机会，支持托育从业人员的专业发展。

第一，为员工提供充足的培训机会和资源，每月定期开展内部培训或者研讨活动，并将其纳入日常工作；在新员工上岗前，为其提供专门的岗前培训。

第二，培训的内容全面，即涉及多方面的内容，能够涵盖员工日常工作的各方面；切合本机构工作的实际需要，与员工职责相关；培训形式丰富多样，既包括讲授，也包括各种展示、问答等。

第三，员工培训具有针对性和层次性。针对不同类型、不同职业阶段的员工，应根据其层次、工作内容做出差异化的安排。

第四，机构管理者应为培训制订明确、具体可行的计划，并且进行阶段性的总结和回顾。

第五，整合资源，充分借助外部资源来实施培训，如邀请专家、机构外优秀保育人员或保健人员，或通过网络远程实施培训等。

◇ 单元小结

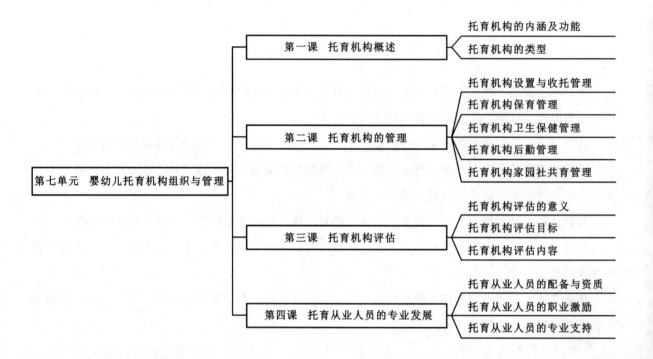

　　托育机构是指有关部门登记、卫生健康部门备案，为3岁以下婴幼儿提供全日托、半日托、计时托、临时托等托育服务的机构。在我国，根据不同的分类依据，托育机构可以分为托儿所、幼儿园、早教中心、社会托育点、"邻托"和企业开设的婴幼儿照料中心；公办、民办和公办民营；普惠性托育服务机构和非普惠性托育服务机构等。其中，普惠性托育服务机构是指设立条件、托育质量达到一定标准，受政府委托和资助提供婴幼儿托育服务，并按照协议价收取婴幼儿托育费的托育机构。当前我国普惠性托育服务机构的发展正得到大力支持。

　　托育机构依据《托育机构设置标准（试行）》与《托育机构管理规范（试行）》及其他相关文件进行管理。托育机构的保育活动遵循尊重儿童、安全健康、积极回应、科学规范的原则。托育机构卫生保健管理包含健康检查、卫生与消毒、常见病预防与管理、伤害预防。托育机构后勤管理包含托育机构安全管理与财务管理。托育机构应建立与家长联系的制度，与家庭、社区密切合作，为家庭服务、为社会解忧。托育机构评估有利于规范托育行业，加强托育行业监管，提升托育机构的管理水平。托育机构评估的最终目的是提升质量，也就是我们常说的"以评促建"。托育机构评估内容包含办托条件、队伍建设、机构管理、保育照护、安全保障、卫生保健、养育支持。

　　高质量的托育服务离不开高质量的托育从业人员。建设一支专业化、高质量的人员队伍对托育机构的良性发展尤其重要，具体而言，一是托育服务机构应配备专业的、符合相关岗位资质的从业人员；二是在人才管理上，给予员工一定的物质激励、精神激励、文化激励及制度激励，以保障从业人员全心投入工作；三是多主体、多维度合力，加强托育从业人员的专业支持，以实现托育从业队伍的高质量可持续发展。

思考与练习

1. 单项选择题

（1）托小班招收婴幼儿月龄是（　　）。

A. 0—6 个月   B. 6—12 个月

C. 12—18 个月   D. 12—24 个月

（2）托大班保育人员与婴幼儿的比例不低于（　　）。

A. 1∶3   B. 1∶5

C. 1∶7   D. 1∶9

（3）托育机构儿童活动室每日至少开窗通风（　　）次，每次（　　）分钟。

A. 1；10—15   B. 1；15—20

C. 2；10—15   D. 2；15—20

2. 简答题

请结合本章内容分析托育机构与幼儿园的异同。

3. 材料分析题

张红是一家新开的托育机构的负责人，机构内除聘请的几位经验丰富的托育人员以外，其他员工均为新入职员工，工作经验相对不足。张红为提升托育人员的整体水平，制定了如下措施：为托育人员足额缴纳"五险一金"并制定岗位晋升制度和提成制度；每周约谈员工，解决员工实际工作困难；设置"员工之家"，为员工讨论交流与休息提供空间；设置师徒制，以老带新。

请结合以上材料，分析托育机构如何促进托育人员专业发展。

实践与实训

【实训一】

结合有关托育机构见习经历，对所见习托育机构一日生活情况进行分析。

目的：掌握托育机构一日生活情况，并能在托育实践活动当中组织一日生活。

要求：根据托育机构见习经历，从托育机构管理的角度分析所见习托育机构一日生活情况。

形式：小组合作。

【实训二】

结合有关托育机构见习经历，对所见习托育机构进行评估。

目的：掌握托育机构的评估基础知识，并能对托育机构进行基础性评估。

要求：根据托育机构见习经历，从托育机构评估的相关知识角度对所见习托育机构进行评估。

形式：小组合作。

第八单元　婴幼儿教养活动组织与实施

◇**学习目标**

1. 熟悉婴幼儿教养活动开展、环境创设的原则以及适宜的玩教具对婴幼儿发展的意义。

2. 能够合理地安排婴幼儿的一日生活并进行回应性照护，为其创设良好的教养环境。

3. 能够为婴幼儿选择并提供适宜的玩教具，科学地开展婴幼儿教养活动实践。

4. 学习婴幼儿生长发育知识，在实践中提升养育素养。

◇**情境导入**

涛涛2岁了，托育机构张老师发现，涛涛进餐时总是边吃边玩，不能专心进餐，每次都是最后一个吃完，而且涛涛还有些挑食，总是把自己不太喜欢的食物遗留在碗里。作为照护者，我们该怎样解决涛涛在进餐中出现的问题呢？

学习完本单元的内容，这个问题就能迎刃而解了。

第一课　婴幼儿教养活动的原则

婴幼儿时期是个体生长发育的关键时期。这一时期大脑和身体快速发育，开展科学的早期教养活动有助于婴幼儿在生理、心理和社会能力等方面得到全面发展，为婴幼儿未来的健康成长奠定基础。理念是行动的先导，教养人员要树立科学的教养理念，掌握科学的早期教养知识和技能。婴幼儿教养活动要遵循以下几个原则。

Note

一　重视婴幼儿早期全面发展

0—3岁为婴幼儿期。婴幼儿早期发展是指婴幼儿在这个时期生理、心理和社会能力方面得到全面发展，具体体现为体格、运动、认知、语言、情感和社会适应能力等各方面的发展。早期发展对于婴幼儿的成长具有重要意义，教养人员要关注婴幼儿的全面发展。

二　遵循婴幼儿生长发育规律和特点

教养人员要全面关心、关注、关怀婴幼儿的成长过程。在教养实践中，教养人员要注意以下几点：把握成熟阶段和发展过程；关注多元智能和发展差异；关注经验获得的机会和发展潜能；遵循婴幼儿身心发展规律，顺应婴幼儿天性，让他们在丰富、适宜的环境中自然发展、和谐发展、充实发展。

三　给予婴幼儿恰当、积极的回应

回应性照护能够为婴幼儿的身心健康发展奠定良好基础。回应性照护需要教养人员与婴幼儿建立良好的亲子关系、敏锐观察、恰当回应和互动沟通。教养人员要了解各年龄段婴幼儿身心发展特点，在教养过程中关注婴幼儿的表情、声音、动作和情绪等表现，理解其所发出的信号和表达的需求，及时给予恰当、积极的回应。

　专家精讲
扫一扫，了解"婴幼儿回应性照护"。

四　培养儿婴幼儿自主和自我调节能力

婴幼儿的自理能力和良好的行为习惯是在日常生活中逐步养成的。在保证安全的前提下，教养人员要为婴幼儿提供自由玩耍的机会，鼓励其自由探索，引导婴幼儿发展解决问题的能力和创造力；要帮助婴幼儿建立规律的生活作息，养成良好的生活习惯，逐渐培养其自理能力，不包办代替；要帮助婴幼儿识别自己和他人的情绪，适时建立合理规则，培养幼儿的自我调节能力。

五　注重亲子陪伴和交流玩耍

婴幼儿在与教养人员的亲密相处中逐渐认识自我、建立自信、培养情感和拓展能力。教养人员要充分参与婴幼儿的养育照护，提供高质量的亲子陪伴与互动，与婴幼儿一起感受成长的快乐，建立融洽的亲子关系。交流和玩耍是亲子陪伴的重要内容，也是养育照护中促进婴幼儿早期发展的核心措施。

六　将早期学习融入养育照护全过程

在日常养育过程中，婴幼儿通过模仿、重复、尝试等，发展运动、认知、语言、情感和社会适应等各方面能力。教养人员要将早期学习融入婴幼儿养育照护的每个环节，保中有教、教中重保，自然渗透，教养合一，充分利用家庭和社会资源，为婴幼儿提供丰富的早期学习机会。

七　努力创建良好的家庭环境

家庭是婴幼儿早期成长和发展的重要环境。教养人员要构建温馨、和睦的家庭氛围，给婴幼儿展现快乐、积极的生活态度，培养婴幼儿积极、乐观的品格，同时，要为婴幼儿提供整洁、安全、有趣的活动空间，以及适合其年龄的玩具、图书和生活用品。

八　尊重婴幼儿的个体差异

教养人员要重视婴幼儿在发育与健康、感知与运动、认知与语言、情感与社会性等方面的发展差异，提倡实施个别化的教育，使保教工作以自然差异为基础，同时，充分认识到人生许多良好的品质和智慧的获得均在生命的早期，必须密切关注，把握机会。教养人员还要提供适宜刺激，诱发多种经验，充分利用日常生活与游戏中的学习情境，发掘婴幼儿潜能，促进婴幼儿发展。

九 认真学习，提高教养素质

教养人员要学习婴幼儿生长发育知识，掌握养育照护和健康管理的各种技能和方法，不断提高科学教养的能力，在教养实践中，与婴幼儿共同成长。教养人员的身心健康会影响教养过程，从而对婴幼儿健康和发展产生重要影响。教养人员应主动关注自身健康，保持健康的生活方式，提高生活质量，定期体检，及时发现和缓解自身焦虑，保持身心健康。

拓展阅读
扫一扫，了解《3岁以下婴幼儿健康养育照护指南（试行）》。

第二课　婴幼儿一日活动的设计与组织

婴幼儿一日活动（或一日生活）主要包括起床、喂哺、室内活动、户外活动、餐点、体操、游戏、盥洗、睡眠、如厕等。科学合理地安排婴幼儿一日活动，是婴幼儿健康成长的基本保证。2022年，国家卫生健康委办公厅印发的《3岁以下婴幼儿健康养育照护指南（试行）》在生活照护指导部分明确提出照护人员要培养婴幼儿健康的生活方式，使其养成良好的生活作息习惯。有序的一日作息能够帮助婴幼儿建立安全感和秩序感，形成良好的生活规范。

一 一日活动安排

托育机构通过合理科学的一日活动安排，培养形成婴幼儿生活卫生习惯，促进婴幼儿精细动作和粗大动作、语言认知、情感与社会交往等能力的全面发展。托育机构应贯彻《关于促进3岁以下婴幼儿照护服务发展的指导意见》的精神，依据《托育机构保育指导大纲（试行）》《托育机构设置标准（试行）》和《托育机构管理规范（试行）》等文件的标准规范要求，合理安排一日活动。表8-1是《深圳市托育机构一日活动指引（试行）》中对托育机构一日活动时间的安排。

表 8-1　托育机构一日活动时间安排

班级种类	活动时间	活动内容
乳儿班	7：30—8：30	入园、晨检、护理
	8：30—9：00	早餐
	9：00—10：00	户外活动/身体活动
	10：00—10：30	护理、餐点
	10：30—11：30	睡觉
	11：30—11：45	护理
	11：45—12：15	午餐
	12：15—13：00	自主游戏/集体游戏
	13：00—15：00	睡觉
	15：00—15：30	护理、餐点
	15：30—16：30	户外活动/身体活动
	16：30—17：30	自主游戏/护理/离园
托小班 托大班	7：30—8：00	入园、晨检
	8：00—8：30	早餐
	8：30—9：00	盥洗、饮水、如厕、自主游戏
	9：00—10：00	户外活动
	10：00—10：30	盥洗、饮水、如厕、餐点
	10：30—11：30	自主游戏/集体游戏
	11：30—11：45	盥洗、如厕
	11：45—12：15	午餐
	12：15—12：30	漱口、餐后自主活动
	12：30—15：00	午休
	15：00—15：30	盥洗、饮水、如厕、餐点
	15：30—16：30	户外活动
	16：30—17：30	自主游戏/离园

拓展阅读
扫一扫，阅读《深圳市托育机构一日活动指引（试行）》。

（一）合理安排婴幼儿的生活活动

合理安排婴幼儿在托育机构的生活活动，包括入园、餐点、饮水、盥洗、如厕、更衣、睡眠、离园等环节，帮助婴幼儿养成良好的饮食行为习惯及规律的作息睡眠习惯，学习基本的生活技能，逐步形成良好的生活卫生行为习惯。

（二）保证婴幼儿获得充足的体能活动锻炼

创设适宜的活动环境，放置合适的运动器材，保证婴幼儿有适宜强度和频次的大运动活动，增强婴幼儿运动能力和环境适应能力，获得健康体魄和愉快情绪。

（三）为婴幼儿提供丰富的游戏活动

为婴幼儿提供丰富的游戏活动，鼓励婴幼儿操作、摆弄、探索和交往，通过具体的、多种感官参与的直接体验促进其有效学习。

1. 自主游戏活动

让婴幼儿在游戏情境中按照自己的意愿和能力，自由选择、自主开展、自发交流，促进婴幼儿在活动中发挥想象力、创造力，提升好奇探究的品质，促进婴幼儿情感与社会性的良好发展。

2. 集体游戏活动

采用游戏、谈话、观赏、表演等多种方式，寓教于游戏，有目的、有计划地引导婴幼儿通过直接感知、实际操作和亲身体验获取经验，帮助婴幼儿养成敢于探究和尝试、乐于想象和创造等良好的行为品质，促进婴幼儿语言、认知、动作、审美等全面发展。

二　晨（午）检

晨（午）检是托育机构非常重要的保健措施，可以防止婴幼儿将传染病和危险物品带入园中，同时可以及早发现婴幼儿的异常情况，并及时处理。

（一）人员要求

第一，各托幼机构必须按照要求配备一名以上的保健人员，且保健人员必须为具有高中及以上学历的专业人员。

第二，保健人员必须按照要求参加省市区专业部门的培训，持培训证明上岗。

（二）设备要求

第一，晨（午）检必须配备相应的设备，如听诊器、温度计、酒精棉球、一次性手套、压舌板、棉签及相应的疾病接触登记本、晨（午）检登记本、桌椅板凳等物品。

第二，工作人员必须穿工作服、戴口罩。

第三，晨（午）检必须在园所门口进行，不得在园内。

第四，晨（午）检要配备相应的清洁消毒设备，如洗手设备、消毒物品等。

（三）晨（午）检要求

1. 晨（午）检方法

晨检：每天婴幼儿入园，须在园门口接受保健人员的晨间检查。

午检：中午保健人员按照晨检标准进行检查。

2. 晨（午）检内容

晨（午）检内容可以概括为一摸、二看、三问、四查。

一摸即摸婴幼儿有无发热现象，可疑者测量体温；二看即观察婴幼儿精神状态、面色等，观察其是否有传染病的早期表现，如手足有无疱疹、咽部有无溃疡、身上有无皮疹等。三问即询问婴幼儿饮食、睡眠、大小便情况；四查即查看婴幼儿有无携带不安全的物品，发现问题迅速处理。

3. 晨（午）检记录

晨（午）检后，保健人员需要将检查中发现的异常情况记录下来，由保健人员做出入园或去医院诊治的决定，并详细记录处理结果，重点注意发热或有传染病症状的婴幼儿，并及时联系家长带婴幼儿去医院就诊，待康复后方可来园。如带药来园，一方面请家长填好服药登记，另一方面保健人员核对药品，并在药袋上写清婴幼儿的姓名与班级。晨（午）检后要记录异常婴幼儿的详细情况及处理结果，并做小结，对婴幼儿的缺席情况、缺席婴幼儿名单、缺席婴幼儿的缺席原因、缺席婴幼儿随访进行详细的记录。

三　进餐

《3岁以下婴幼儿健康养育照护指南（试行）》指出，充足的营养和良好的喂养是促进婴幼儿体格生长、机体功能成熟及大脑发育的保障。良好的饮食习惯是培养婴幼儿健康生活方式的重要内容，为成年期健康生活方式奠定基础。因此，照护者应精心组织进餐活动，创设愉悦的进餐环境，培养婴幼儿良好的进餐习惯，满足婴幼儿身体生长发育的需求。《托育机构保育指导大纲（试行）》在进餐方面的指导建议如下：制定膳食计划和科学食谱，为婴幼儿提供与年龄发育特点相适应的食物，规律进餐，为有特殊饮食需求的婴幼儿提供喂养建议；为婴幼儿创造安静、轻松、愉快的进餐环境，协助婴幼儿进食，并鼓励婴幼儿表达需求、及时回应，顺应喂养，不强迫进食；有效控制进餐时间，加强进餐看护，避免发生伤害。

（一）进餐环境创设

1. 物质环境创设

（1）营造良好的进餐环境

良好的进餐环境不仅可以保证婴幼儿充分地摄入食物，还能使婴幼儿养成集中注意力的好习惯。托育机构要根据婴幼儿的不同饮食习惯布置进餐环境，对于能集中注意力吃饭、饮食正常的婴幼儿，进餐环境可以进行有吸引力的布置；对于心不在焉、食欲不佳的婴幼儿，进餐环境应没有视觉、听觉干扰因素。婴幼儿进食时，照护者不要采用逗引、说唱等方式，这样婴幼儿会把吃饭与游戏说笑混淆，反而分散了注意力，影响进食；照护者也不要让婴幼儿在玩耍时进食，此时婴幼儿的注意力集中在游戏上，不会在意食物的美味，既难以促进食欲，又减弱了大脑对消化系统的支配作用，以至于整个消化系统处于涣散状态，不利于食物的消化吸收。如果照护者在婴幼儿玩耍兴致正浓时给其喂饭，还会引发婴幼儿的厌恶甚至抵抗情绪，导致厌食。

此外，婴幼儿在进餐时，照护者应将电视机、电脑等电子产品关掉。《3岁以下婴幼儿健康养育照护指南（试行）》明确提出：2岁以内不建议观看或使用电子屏幕，2岁以上观看或使用电子屏幕时间每天累计不超过1小时，每次使用时间不超过20分钟。

（2）挑选专用餐具

儿童餐具都经过特殊设计，边角圆润，不会刮伤皮肤。有些勺子、叉子的手柄是弯曲的，方便幼儿把食物送到嘴里，这样可以增强他们吃饭的信心，更愿意自己动手。为了培养婴幼儿独立进食的技能，使其养成进食辅食的习惯，从辅食添加之初，照护者就要坚持让婴幼儿使用小勺、杯子和碗等餐具。婴幼儿使用的餐具要相对固定，这样一看到熟悉的餐具，婴幼儿就知道要吃饭了，有利于形成良好的进餐习惯。儿童餐具最好有可爱的图案、鲜艳的颜色，这样可增进婴幼儿的食欲。勺和碗的颜色首选反差大的对比色，有助于婴幼儿集中注意力。同时，宜选容量小、不易碎的碗，大碗会给婴幼儿一种压迫感，影响其食欲。婴幼儿专用餐具如图8-1所示。

当婴幼儿伸手来抢照护者手里的小勺时，不妨给他（她）一把儿童勺子，教他盛起食物并送到嘴里，自己学着吃，一步一步完成进餐的整个过程，使其形成一套进餐的规范动作和程序，为今后形成良好的进餐礼仪打下基础，促进婴幼儿的行为发育。另外，不可将米粉、果泥等辅食放在奶瓶中让婴幼儿吸吮，因为添加辅食的目的是训练咀嚼、吞咽的能力，锻炼面部肌肉，为说话打基础，为断奶做准备。奶瓶喂养是吸吮、吞咽的过程，达不到训练目的，因此应坚持让婴幼儿使用小勺和碗进餐。

（3）固定餐椅位置

儿童餐椅可以将幼儿固定在特定的位置，营造进餐仪式感，让幼儿知道什么时间该做什么事情。另外，婴幼儿使用固定的餐椅时，照护者可以让他坐在大人身边一起吃饭，这样不仅能促进亲子关系，还能让他观察照护者的动作，学习吃饭动作。

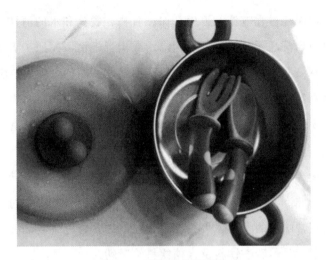

图 8-1　婴幼儿专用餐具

（图片来源：https：//mr.baidu.com/r/13glVo3UgaA? f＝cp&u＝e9fc94c649017e91）

　　婴幼儿餐室应清洁、明亮，配备专用餐椅，餐桌、餐椅应高矮适中且位置固定（见图 8-2）。如果婴幼儿每天能在固定的椅子上吃饭，他就会将吃饭和这个椅子联系在一起，养成良好的进餐习惯。如果没有专用餐椅，可以将婴幼儿的后背和左右两边用被子等类似的物品圈住，以免婴幼儿随意挪动。

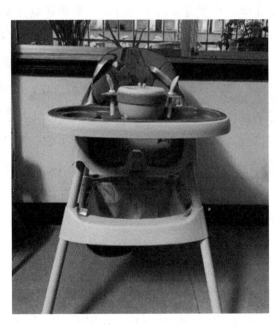

图 8-2　儿童专用餐椅

（图片来源：https：//mr.baidu.com/r/13gmhxCQHHa? f＝cp&u＝bff75ef48452b65f）

（4）加强饮食安全

　　首先，照护者应为幼儿提供安全营养、易于消化和吸收的健康食物。低龄婴幼儿仍然在学习咀嚼和吞咽，要避免为 3 岁以下婴幼儿提供容易导致气管异物的食物，如小颗粒的糖果、水果、坚果或其他零食，以及易引起伤害的带骨、刺的鱼和肉等，要确保婴幼儿进食时采取坐姿且有人看护。

其次，食物的制作与保存过程应注意卫生，保证食物、餐具和水的清洁。婴幼儿食物所用的案板、锅铲、碗勺等用具应当洗净、充分漂洗后用沸水或消毒柜消毒。照护者最好能为婴幼儿单独准备烹饪用具，以免交叉感染。在制作食物和进餐前，婴幼儿、照护者均应清洗双手。

再次，尽可能选择新鲜、优质、无污染的食材制作婴幼儿的食物。禽畜肉类、水产品等动物性食物要保证煮熟，以杀死有害细菌。烹制时以蒸、煮、炖、炒为主，避免长时间烧煮、油炸、烧烤，以减少营养素的流失及有害物质的摄入。

又次，确保食物温度合适，不要烫伤婴幼儿。微波炉加热后的食物或液体可能受热不均，导致局部温度过高而烫伤婴幼儿。不要给婴幼儿食用味道过于浓烈的食物，如过辣、过咸、过油或者过甜，它们会让婴幼儿对正常味道的食物失去兴趣，长此以往，将危害婴幼儿身体健康。同时，不要提供高脂高糖食物、快餐食品、碳酸饮料及含糖饮料给婴幼儿。

最后，剩余食物应放入冰箱保存，避免污染，加盖封藏，以减缓细菌的繁殖速度。再次食用时要检查有无变质迹象，食物应充分加热。如果能不吃隔顿食物更好，因为隔顿食物的味道和营养较差，且容易被细菌污染。

2. 心理环境创设

（1）与家庭成员共同进餐

与家人围坐进餐是婴幼儿学习自主进食的最佳方式，照护者应为婴幼儿提供轻松、愉悦的进餐环境和气氛。随着语言能力和社交能力的提高，婴幼儿会抓住机会积极参与家庭成员的进餐过程。婴幼儿的模仿性强，照护者可以发挥榜样作用，在婴幼儿面前做稍微夸张的咀嚼动作，既可以用实际行动教会婴幼儿咀嚼，又可以传递非常积极正面的信息，即进餐是一件有趣的事情。1岁以后的幼儿，可以尝试吃同其他家庭成员一样的食物。2岁的幼儿已经可以适应一日三餐外加一两顿点心的餐食安排，可以和其他家庭成员在同样的时间进餐。照护者不必限制幼儿食物摄入量，也不要强迫他吃不喜欢的食物。在融洽的家庭气氛下，尽力帮助其培养良好、健康的饮食习惯。

（2）照护者要有足够的耐心

婴幼儿要从流质食物逐渐过渡到固体食物，从单一的味道到尝试甜、酸、咸等多种味道；从乳头、奶瓶喂养到学会使用勺子、筷子独立进食。这是一个需要逐步学习、逐渐适应的过程，需要半年或更长的时间。根据相关研究，一种新的食物往往要经过15—20次的接触，才能被幼儿接受。所以，当婴幼儿拒绝吃新食物或不熟悉的食物时，千万不要强迫他，以免其对这种食物产生反感，也不要因认为婴幼儿不喜欢这种食物而放弃添加，可以在婴幼儿情绪比较好的时候再尝试。如果婴幼儿性格比较温和，动作缓慢，照护者要有足够的耐心，不要责备和催促，以免引起他对进餐的排斥。

（3）积极适时地给予鼓励

当婴幼儿尝试用正确的方式独立进餐时，照护者要给予赞许，表现出对他的行为感到骄傲的态度，让他觉得自己很不错，这有助于良好行为的再次出现。温暖的话语、轻柔的抚摸和鼓励的笑容能为婴幼儿建立安全感和幸福感。照护者要尽量避免将食物作为奖赏，而应该多使用表扬、拥抱等精神鼓励。喂养时，照护者还应留意婴幼儿情绪，不管是高兴还是低落，照护者均应做出反应，既要有支持鼓励，还要建立一定的规矩，但不可打骂婴幼儿，要有耐心地给予指导和鼓励。

（4）增强幼儿进食自主性

到了1岁左右，婴幼儿可以开始尝试自己吃饭了，这一时期要重视培养其进食的积极性。照护者可以通过与婴幼儿目光对视，使用语言邀请，让婴幼儿自己走向餐桌坐在椅子上。这一时期，婴幼儿主要的进食方式是用手抓取。用手抓食是吃饭积极性很高的表现。另外，他们也开始尝试使用勺子来吃饭。当婴幼儿用勺子吃饭时，他们经常会将食物吃到脸上、身上、桌子上。当婴幼儿开始学着自己吃饭时，他们制造麻烦的水平也急剧升级，大多数照护者都愿意宽容地对待这些麻烦，因为他们都重视婴幼儿独立性的培养。到了2岁左右，幼儿要逐渐建立自己的进食节奏，感受与同伴进食的乐趣。2—3岁的幼儿虽然仍是以自我为中心，但已经开始关注周围同伴，单纯的进食行为已经不足以满足他们的交往需求，吃饭中的人际交往也开始变得活跃和丰富，这时候和伙伴们一起吃饭会让其更加享受用餐过程，同时会减少挑食等行为。

（二）餐前教育

1. 提高婴幼儿的食欲

婴幼儿食欲可以通过食物的多样化和色香味提起（见图8-3）。食物多样化能够满足婴幼儿对营养的需求，色香味俱全的食物能够引起唾液分泌，也可以促进胃液的分泌，使婴幼儿食欲大开。同时，照护者可以给婴幼儿食用益生菌调节肠胃，促进消化，也可以通过适当增加运动量来提高婴幼儿食欲。

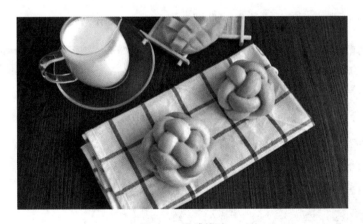

图 8-3 绣球馒头

（图片来源：https://mr.baidu.com/r/13gmuoSp6QU? f=cp&u=0b3266a0df62701c）

2. 做好就餐前准备

1—2岁的幼儿餐前要清洁小手、围上口水巾、坐在餐椅上，同时可以唱唱固定的饭前儿歌，这样做的目的是让幼儿有"吃饭了"的心理准备，适应有规律的生活，同时培养饮食卫生的习惯。3岁左右的幼儿可以帮助做一些餐前准备，如擦桌子、摆勺筷，放好自己的小勺、小盘、小碗等固定餐具，激发就餐积极性。

3. 注意饮食卫生和就餐礼貌

照护者要教育婴幼儿注意饮食卫生，如餐前洗手、餐后漱口，不吃不清洁、不新鲜的食物，不喝生水，不吃生食，掉在餐桌或地上的食物不要吃，使用自己的餐具和水杯等。

4. 训练婴幼儿使用餐具

照护者可以训练3—4月的婴儿自己抱奶瓶喝奶，5—6月的婴儿自己拿饼干吃，9—10月的婴儿捧杯喝水，1岁左右的婴幼儿自己拿勺吃饭，2岁以后的幼儿用筷子吃饭。学习使用餐具是一个循序渐进的过程，照护者一定要有耐心，不要随便责怪婴幼儿，应给予必要的鼓励。训练时要结合婴幼儿的特点，反复练习。

5. 合理控制进餐时间、速度、总量

照护者应让婴幼儿定时定点进餐。婴幼儿情绪状态良好的情况下，进餐时间为20—30分钟，进餐过程中避免边吃边玩，照护者不要追喂；进餐速度要适当，由于婴幼儿的胃肠道发育不完善，不能进餐过快，否则会增加胃肠道负担，不利于消化和吸收；允许婴幼儿自主决定进食量，体会饥饿感和饱足感，依据婴幼儿体格发育水平，尊重差异，不能过度喂养，避免强迫进食，也不可过分迁就，不能婴幼儿想吃什么就给什么，想吃多少就吃多少。

（三）进餐习惯培养

1. 正确的进餐姿势

（1）坐姿

进餐时餐椅高度适中，婴幼儿脚平放于地面，身子可略微前倾，不向左、右倾斜，不含胸驼背，不耸肩，前臂可自然地放于餐桌边缘（见图8-4）。

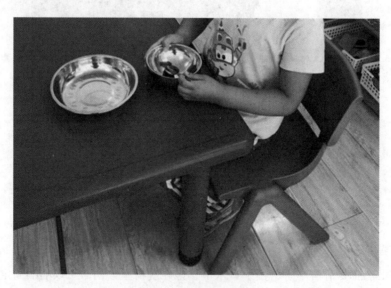

图 8-4　进餐正确坐姿

（图片来源：https://mr.baidu.com/r/13gmJoRq0y4? f=cp&u=3f0996080f33f9a9）

（2）端碗

左手扶碗、固定碗的位置，右手拿勺或者筷子（无须过分限制，因人而异）。若要将碗端起，应双手端碗（见图8-5）。放下来的时候，碗应放在距离桌边10厘米左右的位置，正对着椅子。

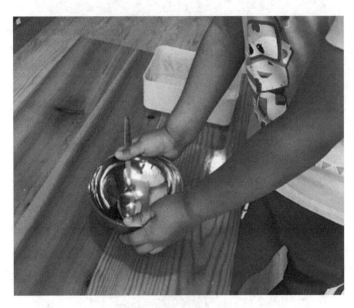

图8-5　正确端碗姿势

（图片来源：https://mr.baidu.com/r/13gmSdQrES4？f＝cp&u＝7ccbdcc83e68f65f）

（3）用勺

1岁以上的幼儿对自主吃饭感兴趣，照护者要抓住时机进行训练和指导。幼儿初学用勺吃饭时，照护者不要过分强调抓握姿势，只要能吃到嘴里就行。幼儿握勺的方式主要分为三种：1.5岁左右的幼儿多用手掌从勺柄上方握住勺子（见图8-6）；2岁左右的幼儿多用手掌从勺柄下方往上握住勺子（见图8-7）；2.5岁左右的幼儿像握铅笔一样握住勺子（见图8-8）。

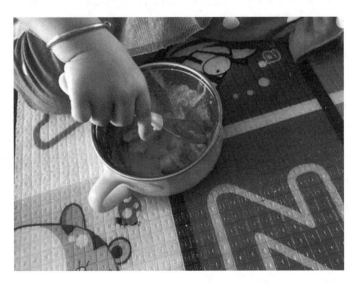

图8-6　勺子的使用姿势之一

（图片来源：https://mr.baidu.com/r/13gnkbV5EZi？f＝cp&u＝d77539cad6142e7c）

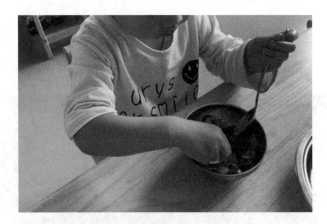

图 8-7　勺子的使用姿势之二

（图片来源：https：//mr. baidu. com/r/13gnrZsu7qE？f＝cp&u＝06b8e4a41968b313)

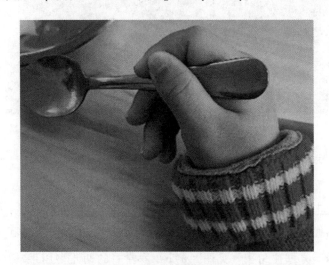

图 8-8　勺子的使用姿势之三

（图片来源：https：//mr. baidu. com/r/13gnwaS9qWQ？f＝cp&u＝62b29fb18f4f42c7)

（4）咀嚼

进餐时，照护者要提醒婴幼儿细嚼慢咽，闭口咀嚼，一口一口地吃，咽下一口之后再吃另一口，口中食物过干时，可喝一口稀汤。

2. 合理的进餐时间

如果婴幼儿年龄较小，还不能独立进食，进餐需要照护者的帮助，可能需要较长的时间。如果幼儿已经能独立进食，那么，进餐时间应控制在 20—30 分钟，不宜让幼儿进食过快，以免造成呛咳，也可能会导致咀嚼不充分，食物不能和消化液充分融合，出现消化不良的情况。当然也不建议进餐时间过长，以免形成不良的饮食习惯。

3. 进餐习惯训练

（1）探索期（1 岁以内）

婴幼儿在 10 个月左右对餐具、食物产生浓厚的兴趣，部分婴幼儿在 10—12 个月时可学习用勺，一般 1 岁以后可断奶瓶。

这一时期不必要求婴儿正确使用餐具，允许婴儿主动抓握食物、自我喂食，照护者应容忍食物洒落和一地狼藉，可事先在地上铺好相应的地垫以便于清洁。这一年龄阶段是培养婴儿咀嚼功能的关键期，不同质地的食物（包括碎末状、颗粒状、块状等）可帮助婴儿逐步学习吞咽、咀嚼食物。

（2）关键期（1—2岁）

这一时期是饮食习惯养成的黄金期，婴幼儿的手眼协调能力迅速发展，照护者需要营造良好的就餐环境，帮助婴幼儿产生"我自己能吃"的感受。

进餐前把幼儿小手洗干净，照护者可以观察幼儿，若幼儿自己有意愿自己拿勺子往嘴里送饭，可鼓励幼儿，放手让幼儿尝试自己吃饭。照护者也可以拿两把勺子，一把给幼儿，另一把自己拿着，用勺子示范给幼儿看，让他知道如何把饭吃到嘴里。让幼儿学自主进餐实际上也是一种兴趣的培养，这是幼儿走向独立的第一步。

（3）独立期（2—3岁）

这一时期是饮食习惯养成的巩固期，如果第二阶段训练得当，幼儿不需要太多帮助就可以独立吃饭了。

这一时期的主要任务是巩固幼儿自主进餐习惯，让幼儿知道吃饭是他自己的事情，树立幼儿自主进餐的意识，用讲故事的方式让幼儿了解餐桌礼仪和食物营养等，更好地激发幼儿的食欲；还要培养幼儿对食物的兴趣和好感，尽量提高幼儿的食欲；成人在幼儿面前不要讨论食物的好坏，避免幼儿对食物产生偏见；进餐时，给幼儿一个固定的座位，让他坐在安静且不受干扰的地方，避免吃饭时注意力不集中；为幼儿营造轻松愉快的进餐氛围，不要在餐桌上责骂、唠叨幼儿，避免幼儿对进餐产生反感而不肯吃饭。

4. 纠正不良的饮食习惯

（1）挑食偏食

挑食偏食就是仅吃自己喜欢的食物，对于不喜欢的食物比较厌烦，进而选择不吃或是持有抵制情绪。挑食偏食容易使一些婴幼儿由于蛋白质摄取不足而面黄肌瘦，或是由于营养过分充足而导致肥胖。

针对婴幼儿挑食偏食的习惯，照护者需要科学配餐，丰富食品的种类，做到味美色香、营养均衡。婴幼儿的日常饮食需要保证脂肪、蛋白质、维生素、微量元素、水和碳水化合物的均衡摄取。丰富食品的种类需要遵循以下几个原则：一是米与面良好结合；二是牛奶与饼干、汤与米饭、午点与粥良好结合；三是豆制类食物与肉类食物良好结合；四是水果与深色、浅色蔬菜良好结合。照护者要从平衡营养摄取以及丰富营养搭配方面有效提高婴幼儿进餐的积极性，纠正婴幼儿挑食偏食的不良饮食习惯。

（2）进餐不规律

进餐不规律即未按照正常时间进餐。例如一些婴幼儿由于睡懒觉错过了早餐时间，到了上午九点或者十点才开始吃早餐，到中餐时，婴幼儿早餐还未及时消化，因而午餐便会延后或者少食。部分婴幼儿不规律的进餐还表现为次数较多或者较少，例如一天进餐4~5次，或一天进餐2次，长此以往就会打乱正常饮食消化状态，导致婴幼儿肠胃功能出现紊乱。针对这种情况，照护者需要督促婴幼儿养成良好的作息习惯，进而促使婴幼儿早睡早起、按时用餐。此外，照护者应保证婴幼儿两餐之间的间隔大于 3 小时，两餐之间尽量少吃零食，维持进餐次数规律。

（3）不专心用餐

婴幼儿年龄较小，注意力不能长时间集中，常出现进餐不专心的不良饮食习惯。例如，一些婴幼儿进餐时喜欢看动画片，或者一边进餐一边玩玩具，延长了用餐时间，造成饮食环节断断续续，不利于婴幼儿的健康成长。

照护者应该通过积极的心理暗示、鼓励等，营造愉快的进餐氛围，对婴幼儿正确的进餐行为给予表扬和巩固，给婴幼儿独立进餐的机会。在进餐过程中，照护者要关闭手机、电视等，树立榜样，引导婴幼儿专心用餐。

拓展阅读
扫一扫，了解"幼儿进餐指导考核标准"。

四　饮水

水是将养分送到身体各部位的运输者，身体的消化、吸收、循环、排泄等功能的正常进行都离不开水的参与。水还可以维持人体正常的体温。婴幼儿生长发育旺盛，活动量大，水分蒸发多，因此需水量大。婴幼儿体内水的交换率比成人快 3—4 倍，所以婴幼儿对缺水的耐受力较差，容易脱水。同时，婴幼儿的肾脏调节功能不成熟，水排泄速度慢，如果水摄入过多，容易引起水肿。

案例

欣欣目前两岁半。妈妈早上将欣欣送进园里，对园里老师说："欣欣在家不喜欢喝水，麻烦您让她多喝点水！"其他妈妈也纷纷说道："我们家孩子也不爱喝水，没办法，只能用果汁代替，就为了让孩子能多喝点水。"

不同年龄阶段婴幼儿每天喝多少水合适呢？照护者该如何指导婴幼儿饮水？

（一）不同年龄阶段婴幼儿需水量

1. 0—6 个月

6 个月内的健康婴儿提倡纯母乳喂养，每天摄入 700—800 毫升母乳/配方奶，不需要额外添加水和其他食物。吃配方奶的婴儿吃完奶后可以喂口水清理一下口腔。母乳中含有88％的水，可以为婴儿提供充足的水分。配方奶是根据母乳成分配比的，严格按照说明冲调也可不另外喂水。

2. 7—12个月

7—12个月婴儿的奶量为每天600—800毫升，再吃一些含水量较高的辅食，基本就能满足婴儿的身体所需水量。照护者可以根据情况，在婴儿吃完辅食之后喂几口水，这样补水的同时还能清理口腔中的食物残渣。如果婴儿拒绝喝水，照护者不可强迫。

3. 1—2岁

1—2岁幼儿活动量增加，对水的需求量也增加。每天除了400—500毫升的奶量之外，还需要多次、少量饮水，建议上午、下午各2—3次，每次50—100毫升。

4. 2—3岁

2—3岁幼儿需水量增加，每天要保证400—500毫升的奶量，一般安排在两餐之间、洗澡后、睡醒后，建议上午、下午各2—3次，每次50—100毫升。在不影响消化的情况下，引导幼儿口渴时随时喝水。

拓展阅读
扫一扫，阅读《中国婴幼儿喂养指南（2022）》。

（二）婴幼儿水杯喝水指导

1. 不同月龄婴幼儿水杯的选择

6月龄以内的婴儿以喝母乳为主，不需要额外喝水，这一时期婴儿对奶嘴式饮水杯有熟悉感，双把手的设计可以锻炼婴儿的抓握能力，能够保持平稳、不易洒水，这一阶段可以训练婴儿将杯子送到嘴边的准确程度；6—8月龄的婴儿可以使用鸭嘴式饮水杯，这种杯子的饮水口设计得像鸭嘴一样，出水量大于奶嘴，可以让婴儿一口喝到更多的水，减少对奶嘴的依赖，是婴儿学会用水杯自主喝水的过渡环节；9—12月龄的婴儿可以使用宽口式饮水杯，这种杯子口径更宽，出水量大于鸭嘴式水杯，可以进一步锻炼婴儿自主饮水的能力；13—18月龄的幼儿可以选用吸管式饮水杯，这种杯子的杯口设计独特，易出水，且出水量更大，不易洒水，可以较好地满足幼儿的饮水需求，进一步锻炼其自主饮水的能力；18月龄以上的幼儿可以使用幼儿水杯，把手由两个逐渐过渡到一个，且由大变小，杯口设计与成人水杯相同，帮助幼儿更好地自主控制饮水。

不同月龄婴幼儿饮水器具选择如表8-2所示。

表 8-2　不同月龄婴幼儿饮水器具选择

月龄	6月龄以内	6—9月龄	9—12月龄	12—18月龄	18月龄以上
水杯样式					

2. 婴幼儿水杯喝水的引导方法

（1）吸引法

根据婴幼儿的喜好，选取几种颜色鲜艳、造型可爱、带有卡通图案的饮水杯轮流使用，吸引婴幼儿主动用水杯喝水。

（2）榜样法

准备两个杯子，照护者和婴幼儿一起喝水，为婴幼儿做良好示范，积极引导，做好榜样。

（3）游戏法

照护者可以和婴幼儿一起做游戏，比如，与婴幼儿一起干杯，为了激发婴幼儿的兴趣，照护者的动作、表情可以夸张一些。

（4）表扬法

照护者鼓励婴幼儿自主喝水，当婴幼儿喝水之后，及时给予鼓励和表扬，也可以将婴幼儿当作其他不爱喝水的孩子的榜样。

（三）饮水习惯培养

水是促进人体新陈代谢的重要物质，帮助婴幼儿养成良好的饮水习惯非常重要。婴幼儿年龄越小，体液总量相对越多，当失去10%的水分时就会造成严重脱水，甚至危及生命。婴幼儿脱水程度及临床表现如表8-3所示。

表 8-3　婴幼儿脱水程度及临床表现

	轻度脱水	中度脱水	重度脱水
失水占体重百分比/（%）	<%	5—10	>10
失水量/（ml/kg）	30—50	50—100	100—120
精神状态	稍差，略烦躁	烦躁或萎靡	昏睡或昏迷
皮肤	稍干燥，弹性尚可	苍白，干燥，弹性差	极干燥，弹性极差
口腔黏膜	稍干燥	干燥	极干燥
眼窝及前囟	稍凹陷	明显凹陷	深凹陷，眼不能闭合
尿量	稍减少	明显减少	少尿或无尿

续表

	轻度脱水	中度脱水	重度脱水
眼泪	有	少	无
周围循环衰竭	无	不明显	明显
酸中毒	无	有	严重

1. 培养婴幼儿定时喝水的习惯

照护者每天要安排婴幼儿定时喝水。人体每天需要 1600—1800 毫升的水以满足全身各系统的需要，所以保证婴幼儿摄取足够的水分是很重要的。在婴幼儿起床后需安排喝水 1 次，早、午餐间隔 3.5 小时左右，婴幼儿活动量大，需水量大，需安排喝水 1—2 次，午睡起床后安排喝水 1 次，晚餐前安排喝水 1 次，晚餐与睡前之间安排喝水 2 次。

2. 培养婴幼儿随渴随喝的习惯

除了培养婴幼儿定时喝水的习惯外，还要培养其随渴随喝的习惯。因为气温高低、活动量大小、饮食结构、身体状况等因素都会影响婴幼儿对水的需求，所以当定时饮水不能满足婴幼儿需要时，照护者应提醒婴幼儿随渴随喝。如天气炎热、饮食过咸或过干、感冒咳嗽时，需要让婴幼儿多饮水，促进新陈代谢，维持身体的良好状况。

3. 培养婴幼儿剧烈运动后不喝水的习惯

剧烈运动后人体的心脏会加速跳动，喝水会给心脏造成一定的压力，容易导致供血不足，所以剧烈运动后一定不要马上喝水。

4. 培养婴幼儿不饮冰水的习惯

大量喝冰水容易引起胃黏膜血管收缩，影响消化、刺激肠胃，使肠胃的蠕动加快，甚至引起痉挛，导致腹痛、腹泻，对婴幼儿身体健康造成很大的危害。

5. 培养婴幼儿自己补充水分的习惯

随着婴幼儿年龄的增长，照护者应有意识地培养婴幼儿在没人提醒的情况下自己补充水分的习惯，这样可以让婴幼儿知道自我满足需求，及时地补充水分，而且有利于培养婴幼儿独立做事的能力。

6. 培养婴幼儿喝白开水的习惯

对婴幼儿来说，最好的饮料就是白开水。白开水最容易解渴，进入体内后，能迅速进行新陈代谢，特别是凉白开水，能消除疲劳、提高机体抵抗疾病的能力。所以，从小培养婴幼儿喝白开水的习惯，有利于其健康成长。

7. 培养婴幼儿吃饭时不喝水的习惯

食物在嘴中混合唾液，经过牙齿的咀嚼，才能分解、消化，更好地被身体吸收。如果吃饭时饮水，水把食物很快带走，不但影响食物的消化和吸收，而且不利于婴幼儿咀嚼能力的发展。

拓展阅读
扫一扫，了解"幼儿水杯饮水指导考核标准"。

五　睡眠

关于婴幼儿睡眠指导的内容可以参见第四单元第二课，这里不再赘述。

六　如厕

如厕是人的一种本能，也是婴幼儿生理成熟到一定阶段的必然产物。照护者对婴幼儿如厕的引导是否得当不仅影响着婴幼儿今后的生理健康和排泄习惯，还会对婴幼儿人格的发展产生重要影响。《3岁以下婴幼儿健康养育照护指南（试行）》指出，关注婴幼儿大小便前的动作和表情，掌握其时间规律，固定大小便场所，逐步培养婴幼儿表达大小便的方式，2岁后逐渐减少白天使用尿布的时间。

（一）婴幼儿如厕能力发展

从医学的角度看，人体的排泄是一个复杂的过程。大脑和有关神经直接支配着膀胱，膀胱收缩时把尿排出。出生几个月的婴儿膀胱肌肉层较薄，弹力组织发育还不完善，储尿机能差，神经系统对排尿的控制与调节功能差，肾脏的尿浓缩功能也差，再加上婴儿吃的都是流质，所以婴儿"放任自流"的排尿次数每天有十几次。1岁以前的婴儿对肠运动几乎无知觉，大便的排泄不受主观意志的控制。因而，婴幼儿要等直肠括约肌及膀胱括约肌发育成熟后，才能学习控制大小便。所以，我国照护者传统的养育方法，即从婴儿一出生或出生两三个月后就开始的"把尿"训练显然违背了婴儿的生理发展规律，其更大的隐患是危及膀胱的发育。

奥拉武等人的研究表明，婴幼儿如厕能力的发展一般遵循如下顺序：10个月时，婴儿能用自己的方式表达"尿湿了"或"大便了"；12个月时，婴儿大便的行为较有规律；15个月时，在有人陪伴的情况下，幼儿能短暂地坐在马桶上；18—20个月时，幼儿的小便较有规律；22个月时，幼儿开始表达上厕所的需求；24—36个月时，幼儿白天已经能控制小便，但偶尔会失控，时常需要成人提醒上厕所；30个月时，幼儿能够告诉他人要上厕所；34个月时，幼儿可自己坐在马桶上上厕所；

3—4 岁时，幼儿可以自行上厕所，可能还需要人帮忙穿/脱裤子、擦屁股；4—5 岁时，完全独立。[①]

美国儿科学会（The American Academy of Pediatrics，AAP）建议，关于大小便训练的指导在 18 个月后开始。不过各国依其风俗而有所不同，如在中国、印度和非洲的一些国家，婴儿出生两三个月就开始了如厕训练，这样做的好处是避免尿布疹或尿布感染，而欧洲一些国家和美国的父母往往在婴幼儿 12—18 个月时开始进行如厕训练。[②]

（二）婴幼儿如厕训练

如厕训练对婴幼儿而言是人生的一个重要阶段和学习过程。这个过程不仅可以帮助婴幼儿养成良好的卫生习惯，更重要的是可以让他们建立自信心、增强自尊心，对其以后的发育和成长有很大的影响。研究表明，在 18 个月之前进行如厕训练的孩子，通常要到 4 岁之后才能完全掌握相关技能；而那些在 2 岁左右开始如厕训练的孩子，只需要 1 年时间就可以独立大小便了。因此，过早地进行如厕训练并不能帮助孩子提早掌握如厕技能，甚至适得其反。

1. 如厕训练时机

（1）幼儿有了独立意识

在儿童发展心理学中，2—3 岁是一个特别的时期。此阶段的幼儿独立性开始发展，出现了第一个反抗期，是口头语言发展的关键时期，同时自我意识明显，能够区分"自我"和"他人"，这在心理学上具有非常重大的意义。

（2）幼儿可以保持尿片长时间干爽

要确认幼儿已经处在"膀胱准备"阶段，即一次排出的尿量比较多，尿后纸尿裤能保持至少 2 小时干燥，或午睡后纸尿裤还是干燥的，这说明幼儿膀胱控制能力正在提高。

（3）幼儿具备分辨大小便感觉的能力

要想如厕训练成功，幼儿需要有能力分辨大小便的感觉，并理解这种感觉代表的意义，然后用"㞎㞎""尿"等语言向父母表达他想上厕所的意愿，直至最终上完厕所。

（4）幼儿出现表现如厕兴趣和能力的动作

幼儿已经能够独立行走，并乐意坐下，表示已经具备坐马桶的能力；幼儿能够将自己的裤子拉上和拉下；幼儿开始注重自身形象，脏了的衣服就不愿意穿了；幼儿有时会模仿家长的如厕动作，并会询问"为什么"；幼儿能够听懂并愿意按照家长的指令行动。

---

① Orelove P，Sobsey D. Educating Children with Multiple Disabilities：A Transdisciplinary Approach［M］. 3rd ed. Bahimore：Paul H. Brookes，1996：342.

② University of Alberta Evidence-based Practice Center. The Effectiveness of Different Methods of Toilet Training for Bowe land Bladder Control［M］. Edmonton：AHRQ Publication，2006.

2. 如厕训练过程

（1）评估如厕准备程度

大多数幼儿在 18—24 个月的时候会出现自主排便意识，这个时候幼儿的消化系统和膀胱基本成熟，可以自己控制排便了。照护者要善于观察幼儿的如厕准备情况，及时发现幼儿的如厕准备信号，并进行正确评估。

（2）购买适宜的便盆

购买幼儿喜欢的大小合适的便盆（见图 8-9），或者给普通马桶加专门的儿童马桶圈，确保幼儿能够双脚踩地坐稳。

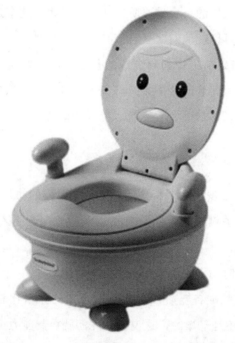

图 8-9　幼儿便盆

（图片来源：https://mr.baidu.com/r/13gnJ33C06I? f=cp&u=c4662be85eff9dd5)

（3）制定常规

最初几周，让幼儿不必脱裤子坐在幼儿便盆上，每天一次，可以是在早餐后、洗澡前或其他可能会大便的时间，并告诉幼儿坐便器的知识，让幼儿了解其用途。如果幼儿不愿意坐，不要强迫，可以几周或一个月之后再尝试。

（4）摆脱尿布

当幼儿心甘情愿地坐在坐便器上，照护者就可以取下尿布让他坐在坐便器上大小便了，并向他示范如何将双脚牢牢地固定在地面上，让幼儿明白坐便器的真正用途。

（5）解释过程

照护者可以向幼儿展示如何正确处理排泄物。幼儿换尿布时，把他带到便盆处坐下来，然后给他解开尿布，把大便扔进便盆，这有助于幼儿把"坐下"和"方便"联系起来。排泄物扔进大马桶之后，可以尝试让幼儿自己冲水。

（6）训练独立性

一旦幼儿领会了如何使用便盆，他就极可能对正确使用便盆感兴趣。为了促进幼儿习惯使用便盆，可以让他在没有包尿布的时候多在便盆旁边玩耍，提醒幼儿在需要的时候使用便盆。

（7）尝试成长裤

当幼儿逐渐熟悉便盆之后，白天就可以逐渐把尿布换成长裤，宽松合体的衣服或一次性的训练裤会对幼儿自主如厕有一定的帮助。

（8）及时鼓励

幼儿的注意力通常只能短暂集中，最初幼儿可能会因为不习惯而忘记，照护者要耐心等待，直到幼儿习惯这一方式，千万不要生气或惩罚幼儿，我们的目的是让幼儿在整个训练过程中积极、自然、自愿地使用便盆。无论幼儿在如厕训练时出现什么状况，照护者都要心平气和地收拾干净，不能让幼儿对如厕产生恐惧感。

（9）夜间训练

幼儿在晚上睡觉前不要喝太多流质食物，照护者可以半夜提醒幼儿使用便盆排尿，从而减少夜里尿床的次数；可以把便盆放在幼儿床边，以便随时使用。

（三）幼儿便后清洁

便后清洁不仅利于幼儿的身体健康，防止感染，还能培养幼儿的独立意识。幼儿便后通常存在以下几个问题：第一，便后不会自己擦拭肛门，或者擦拭方式不当；第二，便后不冲水；第三，便后不洗手。因此，照护者要对幼儿进行科学合理的便后清洁指导，帮助幼儿养成良好的便后清洁习惯。

1. 教幼儿学会叠卫生纸

擦屁股之前先让幼儿练习怎样折叠卫生纸，告诉幼儿必须让纸巾足够厚，才能保证手指的干净。可以让幼儿先练习擦桌子、碗、盘子，或擦手、脸、鼻子等，学习"擦"的动作，培养"擦"的能力。

2. 让幼儿形成干净的概念

可以在教育教学活动或日常生活活动中把"干净"当成主题，让幼儿明白什么是干净，引导幼儿注意自身卫生。可以通过儿歌、故事、绘本等，让幼儿懂得爱干净。

3. 给幼儿提供玩具娃娃进行模拟训练

可以将大米粥涂在玩具娃娃的屁股上，让幼儿先折叠好卫生纸，然后试着去擦，遵循"从前到后、不要太用力"的原则，擦一次后小心地折叠一次卫生纸再擦，折叠2—3次还没擦干净，就换新的卫生纸继续擦，直到纸巾上没有大米粥的痕迹为止。

4. 实战练习

指导幼儿先叠卫生纸，擦一下，叠一下，再重复，换纸，直到擦干净为止。由于这个"技术活"需要很长一段时间才能熟练，在确保幼儿能自己完全做好之前，可以和幼儿约定，每次幼儿自己擦完之后，允许照护者来检查一下，这时候照护者就可以趁机帮幼儿擦干净。不管幼儿擦得怎么样，都要给予幼儿鼓励和表扬，注意保护幼儿的自尊心。

拓展阅读
扫一扫，了解"幼儿如厕指导考核标准"。

七　穿脱衣物

穿脱衣物是婴幼儿生活自理能力的重要内容，也是一个人应该具备的最基本的生活技能。《3岁以下婴幼儿健康养育照护指南（试行）》指出，"为婴幼儿提供合格、舒适、清洁、安全的衣物。穿衣或换尿布时，注意观察婴幼儿的反应，通过表情、语言等给予回应和互动，逐步引导婴儿学会主动配合和自主穿衣"。

训练婴幼儿穿脱衣物应遵循循序渐进的原则：12月龄以上的幼儿，可以练习脱袜子、脱鞋、戴帽子；18月龄以上的幼儿，可以练习脱上衣、脱裤子；24月龄以上的幼儿，可以逐渐学会自己穿脱鞋袜，并在照护者帮助指导下完成穿衣；30月龄以上的幼儿，可以练习穿衣服、裤子，系扣子等。

> **案例**
>
> 在托育园中，经常看到这样的情景：幼儿午睡之后，不想穿衣服而到处跑，照护人员紧跟在后面追，但是幼儿往往越跑越开心，照护人员为了防止幼儿感冒、提高工作效率，便一把抓住幼儿，并立即给幼儿穿上衣服。穿衣过程中幼儿可能会出现抗拒、哭闹情绪，并且往往情绪很久都无法平复。
>
> 作为照护人员，该如何正确解决上述问题呢？

（一）婴幼儿衣物选择

1. 衣料的选择

婴幼儿皮肤娇嫩，活动较多，衣服面料最好选择透气性能强、易吸水、质地比较柔软、保暖性能好的纯棉料，这些面料对婴幼儿皮肤刺激小，可以更好地调节体温。婴幼儿的毛衫不要用马海毛或腈纶编织，化纤制品容易引起婴幼儿皮肤过敏。婴幼儿的衣服可以机洗，但不要使用纤维柔顺剂，以免化学成分残留于衣服，刺激婴幼儿的皮肤。

2. 样式的选择

婴幼儿的衣物应松紧适当、款式简单、便于穿脱。新生儿可选择斜襟、没有领子的衣物（见图 8-10），最好前面长一些，后面短些，既可以防止婴幼儿肚脐受凉，也可避免大小便污染衣物；婴幼儿的上衣最好选择便于穿脱的前开口式衣服，也可选择连体衣，既方便穿脱，又利于保暖；稍大的幼儿可选择套头的衣衫，领口要大些，最好是肩部开口设计的套头衫，裤子最好选择松紧带裤子或背带裤。

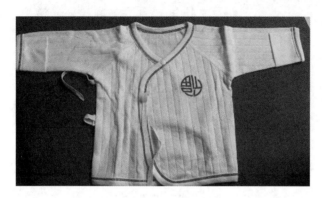

图 8-10　婴幼儿斜襟上衣

（图片来源：https：//mr.baidu.com/r/13gpcT5A3pm？f＝cp&u＝472e147aa6eb0b44）

3. 婴幼儿衣物选择原则

（1）颜色宜浅不宜深

婴幼儿的衣物，尤其是贴身内衣要选择浅色，因为深色的衣物常含有染色剂，可能会含有甲醛或其他化学物质，建议为婴幼儿选择 A 类衣服，因为 A 类衣服的安全性最高。

（2）面料宜软不宜硬

婴幼儿的皮肤娇嫩，所以选择的衣物面料应舒适、柔软。婴幼儿出汗较多，体温调节功能较差，最好为婴幼儿选择吸汗性强、宜清洗、刺激性弱的全棉衣物。

（3）大小适当

在为婴幼儿选择衣物时，不宜选择过大或过小的衣服，衣服过大容易让婴幼儿露出肩膀引起着凉，或因袖子过长影响婴幼儿手部的探索。衣服过小则会限制婴幼儿的活动。

（4）穿脱方便

家长为婴幼儿选择衣物时要考虑穿脱是否方便。对于婴幼儿，可以选择连体衣，在抱婴幼儿时，连体衣可以有效防止上衣缩上去，避免婴幼儿的肚子着凉（见图 8-11）；不宜为婴幼儿选择从头上套穿的衣服，穿脱非常不便；尽量不给婴幼儿穿包脚连体衣，在室温适宜（25℃左右）时，也尽量不要再给婴幼儿穿袜子，这样可以让婴幼儿脚部感知觉得到良好发展。

（5）适时增减

夏季要给婴幼儿穿透气、轻薄的衣服，出汗后及时更换；冬季不要给婴幼儿穿得过于臃肿，以免婴幼儿烦躁且不愿意活动。照护者可以通过感觉婴幼儿的手脚是否冰凉、后背有无流汗来判断衣服厚度是否合适。早晚温差大时，活动前后可以用多件薄衣服来进行增减，避免换衣服时全部脱下而导致感冒。

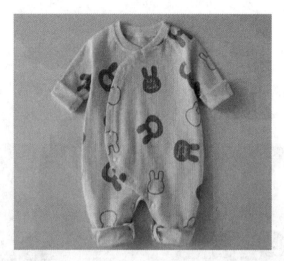

图 8-11　婴幼儿连体衣

（图片来源：https://mr.baidu.com/r/13gpviNEpMI?f=cp&u=773f3927ff94e8f1）

（二）婴幼儿衣物清洁

第一，新购买的衣服一定要经过浸泡、洗涤后再给婴幼儿穿。新衣服上面的甲醛比较多，特别是颜色鲜艳的衣服。甲醛对婴幼儿的身体伤害很大，容易导致慢性呼吸道疾病。同时衣服上一些化学残留物质，也容易引起婴幼儿皮肤过敏。

第二，婴幼儿的衣物要和成人的分开洗。成人的活动范围广，衣物容易沾染污垢和细菌，混洗容易污染婴幼儿的衣物。如果洗衣机没有定期消毒，很容易残留一些细菌，婴幼儿的皮肤娇嫩，这些附着在衣物上的细菌可能会引起皮肤不适，因此，婴幼儿的衣物建议手洗。此外，内衣和外衣要分开洗，尿布要单独洗，使用的尿布要定期煮沸杀菌消毒。

第三，清洁婴幼儿衣物时选择婴幼儿衣物专用清洁剂，清洁剂最好是植物配方，不含芳香剂或其他有害物质，尽量不要用成人使用的洗衣粉代替，以免残留物质刺激婴幼儿皮肤。

第四，阳光是天然的消毒剂。上午 10 点到下午 3 点是紫外线最强的时候，也是晾晒衣物的最佳时间。要将婴幼儿的衣物晾在通风、向阳、少人走动处，晒衣服的地方禁放宠物用具。天气不好时，可以用电熨斗、吹风机进行烘干，这也能在一定程度上起到杀菌消毒的作用。

第五，衣服收纳前仔细检查扣子是否松动、边缘是否脱线等，防止意外发生。不要把穿过的衣服和干净的衣服混在一起，衣橱内应划分内衣区和外衣区，最好用干净的袋子收纳内衣以保持卫生，不要将婴幼儿的衣物放置在最底层的抽屉，容易反潮。不可在衣柜放置芳香剂、驱虫剂、干燥剂等，以免引起血液方面的疾病。

拓展阅读
扫一扫，了解"穿脱衣物指导考核标准"。

第三课　婴幼儿教养活动的环境创设

环境是一种氛围，也是一种隐性课程。古代"近朱者赤，近墨者黑""孟母三迁"等论述都强调环境对人的影响。婴幼儿教养环境是教养人员根据婴幼儿的身心发展规律和特点，精心设计和创造最有利于婴幼儿身心健康成长、潜能开发的物质与精神条件的总和。良好的教养环境在婴幼儿的成长过程中起着关键性的作用，婴幼儿需要适宜的活动环境来发挥他们最大的潜力。

一　婴幼儿教养环境创设原则

（一）顺应天性

在教养实践中，教养人员要学会尊重婴幼儿身心发展规律，尊重婴幼儿的选择，顺应婴幼儿的天性和他们的表现方式，并积极地予以回应，满足婴幼儿探索的需求，让婴幼儿能在丰富、适宜的环境中自然、和谐、充实地发展。

> **案例**
>
> 爷爷奶奶在择菜，两岁半的君君看到了，也拿起篮子里的菜，学着爷爷奶奶的样子，开始择菜。爷爷奶奶没有把他支开，而是给了他几根菜，让他充分地感知、模仿，并丰富有关蔬菜的经验。

（二）全面多样

教养人员要把握婴幼儿成熟阶段特征和发展过程，利用发展的关键期，创设丰富的环境来刺激婴幼儿的各种感官，引发婴幼儿活动和自主探索的兴趣。

> **案例**
>
> 在英国诺森伯兰郡一片美丽的农田里，一间由农业基地改造而来的托儿所可为 80 名 6 个月至 5 岁的婴幼儿提供学习和娱乐空间，这所"草地上的托儿所"（见图 8-12）为婴幼儿提供了宽敞的室内空间和外部游乐区域，这样的环境创设能够充分刺激婴幼儿的感官，促进其发展。

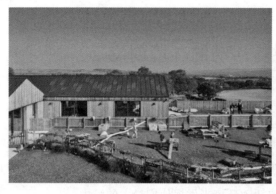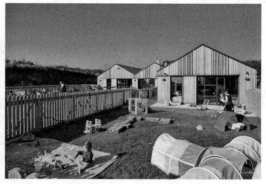

图 8-12 "草地上的托儿所"

（图片来源：https：//mr. baidu. com/r/13gpXQd4wRW？f＝cp&u＝e41a708180828ad2）

（三）呵护关爱

教养人员要重视婴幼儿的情感关怀，强调以亲为先、以情为主、关爱儿童、赋予亲情，满足婴幼儿成长的需求。教养人员要创设良好环境，让婴幼儿在宽松的氛围中开心、开口、开窍。

> **案例**
>
> 3 岁的欣欣在托班中不小心尿裤子了，张老师发现后，没有表现出不耐烦或生气，而是耐心地帮欣欣换下尿湿的裤子。看欣欣一副不开心的样子，张老师安慰欣欣说："没有关系，欣欣不用紧张，下次有尿意的时候就告诉张老师，张老师带你去厕所，这样我们就不会尿湿裤子了。"

（四）安全健康

婴幼儿缺乏自我保护的意识和能力，环境创设必须注意设备、材料和食品的安全，包括防护措施和物品的清洁消毒。例如，插座应该放在婴幼儿够不到的地方，防止婴幼儿触电；使用的橱柜、玩具等应是质检合格、无毒无害的。

二 家庭教养环境创设

家庭教养环境是指婴幼儿在家庭里赖以生存的生活条件的总和。《中华人民共和国家庭教育促进法》指出，父母或者其他监护人应当树立家庭是第一个课堂、家长是第一任老师的责任意识。家长或者其他监护人应为婴幼儿创设良好的家庭教养环境，为婴幼儿的健全发展奠定基础。

政策法规链接

扫一扫，了解《中华人民共和国家庭教育促进法》文件内容。

（一）家庭教养物理环境创设

家庭环境是婴幼儿出生后的第一个生活环境，也是对其成长影响最直接、最深刻、最持久的环境因素。家长或者其他监护人要根据婴幼儿不同年龄阶段的发展特点，为其创设适宜的家庭教养物理环境。

1. 0—3月龄婴儿家庭教养物理环境创设

0—3月龄的婴儿大部分时间都在睡觉，但满月后，婴儿的睡眠时间逐渐缩短，能较长时间睁开眼睛，了解周围环境。

（1）睡眠环境

为婴儿准备适宜的摇篮床，在婴儿想要睡觉时，照护者可以播放舒缓悦耳的音乐；婴儿在白天睡觉的时候，可以不用拉窗帘，也不用刻意营造昏暗、安静的环境，避免婴儿分不清昼夜，睡反觉；婴儿对温度较为敏感，居室昼夜温差不宜过大。

（2）护理环境

要重视视觉刺激，吸引婴儿注意，如母亲的微笑、眼神；注意锻炼婴儿手指活动，如有意识地将拨浪鼓等玩具放在婴儿手中；重视抚触的作用，刺激婴儿的皮肤感受。

（3）室内活动环境

除了为婴儿提供多样的玩具刺激外，家长还可以让其感受不同物品，如小毛巾、毛绒娃娃等，刺激婴儿感知器官的发育。为了使婴儿头部、颈部、视力得到均衡发展，家长可以利用色彩鲜艳的玩具吸引婴儿注意。

2. 4—6月龄婴儿家庭教养物理环境创设

4—6月龄婴儿与前3个月相比，在感知觉、思维、动作等方面已经有了很大的进步，在很多能力的掌握方面也有所进步。

（1）睡眠环境

这一阶段的婴儿睡眠逐渐规律，且睡眠时间会逐渐集中于晚上，房间日间光线要充足，在婴儿睡眠时，室内光线可适当调暗；一般四五个月的婴儿，开始学习翻身，这时要注意婴儿的安全，在床的周围可以增加护栏，防止婴儿翻滚下床。

（2）护理环境

这一阶段的婴儿开始长牙，这时家长可给婴儿准备符合安全卫生标准的磨牙棒、牙胶等，帮助婴儿按摩牙龈，不仅有利于牙齿的萌出，还能有效缓解婴儿的牙痒感。这个时期的婴儿抵抗力依然较弱，给婴儿准备的物品一定要注意消毒，还要注意保持室内环境的整洁，室温适中，经常通风换气。

（3）室内活动环境

家长应根据家庭现有条件，创设游戏环境，例如，训练婴儿俯卧抬头时，可利用会发声发光的玩具，吸引婴儿抬头寻找声音来源；要特别注意婴儿的安全，一些小而尖锐、易碎、易入口或有毒的物品要放置在婴儿无法够到的地方，以免婴儿受到伤害。

（4）室外活动环境

婴儿6个月的时候，活动能力逐渐增强，对周围的一切都充满好奇心，喜欢让家人抱着到室外玩耍，这一阶段，室外活动时间开始可以是10分钟左右，当婴儿基本适应室内外环境温差后，可适当延长室外活动时间。婴儿外出应首选清洁、绿化较好、空气流畅、地面平坦又能避开强风的环境。夏季婴儿应避免在烈日下长时直射，最好是在阴凉处玩耍，而冬季则应选择在日光直射地段玩耍。

3. 7—9月龄婴儿家庭教养物理环境创设

7—9月龄婴儿在视觉、听觉、情绪情感等方面均有了较大的发展。

（1）睡眠环境

家长不要因为怕惊扰婴儿睡眠就轻手轻脚，如果婴儿一直在过于安静的环境中睡眠，那以后一丁点响动都可能惊醒他，不利于健康成长。家长可播放轻柔的音乐，促进婴儿安然入睡，增强婴儿适应环境的能力。

（2）护理环境

站立是行走的基础，只有当婴儿的肌肉和骨骼系统发育得足够强壮时，才能站立并逐渐站稳。家长应有意识地训练9个月大的婴儿站立并注意保护好婴儿。训练婴儿站立时，周围应有防撞条之类的防护措施，或用家中闲置不用的毛巾、衣物，对尖角等地方进行包裹处理。

（3）室内活动环境

7—9个月的婴儿处于早期探索阶段，他们可以通过扭动、翻身等方式移动，总想最大限度地探索他所在的区域。这时，家长可以为其开辟一个运动空间，积极鼓励婴儿进行爬行等活动，促进婴儿粗大动作的发展；7—9个月的婴儿手部灵活性增强，喜欢用手指扣小洞，可以拿一些较小的积木让婴儿去抓握，促进婴儿精细动作的发展。

（4）室外活动环境

室外活动有助于7—9个月的婴儿运动能力发展，家长应多带婴儿进行户外活动，在天气较温暖的季节，婴儿每天可进行3小时以上的户外活动，如去公园、广场等，进行户外活动也可以拓宽婴儿的眼界。室外活动时，家长可推一辆带顶棚的童车，当婴儿瞌睡时，还能较舒服地躺在推车里休息。

4. 10—12月龄婴儿家庭教养物理环境创设

10—12月龄婴儿已经能记住自己及家人的名字，也能记住日常物品的名称，记忆力、注意力、语言能力等得到了进一步发展。

（1）睡眠环境

这一阶段的婴儿处于快速发育时期，睡眠要比成人多，因此，婴儿睡眠的环境不应过于嘈杂，衣服、包被要舒适，婴儿床周围不要有过于强烈的光线；在婴儿睡眠时，家长不要给其盖太多或太厚的被子，可考虑让婴儿使用厚度合适的睡袋、睡兜等。

（2）护理环境

婴儿到了 10 个月时通常开始尝试学习走路，家长应选择平坦的地面，给婴儿穿合适的学步鞋，学步时应抓住婴儿肩膀，以免婴儿摔跤造成伤害；在这一阶段，家长可引导婴儿多看一些简单而色彩鲜艳的书籍，并反复告诉婴儿图画中物体的名称，慢慢地，婴儿也会模仿家长的发音，指着图画说出图中物品的名称；这个阶段的婴儿喜欢模仿成人说话的方式、动作、表情，家长应注意婴儿语言的发展，可以给婴儿看画册、讲故事、听音乐等。

（3）室内活动环境

12 个月左右的婴幼儿开始学习走路，父母应为其选择平坦、少障碍物、有一定活动范围的场地，如冬季在室内学步，要特别注意避开煤炉、暖气片和有锐利棱角的物品，防止发生意外，还应给婴幼儿穿合适的鞋和轻便的服装，以利于活动行走。

（4）室外活动环境

冬季，婴幼儿室外活动最佳时间为上午 10 点和下午 3—6 点，夏季室外活动的最佳时间为上午 7—9 点和下午 5—6 点，婴幼儿室外活动场所宜在绿化区内或靠近绿化区的清洁安静环境中，不宜到人群密集的公共场所。居住区的花园、附近的公园等都是较适合婴幼儿室外活动的场所；可以让婴幼儿在居住区的台阶上练习爬楼梯；在利用坡道让婴幼儿练习走斜坡时，要注意斜坡倾斜度不要太大。

5．13—18 月龄幼儿家庭教养物理环境创设

13—18 月龄幼儿不愿再安静地坐下来，活动空间和范围进一步扩大。

（1）睡眠环境

幼儿睡前不应玩得太兴奋，父母要尽量固定幼儿上床睡觉的时间，引导幼儿按时睡觉；在幼儿入睡前 1 小时，父母不要过分逗幼儿，以免幼儿因过于兴奋而难以入睡；保持室温适宜、安静；幼儿睡觉使用的被子要轻、软、干燥；睡前应先让幼儿排尿、排便。

（2）护理环境

随着活动能力的增强，幼儿需要一个自由安全的空间，有时会拒绝家长的关照和保护，独自探索世界，这让家长既为他的能力惊喜，又为他的安全担忧。这时，一个既自由又安全的空间对幼儿来说就显得十分必要。

（3）室内活动环境

家长要创设游戏情境，促进幼儿动作发展。该阶段幼儿大肌肉动作的训练以走路为主，幼儿可自由行走，还能不扶物下蹲，不仅要会走平坦的路，还要会上下楼梯、斜坡，家长可在家中地板上与幼儿玩"不倒翁"的游戏；也可与幼儿玩生活模仿游戏，如"哄布娃娃睡觉""我们来做饭"等；

同时家长要创设有利于幼儿自理能力发展的环境，幼儿的独立意识随着他的动作技能和自我意识的发展悄悄萌芽，开始有了学习自我服务并为家人服务的愿望和兴趣，如幼儿学会了走路，就乐意走来走去，帮大人拿小物品。

（4）室外活动环境

家长要让幼儿到户外尽情地玩耍，接触丰富的事物，并从中获得各种新鲜的知识、经验，以及安稳的情绪。家长带1岁多的幼儿出去玩耍时，一定要注意安全；对于幼儿来说，玩泥巴、玩水的体验是非常有意义的，有沙子、泥巴、水的地方，是幼儿非常喜欢的游乐场所（见图8-13）。

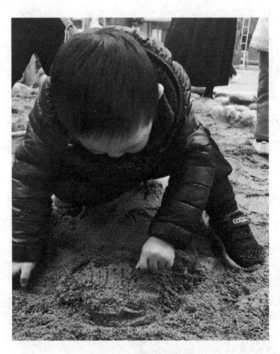

图8-13　幼儿玩沙区

（图片来源：https://mr.baidu.com/r/13gqa4utjMs? f＝cp&u＝a201be3aede6884a）

6. 19—24月龄幼儿家庭教养物理环境创设

19—24月龄的幼儿体格、心智发育较快，会逐步意识到自己与他人的关系。

（1）睡眠环境

幼儿睡觉时，家长不要给幼儿盖得过厚，太热会让幼儿烦躁不安，而且幼儿出汗后如果没有得到及时处理，也容易感冒；大多数幼儿在睡觉时能习惯家庭的谈话声、笑声，所以幼儿睡觉时，家人不必人人屏声敛气，但要避免喧哗。

（2）护理环境

2岁左右的幼儿能分辨一些颜色，家长可以试着在家庭中进行一次色彩变装，根据幼儿的认知特点，在儿童房的墙上装饰一些色彩鲜艳、形象生动可爱的动画形象，提升幼儿的审美能力，刺激幼儿的视觉发展。除了张贴现成的动画形象以外，家长也可鼓励幼儿自己动手，画一些图片或制作小手工来装点自己的房间，这样既可以培养幼儿的动手能力，又可以调动幼儿的积极性，让幼儿获得成就感。

（3）室内活动环境

家长要引导幼儿做一些力所能及的事情，培养他们的自理能力，比如生活中有意识地让幼儿照料他心爱的玩具；根据幼儿发展特点提供玩具，如可以为好动的幼儿提供可拖拉小车或带他玩各种类型的球，在踢球、扔球过程中，进一步提高幼儿的运动能力。当然，家长也要有针对性地补短，好动的幼儿往往难以静下来，注意力容易分散，可准备一些套娃或积木，引导幼儿玩注意力游戏，弥补幼儿注意力难集中的不足。

（4）室外活动环境

2 岁左右的幼儿喜欢到处跑、到处看，所以室外活动场地要确保安全，地面要平坦，有遮阴处，最好能去幼儿专用的游戏场地。室外场地的布置以不妨碍幼儿奔跑、活动为原则，避免因设备密集而对幼儿造成伤害。

7. 25—30 月龄幼儿家庭教养物理环境创设

（1）睡眠环境

儿童房应有良好的隔声效果，在幼儿睡觉时最好不开灯，若使用小夜灯，也要确保幼儿躺在床上看不到小夜灯，还需要保持室内合适的温度与湿度。

（2）护理环境

儿童房应简单实用，有高低适中的床铺以及与幼儿身高匹配的桌椅。有条件的话，还可摆放书架、玩具或乐器，幼儿的房间最好不安装电视机、组合音响、电冰箱等，也不要布置高档精细装饰品；家长要把厨房里的刀具、易碎的锅碗瓢盆等放到幼儿难以够到的地方，还须留心家中电器、插座、餐桌的边角、盛水容器里的水量等，以防幼儿触电、跌伤、烧烫伤、溺水等意外的发生。

（3）室内活动环境

家长要注意选择安全场地和玩具。这个阶段的幼儿喜欢运动类玩具和游戏，游戏的空间、自由度和随意性较大，家长应随时关注幼儿游戏进展，及时发现安全隐患并加以预防、疏导；这一阶段幼儿自我保护能力弱，较易受到伤害，因此，家长应有意识地让幼儿学习一些必要的自我保护常识，如户外活动要注意路况、在人多的地方放慢动作速度等。

（4）室外活动环境

这一阶段的幼儿喜欢参与室外活动，家长在合适的时候要带幼儿到室外活动，室外环境创设要因地制宜，符合该阶段幼儿的运动发展和认知水平。室外活动设施需要以保障幼儿的安全为前提，满足幼儿的各种游戏活动需求，充分挖掘现有的室外空间，合理布局游戏设施，让幼儿更好地享受户外游戏的乐趣。

8. 31—36 月龄幼儿家庭教养物理环境创设

（1）睡眠环境

幼儿睡觉的床宜柔软厚实，所处的睡眠环境要尽可能干净整洁。容易呼吸道过敏的幼儿应避免使用易掉绒毛的床上用品，家长应为其准备低过敏性的床罩和床垫。

（2）护理环境

这一阶段的幼儿要特别注意预防意外伤害的发生。家长要防止幼儿跌伤，移开容易绊倒幼儿的物体；要预防幼儿吞食异物，清除一切幼儿够得着的危险物品，如扣子、硬币、弹珠、清洁剂等；要预防幼儿触电，电源插座要加保护罩；要预防烫伤，热水瓶等热水容器应放到幼儿够不到的地方。

（3）室内活动环境

家长要注重幼儿生活自理能力的培养，从幼儿24个月左右开始，家长就要培养幼儿自己动手收拾玩具的良好习惯，可为幼儿准备几个玩具箱或抽屉，用来收纳各种玩具。家长还要重视日常生活中的教养。这一阶段的幼儿游戏来源于实际生活情境，记忆和联想的因素多于想象的因素，幼儿常模仿成人的语言、动作，因此家长为幼儿准备玩具和选择游戏内容时，可多从幼儿的日常生活入手，如发芽的植物、可亲近的动物等，让幼儿发现、体会事物变化的过程。

（4）室外活动环境

多样性是评价幼儿发展环境创设的一项重要指标。家长在选择户外活动环境时，尽量选择可以锻炼多种运动能力的空间，尽可能多地利用自然环境因素，如山丘、溪流等，创造高低起伏的空间，发展幼儿的空间感受力。

（二）家庭教养心理环境创设

家庭教养心理环境的创设不同于物质环境的创设，它要求家长首先了解0—3岁婴幼儿最真实美好的样子，了解童年期对个体一生发展的长远影响，了解家庭氛围和家长言行对0—3岁婴幼儿成长的显著影响，更需要具备能够身体力行地改善和修复亲子关系或夫妻关系的能力，以及持之以恒、高度自律的决心。家长可以从以下几个方面入手，为0—3岁婴幼儿的成长创设良好的家庭教养心理环境。

1. 维护和谐夫妻关系，共同参与养育过程

在一个家庭里，夫妻关系是家庭的核心关系。作为父母，尤其是母亲往往容易将自己的关注点和情感更多地投注在孩子身上，这是哺乳动物，尤其是人类所共有的特性。但是如果在情感转移的过程中没有把握好度，便容易使夫妻关系出现隔阂甚至疏远，双方失去一定程度的交集与沟通，不利于家庭幸福和持久发展。夫妻双方务必意识到这一点，并理智地分配自己的精力与情感。

2. 悦纳完整的婴幼儿

我们应该珍视婴幼儿的个性，就像珍视他们的生命一样。就像每对父母都不可能十全十美一样，婴幼儿也不会是完美的。每一个婴幼儿都是具有独特气质和秉性的个体，这是与生俱来、难以改变的。每个婴幼儿都有自己的长处和短处，身上无时无刻不流露出家庭中父母、亲人对他们养育的痕迹，这并不是婴幼儿单方面能成就的。

3. 帮助婴幼儿建立安全型依恋

安全型依恋是最利于儿童与父母双方共同发展的亲子关系。对于母亲来说，建立安全型依恋可

以减轻照看孩子的负担，必要时可以让其他人（如孩子父亲、祖父母等）照看孩子，这样母亲能较快地投入自己的生活、工作圈，不用因为担心孩子哭闹而不敢与孩子分开。对于0—3岁婴幼儿来说，建立安全型依恋也能帮助其很快地融入除母亲以外的社交圈，对于社会认知、情感、行为的发展都有一定的积极作用。

4. 提高亲子沟通质量

在亲子沟通方面，家长要了解自己的孩子，做到因材施教。因为每个婴幼儿的气质类型不同，不同的婴幼儿需要采取不同的沟通方式。0—3岁婴幼儿的世界观、价值观、人生观等尚处于混沌状态，家长应该多给予孩子表达和探索的机会，多扮演倾听者与支持者的角色，切勿站在过来人的立场强迫孩子接受自己所谓的经验和道理。家长应尽量让孩子以独立个体的形式去参加活动、认识世界、感悟生活，在这个过程中，家长只需要保证相对安全的环境，并适时给予建设性意见。家长还要学会换位思考，多站在孩子的立场去看待问题、解决问题。

5. 组织形式多样的家庭活动

家庭活动是家庭成员一起参加的活动，如一家人一起阅读、吃饭、做运动、做游戏、看动画片、旅行等。家庭活动不仅能为孩子带来美好的童年，还会对其心理发展产生积极的影响。研究表明，形式多样的家庭活动既能提高孩子对家庭生活的满意度，又能显著地促进家庭成员之间的沟通，同时有助于孩子人格、情绪、心理的发展。高质量的家庭活动有助于提高孩子的幸福感、安全感和归属感，帮助其建立积极的自我评价、提升自信，也能够培养其良好的社交技能。

6. 培养婴幼儿的学习兴趣

对于0—3岁婴幼儿来说，学习兴趣与品质的培养远远重于学习内容的传授。家长在家庭学习环境的创设中可以通过注意言行、防范不良影响，丰富环境、提供多样选择，建立常规、培养良好习惯等培养婴幼儿的学习兴趣。

三 托育机构教养环境创设

0—3岁婴幼儿正处于大脑和身体发育的关键期，托育机构教养环境对婴幼儿的身心健全发展会产生深远影响。近年来颁布的《托儿所、幼儿园建筑设计规范》《托育机构设置标准（试行）》《托育机构管理规范（试行）》等文件都旨在为0—3岁这一最脆弱的群体提供最安全的照护。托育机构教养环境可以分为物理环境和心理环境两个方面。良好的托育机构教养环境能够滋养婴幼儿，促进婴幼儿认知、语言、动作和社会性的发展。

（一）托育机构教养物理环境创设

《托育机构设置标准（试行）》要求托育机构配备符合婴幼儿月龄特点的家具、用具、玩具、图书和游戏材料等，并符合国家相关安全质量标准和环保标准，同时要求托育机构设有室外活动场地，配备适宜的游戏设施，且有相应的安全防护设施，在保障安全的前提下，可利用附近的公共场地和设施。托育机构是在托的婴幼儿除了家以外的第二个较长时间停留的生活活动空间。婴幼儿在这里的体验和感受，对其成长有着十分重要的意义。

1. 语言类区域环境创设

0—3岁婴幼儿正处于语言飞速发展的关键阶段。语言发展与环境有密切关系，适宜的交流环境对婴幼儿语言听说能力的发展可以起到事半功倍的效果。托育机构的语言区如图8-14所示。

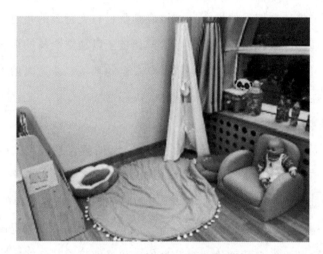

图8-14　托育机构的语言区

（图片来源：https://mr.baidu.com/r/13gqgute39C? f=cp&u=59d08c34ce334cc4）

（1）建立一个让婴幼儿乐于听说和表达的现实场景

婴幼儿从咿呀学语到可以良好地运用语言表达，倾听、观察和模仿是一个必不可少的阶段。照护者应根据婴幼儿不同月龄特点选择适宜的绘本，比如选用硬纸板和软布书材质的绘本向婴儿展示符合他们生活认知兴趣的内容，并将绘本放置在婴幼儿容易够到的地方。照护者可以给婴幼儿讲故事、读绘本，也可以通过手偶、戏剧等方式，建立一个让婴幼儿乐于听说和表达的现实场景，增强婴幼儿的阅读兴趣。

（2）阅读的材料应考虑婴幼儿的特点

阅览区应放置适宜婴幼儿身高的书柜，方便婴幼儿取放图书。托育机构要重视婴幼儿阅读习惯的培养，依据不同年龄段婴幼儿的特点和需求，配置适宜的、不同材质和类型的图书，如布书、折页书、卡片书、立体书等。图书插图应单幅单画，内容可围绕生活习惯养成、情绪情感培养、蔬菜水果认知、动物认知等展开。选择图书时还要注意，图书纸张厚度要适合婴幼儿，不易撕坏；纸张不宜出现反光现象；图书插画符合婴幼儿认知特点，画面色彩和谐，具有美感；画面内容适合婴幼儿阅读。

2. 运动类区域环境创设

运动对0—3岁婴幼儿的发展具有十分重要的意义。婴幼儿通过身体各部位从不同的角度去感知和探索世界，他们躺着、趴着、爬行、奔跑、跳跃等，在与周边事物的亲密接触中掌握基本运动动作技能，以此获得身体的灵活性，促进脑部神经系统的发展。婴幼儿的肢体运动包括精细动作和粗大动作两个方面，托育机构通过组织婴幼儿参与游戏化的活动或基本训练来促进和加强其基本运动的能力。

（1）努力创设适宜、丰富、多样的活动环境

托育机构应满足婴幼儿的户外活动需求，为婴幼儿创设塑胶软化地面、人工草坪、鹅卵石地、风雨天户外活动场所等（见图 8-15）。在设置活动区域时，要考虑 0—3 岁婴幼儿的活动能力，可以分为精细动作区和粗大动作区，同时应注意最大限度地发挥区域内投放的活动器械的功效，可以根据婴幼儿年龄特点，创设钻爬区、沙池、投掷区等，也可以根据婴幼儿使用运动器械的特点，创设车类区和球类区等。

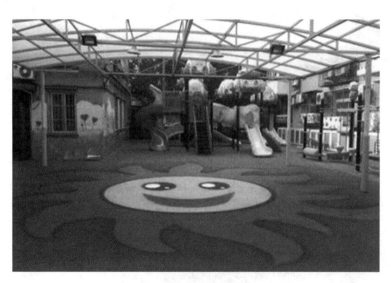

图 8-15 托育机构的户外运动区域

（图片来源：https：//mr.baidu.com/r/13gqmE4m2J2? f=cp&u=9e17b8b0729262ed）

（2）合理投放材料，物化活动目标

托育机构要以促进婴幼儿发展为基本目标，依据婴幼儿的年龄特点和发展需要提供合理适宜的材料。如在活动区为 0.5—1 岁婴儿投放带按钮的声光玩具，为 1—3 岁婴幼儿投放大小不一、数量充足、色彩多样的球类等。

（3）多样混搭，激发婴幼儿活动的兴趣

托育机构要创设可以让婴幼儿放开手脚活动的环境，构建适宜婴幼儿探索和运动的空间。1—2 岁婴幼儿须在成人的陪伴和照看下进行活动，2 岁以上的幼儿希望能短暂地摆脱成人管束，托育机构应提供丰富多彩的活动材料，让他们在没有成人干预的环境下独自或合作去探索发现，在不同形状、重量、大小、颜色的材料中进行自主选择、沟通协作，在活动的过程中有效地唤起婴幼儿与同伴共同游戏的兴趣。

3. 探索类区域环境创设

婴幼儿感官体验是认知与思维发展的基础，他们通过观察、触摸、倾听和探索来了解周围环境

中事物的性质。托育机构教养人员需要根据婴幼儿身心发展特点，以及对学习过程经验的观察和思考，创造具有挑战性、便于婴幼儿探索、能够获得多样化体验的环境。

（1）区域设计温馨，材料适宜

托育机构创设的环境要有利于婴幼儿独自安静地进行活动，如14个月大的幼儿喜欢独自进行开合小物件、投掷小木棍到笔筒中、将瓶子盖上瓶盖等探索性活动，这些活动都需要在没有干扰的、安全的环境中完成。

（2）投放具有启发性和探索性的材料

在探索区，投放具有启发性和探索性的材料是为了让环境具有动态性，引导婴幼儿通过亲手种植、亲眼观察、亲手操作获得感性经验，从而萌发对科学探索的兴趣。托育机构可以提供不同形状、不同复杂程度的拼图以及各种涉及精细动作的玩教具，例如不同种类和大小的珠子、做手工的小物体、各种天然材料等（见图8-16）。

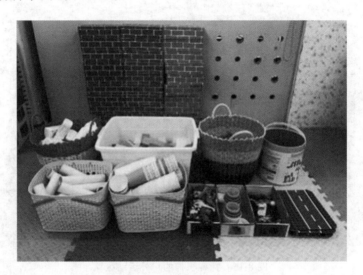

图8-16 托育机构的探索区

（图片来源：https://mr.baidu.com/r/13gqsbzgfqE? f＝cp&u＝410b068802dc6048）

（3）结合近期的教养目标进行环境创设

托育机构应依据教养活动的学期目标、月目标、周目标及日目标分解，围绕活动区、主题墙创设与教养目标相适应的活动区，使活动区真正成为教养活动的延续和婴幼儿自己进行学习的场所。

4. 创造类区域环境创设

创造类区域游戏是婴幼儿根据自己的生活经验，以想象为中心，主动地、创造性地反映周围现实生活的游戏。这种游戏具有操作性、艺术性、创造性等特点。创造类区域环境创设对培养婴幼儿的创造力、想象力和动手操作力起着非常重要的作用。

（1）针对婴幼儿不同能力，进行差异投放

托育机构不同年龄阶段的教养目标是选择创造类区域环境材料的依据，教养目标指导教养人员进行教养活动的引导、指导与评价。教养人员应该有目的、有计划、有针对性地投放、变更和调整游戏材料，科学地指导婴幼儿使用和操作游戏材料。

（2）注意适当的空间密度，避免过分拥挤

空间密度是在活动场地面积一定的情况下，每单位面积参与活动的幼儿的多少，这是影响幼儿社会行为的一个重要原因。国内外学者的研究均发现，区域活动的空间密度高于一定的程度，会使幼儿在自由选择的游戏活动中较多地产生消极的社会性行为。

拓展阅读
扫一扫，了解"0—3岁婴幼儿发展标准"。

（二）托育机构教养心理环境创设

托育机构为婴幼儿创设良好的心理环境，可以使0—3岁婴幼儿获得安全感和自由感，形成积极的情绪情感；能够让0—3岁婴幼儿积极表达或交流自己的思想与情感；有助于0—3岁婴幼儿自尊心和自信心的建立；有助于0—3岁婴幼儿社会交往能力的培养。

1. 树立正确的教育观和婴幼儿观

托育机构的教养人员要热爱托育事业，对婴幼儿有真挚的爱心，因为爱是保证婴幼儿全面发展的最佳教育模式。教养人员对托育事业有爱心，才能有动力去爱婴幼儿，而对婴幼儿充满爱是创设良好心理环境的前提。

2. 建立民主、平等的师幼关系

托育机构教养人员是婴幼儿接触到的第一个社会化的"权威"，教师如何对待婴幼儿、与婴幼儿的关系如何，将直接影响婴幼儿以后的学习和生活。

（1）建立"伙伴型"的师幼关系

"伙伴型"的师幼关系能够促进婴幼儿积极主动地参与活动和游戏，例如，活动结束后，教师如果催促婴幼儿自主收拾玩具，一般效果不理想，婴幼儿不愿意主动参与，但如果教师换一种方式说："哎呀，满地的玩具，谁来帮老师收拾啊？"这时婴幼儿可能兴趣高涨，积极参与。婴幼儿更容易接受友善的态度，对于教师冷硬的命令会非常抵触。

（2）建立"亲子型"师幼关系

0—3岁婴幼儿尚处于与成人建立依恋关系的阶段，教养人员要与婴幼儿建立良好的依恋关系。例如，午睡期间，婴幼儿会哭闹、不想睡觉，比起命令婴幼儿闭上眼睛，教养人员适当的安抚会更有效果，也会让婴幼儿感受到温暖和爱。

（3）建立"回应型"师幼关系

回应包括语言回应和非语言回应，积极的回应会给婴幼儿带来安全感，也会促进教养过程的顺利进行。例如，1岁左右的婴幼儿无法正确表达自己的意愿，教养人员可以及时通过语言进行回应，帮助婴幼儿进行正确的语言表达，让婴幼儿保持情绪稳定。同时，拥抱、抚摸等非语言回应也可以增强婴幼儿安全感，让其感受到爱。

3. 营造宽松、和谐的教养氛围

托育机构的环境创设要让婴幼儿感受到家一样的温馨，教养人员要像妈妈一样可亲，这样婴幼儿才愿意进入，并逐步建立安全感和自信心。同时，教养人员要以母亲的角色、平等的态度、游戏的口吻来创设"家庭式"的教育氛围，选择的活动内容要符合婴幼儿年龄特点，积极鼓励婴幼儿大胆表现，并对他们的表现给予积极的回应和肯定。婴幼儿经常获得积极的评价会产生成功感、满足感、自豪感，使他们带着愉快的情绪投入各项集体活动。

4. 引导婴幼儿建立良好的同伴关系

同伴关系指婴幼儿之间相互联系而构成的人际关系。良好的同伴关系能够预防婴幼儿心理问题的产生。婴幼儿缺乏交往经验和交往技巧，教养人员需要引导婴幼儿建立良好的同伴关系。

第一，为婴幼儿提供同伴交往、合作的机会，使他们在交往实践中体会交往的乐趣，从而乐于交往，并学习初步的交往、合作的经验和技能。

> **案例**
>
> 在托育机构艺术活动中，李老师特意让2—3个幼儿使用一盒彩笔，在使用过程中会出现两个幼儿都想用同一颜色彩笔的情况，通常一个幼儿先拿走彩笔开始画了，另外一个幼儿也想用这根彩笔，当他发现自己想用的彩笔被拿走时，会表现出不乐意，甚至会出现一些消极情绪。面对这种情况，李老师正确引导，既解决了问题，还帮助幼儿积累了交往经验和交往技巧。

第二，教给婴幼儿初步的交往、合作技能，如培养婴幼儿倾听同伴讲话的习惯，学会使用"谢谢""对不起"等礼貌用语，愿意与同伴分享玩具等。

第三，引导婴幼儿在生活中互相帮助、互相支持，对身心有缺陷的婴幼儿要尊重、关爱和帮助。

拓展阅读
扫一扫，了解《托儿所、幼儿园建筑设计规范》（2019年版）。

第四课　婴幼儿教养活动的玩教具布置

爱玩是婴幼儿的天性，游戏是婴幼儿的重要学习形式，婴幼儿的空间知觉、动作技能、语言表达等都是在游戏实践中逐渐积累起来的，而玩教具则是婴幼儿发展中最重要的教育工具和手段。

一　适宜的玩教具对婴幼儿发展的意义

（一）调动婴幼儿的活动积极性

婴幼儿身心发展是在活动中实现的。玩教具可以让婴幼儿自由地摆弄、操纵和运用，符合婴幼儿的心理发展和能力水平，可以满足他们活动的需要，提高他们活动的积极性。例如，玩摇摇马时，婴幼儿会自然地骑上摇马，前后摆动，既满足了他们活动的需要，又使他们产生积极愉快的情绪，因而久玩不厌（见图8-17）。又如，娃娃玩具可以引起婴幼儿多种活动，各年龄阶段的婴幼儿根据各自的生活经验，用娃娃做游戏，由简单到复杂、变化多端。

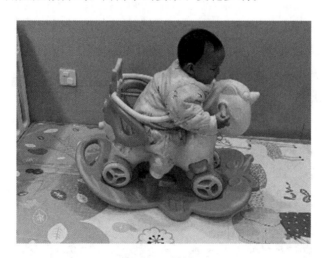

图8-17　摇摇马

（图片来源：https://mr.baidu.com/r/13gqxcilG8M? f＝cp&u＝497c99224b269eda）

（二）增进婴幼儿的感性认识

玩教具具有直观形象的特点，婴幼儿可摸、拿、听、吹、看等，有利于各种感官的训练。如彩色套塔、吹塑玩具、各种娃娃及玩具动物等有利于婴幼儿视觉的训练；八音小熊、小钢琴、铃鼓、小喇叭等可以训练婴幼儿的听觉；积木、积塑片、结构模型可以发展婴幼儿的空间知觉；各种拼图、镶嵌玩具、软塑料玩具等可以锻炼婴幼儿的触摸感觉；小拉车、手推车（见图8-18）、三轮车、两轮车等有助于婴幼儿运动能力的发展。适宜的玩教具不仅可以丰富婴幼儿的感性知识，而且有助于巩固婴幼儿在生活中获得的印象，在婴幼儿未能广泛接触现实生活时，他们是通过玩教具来认识世界的。

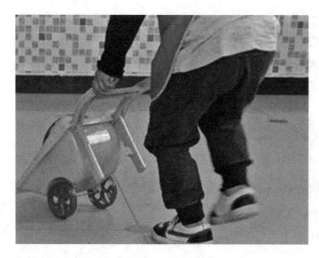

图 8-18　手推车

（图片来源：https://mr.baidu.com/r/13gqBdGnsNG? f=cp&u=f0bfe36bf04a5b2a）

（三）引起婴幼儿的联想活动

医院、娃娃家等区域的玩教具能够引起婴幼儿对医院和家庭的联想，促使婴幼儿开展创造性的角色游戏（见图 8-19）；一些劳动工具的玩教具，可以引发婴幼儿进行植树、挖河、建筑等模拟劳动。有些玩具是专门用来进行思维训练的，如各种棋类、智力玩具等，可提高婴幼儿分析、综合、比较、判断、推理等能力，培养思维深度、灵活性和敏捷性。

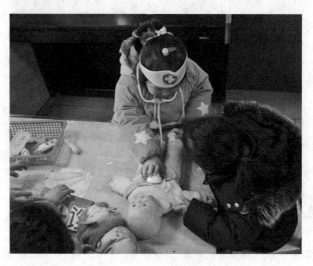

图 8-19　角色游戏

（图片来源：https://mr.baidu.com/r/13gqFr2XR4c? f=cp&u=f5fce1affd9b8dd5）

（四）培养婴幼儿集体观念和合作精神

有些玩教具是要求婴幼儿共同使用、合作游戏的。如"电话"玩具，要有通话的双方，甚至还要有传呼员，可以帮助婴幼儿了解学习生活经验，练习同伴合作。再如"长绳"玩具，本身便要求小朋友集体使用，婴幼儿在跳长绳的游戏中，协调彼此的动作，增强集体观念。

二　不同年龄阶段玩教具的选择与提供

适宜的玩教具不仅可以启发婴幼儿的智力，训练其触觉、听觉、嗅觉等感官功能，还能激发婴幼儿的创造力。不同年龄阶段的婴幼儿有独特的生理和心理发展特点，因此，要为婴幼儿选择和提供适宜的、有趣的、高质量的、多元化的玩教具，促进其身心健康发展。

（一）　0—3 个月

该阶段婴儿对物件的玩耍能力有限，婴儿主要是通过身体的动作进行学习，如自发的踢腿和手臂运动。开始时，他们仅仅使用眼睛和耳朵进行探索。这些婴儿大部分的玩耍是观察和探索他们自己的身体。3 个月时，婴儿开始击打摇摆的物体或伸手去抓。他们很可能将抓到的任何东西放进嘴里，也容易出现急拉和其他不可预期的动作，所以，带有圆角的、柔软的、轻的、可洗的、容易抓住的物体最适合他们玩耍。这一阶段的幼儿开始学习和欣赏通过简单动作就可以产生明显、直接反应的玩具。例如，那些通过简单的踢和摇就可发光、移动和发声的玩具。带有明亮色彩和图案并发出轻柔声音的玩具适合这个年龄阶段的婴儿。

推荐玩具：安抚海马、黑白卡、音乐床铃、彩色卡、摇铃、脚踏钢琴等（见图 8-20）。

（二）　4—7 个月

在这一阶段，婴儿以系统的方式积极地熟悉环境。到了 5 个月，婴儿可以翻身，可以用手和膝盖抬起身子，所以童床（围栏）悬挂玩具和悬挂锻炼器械不再适合他们。到了 6 个月，婴儿已经具备抓握和操纵摇摆物体的能力，并开始通过伸、抓、牵、推、拍、摇和挤等动作进行积极的玩耍。6—7 个月时，婴儿可独立坐起，这使他们能够将物体抓或拿到两眼前边观察，尽管他们的肌肉精细动作协调性尚未成熟，但他们可以更随意地操控物体。这一阶段的婴幼儿仍然会将物体放入口中，所以他们的玩具必须可清洗。在本阶段末期，婴儿懂得经常听到的词语，有些婴儿开始爬或在撑扶的帮助下站立。这一阶段，发出轻柔声音并且柔软的、轻的、圆的、有手感的玩具更适合他们。

推荐玩具：曼哈顿球、亚克力镜子、触感球、牙胶、不倒翁、布书等（见图 8-21）。

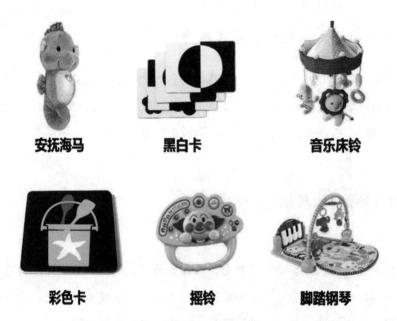

图 8-20 0—3 个月婴儿推荐玩具

（图片来源：https：//mr.baidu.com/r/13gqFr2XR4c？f＝cp&u＝12aa31cc0d6da885）

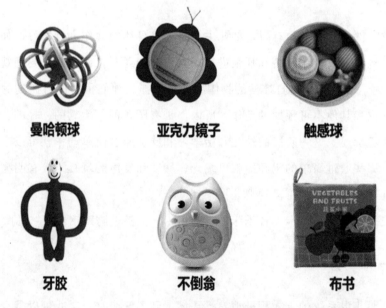

图 8-21 4—7 个月婴儿推荐玩具

（图片来源：https：//mr.baidu.com/r/13gs9is5Asg？f＝cp&u＝94d5b876e18b5bfd）

（三）8—12 个月

该阶段婴儿的玩耍主要集中在发展肌肉粗大动作技能上，他们表现出更多的运动取向，而且动作越来越灵活。他们能够前后爬行、拉着东西支起身体站立、撑扶着行走（如扶着家具）、不用撑扶短暂站立、在没有帮扶的情况下行走一两步，也开始攀爬。他们开始使用捏的动作，即用拇指和食指拾起小东西。这一阶段的婴儿开始用典型的关联方式使用物品，例如，他们将一个容器中的物品倒出来再装回去，并重复这一过程。他们经常重复一些喜欢的动作，并开始对在纸上涂涂画画感兴趣。他们的基本记忆能力得到发展，对物体的永存性更加明确。这一阶段的婴儿能够明白一些与他们眼前情境有关的简单词语，并且需要重复和巩固他们所听到的单词。在这一阶段末期，这些婴儿开始模仿大人手势或模仿使用物品。

推荐玩具：软积木、六面盒、学步车、音乐手机、套杯、游戏桌、下蛋鸭（见图 8-22）。

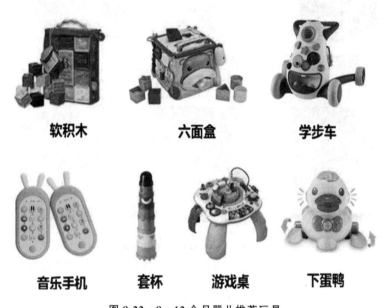

图 8-22　8—12 个月婴儿推荐玩具

（图片来源：https://mr.baidu.com/r/13gseAriP0k? f＝cp&u＝eea3ab41ac9133f2）

（四）　1—2 岁

13—19 个月的幼儿不借助撑扶行走的能力越来越强，并尝试使用各种粗大动作技能和精细动作技能，并且对攀爬更加自信。他们能够自言自语地唱歌并且会随着音乐摆动身体。他们的活动能力更强，能够自行挑选玩具，他们发现抓的动作更加容易了，并且能够操控需要简单的扭曲、旋转、滑动和摇动等动作的玩具。这一阶段的婴幼儿能够认识他们熟悉的人、物体、图画和身体部分的名字，积累了一些简单的词语，可以用单个词说话，经常模仿他们常见的动作，如对着电话讲话、用瓶子或杯子"喝水"、戴上帽子等。鼓励他们进行装扮玩耍的简单玩具，如装扮材料、玩偶、填充动物和小型玩具交通工具等，非常适合他们。20—24 个月的幼儿行走得更大胆和平稳，同时开发了其他技能，如平衡、跳和跑。因为捏的动作得到了发展，他们现在能够拾起和操控小得多的物体。他们喜欢对物体进行分类，经常会将物体分成两类，还能把简单的东西组装起来。表象和符号思维在此阶段开始出现，他们会用玩具代表其他物体，明白绘画只是代表物体的简单形态，初期的装扮和角色玩耍开始出现。在将近 2 岁时，他们可以将玩偶或填充动物作为假设物，"吃"一些假的食物。

推荐玩具：百宝箱、角色扮演类玩具、穿绳玩具、木质积木、拼图、绘画类玩具（见图 8-23）。

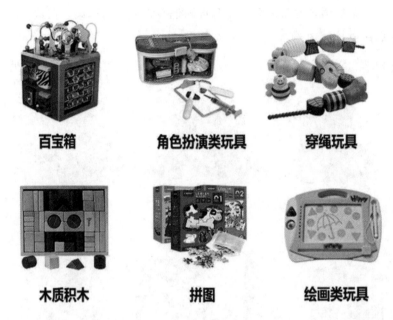

图 8-23　1—2 岁幼儿推荐玩具

（图片来源：https://mr.baidu.com/r/13gsi9qjbmo? f＝cp&u＝e7cc16bf7ae22f46）

（五）　2—3 岁

2—3 岁的幼儿有较强的自我意识，对自己的东西很有占有欲，语言能力突飞猛进，可以用各种词汇表达情绪，开始学习社交和独立，能主动跟小伙伴打招呼，但对父母还是有很强的依赖性。这个阶段的幼儿已经可以进行装扮玩耍，他们喜欢扮演一些社会角色，如妈妈、爸爸或宝宝，他们会用与实物在一定程度上相似的物体作为道具来扮演，也明白图画可以表示所代表的物体，这一阶段他们的乱涂乱画逐渐变成具体的图画，但他们感兴趣的仍然是过程而非作品。他们基本的粗大动作技能和精细动作技能控制能力有所加强，随着身体力量和基本协调能力的提高，他们对粗大动作技能活动的兴趣增加，特别喜欢平衡、攀爬、奔跑、跳跃、投掷、抓、玩沙子或拖拉带轮子的物体。这一阶段幼儿能够做简单的拧螺丝的动作，如果所需的力气不大，他们能够自己拧 1—2 圈发条。他们喜欢更加逼真的玩具，所以明亮的原色系以外的颜色（如一些柔和的颜色）开始吸引他们，但是，这些逼真的玩具不需要在细节上很精细。

推荐玩具：蔬果切切乐、剪纸玩具、百数板、磁力片、触摸柱、垃圾分类玩具等（见图 8-24）。

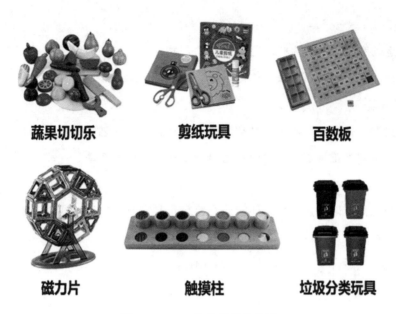

图 8-24　2—3 岁幼儿推荐玩具

（图片来源：https：//mr.baidu.com/r/13gsKmfwJeU？f＝cp&u＝218ac0c64e4b9a2a）

三　婴幼儿玩教具制作

（一）玩具类别

1．早期探索/实践游戏类

早期探索/实践游戏类玩具，例如镜子、童床（围栏悬挂玩具）、操作型玩具、推拉型玩具等，可以帮助婴幼儿了解自我、认识事物和身边的世界。这些玩具使得婴幼儿的粗大动作和精细动作技能、基本认知和语言能力均得以发展。

2．建造类

大约在 19 个月时，幼儿开始在游戏中反映他们对世界的形象理解，这是一种建造式的"表象游戏"。在建造类游戏中，幼儿通过使用积木或其他堆砌材料来表现现实世界中的物体，如城堡、桥梁或城楼。随着月龄的增长，建造类游戏的结构也逐渐复杂。

3．装扮和角色类

当婴幼儿记忆力开始发展并且把玩具和现实生活中的人或事联系在一起时，他们就已经具备了进行装扮和角色类游戏的基本条件。一般在 19 个月大的时候，幼儿会开始最简单的装扮和角色类游戏，孩子对这种游戏的兴趣在学龄前达到高峰，入学后热情逐渐消退。

4．竞技游戏和互动类

当 2 岁左右的幼儿开始与玩具以更具符号性和逻辑性的方式进行互动时，他们就开始喜欢玩拼图板之类的游戏了。这类玩具有助于提高婴幼儿的认知以及分析能力，还能培养其想象力，使其体验成就感。

5. 运动和娱乐类

婴幼儿喜欢运动和娱乐，因为它们是社会性的，并且常在户外进行。12个月左右的婴幼儿就开始喜欢进行乘骑玩具之类的娱乐。家长应鼓励婴幼儿参与运动和娱乐，并和孩子一同玩耍。

6. 艺术及媒体类

艺术及媒体类游戏指婴幼儿通过各种类型的工具和媒体参与艺术或音乐制作，如工艺美术用品类、音像器材类、乐器类玩具等。它也包括与自创工具和媒体的互动。

7. 教育和学习类

婴幼儿的认知能力可以通过各种媒体游戏和特定玩具在玩耍过程中得到发展。教育和学习类游戏类别包括书籍、科普玩具、按键猜谜游戏和电脑程式等。这类游戏需要特定的知识和动作技能，因此大多数游戏玩具只适合19个月或更大的幼儿使用。

拓展阅读
扫一扫，了解《玩具适用年龄判定指南》。

（二）玩教具制作

玩具并非一定是买来的成品。婴幼儿往往更喜欢日常生活中的用品，生活中的很多废弃用品都可以直接当作婴幼儿玩具或加工改装后变成有趣的玩具，辅助婴幼儿的运动训练和能力开发，促进婴幼儿情绪情感和社会性的发展。

1. 图片

为婴幼儿提供的色彩鲜艳、对比强烈的各类图案并不一定非要购买，成人可以利用生活中的物品进行剪裁和制作，如广告宣传的图案颜色鲜艳、印刷精美，可以制成很好的游戏材料；再如，废旧的扑克牌可以用在拼图、数字游戏中（见图8-25）。

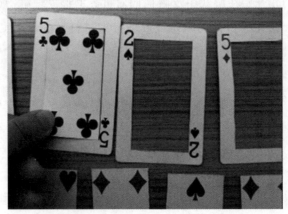

图 8-25　扑克牌拼图

（图片来源：https://mr.baidu.com/r/13gsOyfwHWo？f＝cp&u＝dd91cfea91e2cb25）

2. 盒子

日常生活中家用电器的包装盒、牙膏盒、牛奶盒、饼干盒、纸巾盒等用处非常多，能够用于婴幼儿的多种游戏中。大型盒子可以用于运动训练游戏中，如钻、爬、滚等活动；中型盒子可以用于建构类游戏中，可以充当积木进行垒高、搭建等活动；小型盒子可以用于婴幼儿精细动作训练，如二指捏、三指捏等；也可将废旧纸盒与其他材料组合，变成多种类型的玩具（见图8-26）。

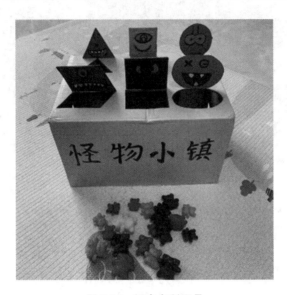

图 8-26　纸盒自制玩具

（图片来源：https://mr.baidu.com/r/13gsTKvm7vy? f＝cp&u＝c226d3ed780365f7）

3. 瓶罐

日常生活中常见的各种饮料瓶、奶粉罐等，材质、大小、颜色各异，可以用在婴幼儿的各类游戏中。成人可以用空瓶罐装进不同材质的物品，如沙子、黄豆、小石子等，摇晃瓶罐，让婴幼儿听不同物品在摇晃中发出的声响，促进其听觉能力的发展（见图8-27）。各种瓶罐也可以作为婴幼儿涂画或装饰的承载物品，促进其审美能力的发展。

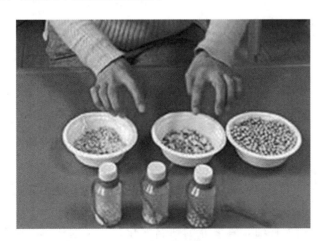

图 8-27　好听的瓶子

（图片来源：https://mr.baidu.com/r/13gsYtuNvMI? f＝cp&u＝c9eeaf5a6682b1df）

4.布料

柔软的废旧布料可以通过剪裁、缝制，制作成轻便的玩具。比如，可以用废旧布料缝制沙包，用于婴幼儿的投掷游戏；可以将废旧布料制作成多个布袋，放入不同材质的物体，让婴幼儿根据自己的感知猜测；还可以利用布料上的图案为婴幼儿制作布书等（见图8-28）。

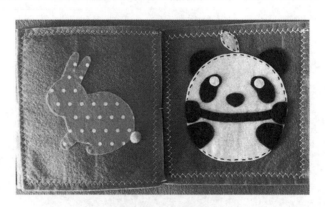

图8-28　自制布书

（图片来源：https：//www.douban.com/group/topic/74345809/？type＝collect&_i＝0123913Suq_td7）

第五课　婴幼儿教养活动实践

0—3岁是婴幼儿大脑发育的关键期，在这个阶段，个体的大脑迅速发展，为今后认知、运动、语言、情感与社会的发展奠定基础。婴幼儿的教养活动主要是家长、教养人员与婴幼儿开展的三方互动，婴幼儿教养活动的开展要顺应婴幼儿的自然发展规律，与婴幼儿的生命活动融为一体，真正成为促进个体终身发展的奠基行动。

 0—1岁婴儿教养活动实践

这个阶段的教养活动主要是由婴儿的家长实施。机构教养人员可指导家长了解婴儿发展的特点，了解并学习"0—3岁婴幼儿生长发育检测图""儿童心理行为发育问题预警征象筛查表""婴幼儿亲子交流与玩耍要点"等，并帮助家长掌握婴儿教养活动实践的方法。0—1岁婴儿教养活动可以根据婴儿的发展情况和作息习惯随机进行。实施时，确保婴儿处于清醒状态，情绪稳定、愉快。这一时期，婴儿可以通过哭闹、微笑来表达自己的情绪，因此，家长在进行教养活动前要与婴儿做好充分的情感交流，并在活动中仔细观察婴儿的情绪变化，及时进行回应性照护，如果婴儿出现哭闹、烦躁等情绪，可暂停活动，等婴儿情绪好转后再进行。

家长可以根据婴幼儿的能力发展水平和兴趣爱好选择相应的教养活动。值得强调的是，实施教养活动要与婴幼儿的日常生活相结合，在保证安全的前提下，家长可以利用日常生活中的物品进行游戏。0—1岁婴幼儿教养活动不仅可以培养亲子之间的感情，还能最大限度地开发婴幼儿的潜能，促进其健康发展。

活动一：大动作发展（1—2个月）

【活动名称】

上上下下。

【活动目标】

促进婴儿四肢关节的活动。

【活动准备】

柔软的毯子、婴儿清醒且情绪愉悦。

【活动方法与步骤】

① 让婴儿平躺在床上或柔软的毯子上，教养人员跪坐在婴儿旁边。

② 教养人员用双手分别握住婴儿的小手，将婴儿的小手向上举，然后再放下，一边做一边说："拉拉小手向上举，拉拉小手向下放，宝宝的小手上上又下下。"

③ 教养人员用双手分别握住婴儿的小脚，将婴儿的小脚向上举，然后再放下，一边做一边说："拉拉小脚向上举，拉拉小脚向下放，宝宝的小脚上上又下下。"

【温馨提示】

开始时，教养人员的动作要缓慢、轻柔，顺着婴儿舒服的姿态做，待婴儿适应或熟练以后可以适当加快速度。

活动二：认知发展（3—4个月）

【活动名称】

玩具在哪里？

【活动目标】

让婴儿通过听声音找到物体，发展听觉能力、视觉能力和认知能力。

【活动准备】

玩具、钥匙、铃铛、金属小勺等能够发出声音的物体，矮凳，大椅子。

【活动方法与步骤】

① 教养人员抱着婴儿坐在矮凳上，用带响声的玩具跟婴儿玩，将玩具慢慢放低，掉在

地上发出声音，问："宝宝，玩具呢？"看婴儿是否会用眼睛寻找玩具。

② 教养人员和婴儿玩玩具，摇动玩具使其发出声音，之后把玩具放远一点，让婴儿主动去抓。

③ 教养人员可以在婴儿不注意的时候故意将玩具掉在地上，观察婴儿是否用眼睛寻找，并问："宝宝，玩具呢？掉在哪里了？"如果婴儿看到，就和他一起捡起玩具，并进行鼓励："小眼睛，真能干！"多重复几次，婴儿就能够根据声音的方向主动去寻找掉落的物品。

【温馨提示】

教养人员可以根据婴儿的喜好更换不同响声的物品，当婴儿成功找到掉落的物品时要及时鼓励，这样可以促进婴儿视觉和听觉的发展。

二 1—2岁婴幼儿教养活动实践

这一阶段婴幼儿开始走出家庭，来到托育机构，和其他婴幼儿在教养人员的陪同下一起进行集体活动。教养人员进行活动准备时，首先要关注活动环境的安全性和适宜性，场地的开放程度、场景布置、背景音乐等要能让婴幼儿轻松愉快地进入活动；其次要注意有选择、分步骤地投放活动材料，以免材料过多，分散婴幼儿的注意力。教养人员可以按要求选择材料，也可以找些符合要求的替代物，注意材料的卫生和安全性。实施活动方案时，教养人员要尽量关注每一个婴幼儿的反应和接受能力，并与家长协作，共同营造和谐自然的氛围让婴幼儿自主操作、探索。

由于这一时期婴幼儿仍以家庭生活为主，因此需要较多的家庭延伸活动作为集体活动的补充和连续，教养人员应与家长共同研究家庭延伸方案，让家长明白如何在活动中锻炼婴幼儿各方面的能力。

活动三：语言发展（24个月）

【活动名称】

钓小鱼。

【活动目标】

认识红、黄、蓝三色；学说句子"我要钓×条×色的鱼"。

【活动准备】

明亮的环境、泡沫垫、磁性钓鱼竿、三色自制小鱼。

【活动方法与步骤】

① 教养人员出示鱼竿，问："宝宝看，这是什么？"（鱼竿）；再问："可以用来做什么呢？"（钓鱼）。

② 教养人员为幼儿进行钓鱼动作的示范。

③ 教养人员引导幼儿说出句子："我要钓一条红色的鱼。"之后替换其中的量词和颜色形容词。

【温馨提示】

在游戏过程中，教养人员要提醒幼儿运用恰当的量词。

活动四：情绪与社会性发展（24 个月）

【活动名称】

我们做朋友吧！

【活动目标】

初步学会交朋友，学说"拍拍手""点点头""握握手""拉个圈"等。

【活动准备】

《好朋友》儿歌；和幼儿经常一起玩耍的小伙伴。

【活动方法与步骤】

① 教养人员一边唱儿歌一边走到幼儿面前进行游戏动作示范："朋友朋友拍拍手，朋友朋友点点头，朋友朋友握握手，朋友朋友拉个圈，我们都是好朋友。"

② 教养人员引导家长和幼儿一起学唱儿歌。

③ 家长和幼儿边唱儿歌边做游戏。

④ 幼儿在家长和教养人员的引导下找朋友做游戏。

【温馨提示】

教养人员在示范儿歌时要有一定的节奏，便于幼儿学唱，在找朋友时，家长要鼓励幼儿做自我介绍，并耐心倾听完好朋友的介绍再离开。

三 2—3 岁婴幼儿教养活动实践

幼儿的教养环境在这一阶段产生了分化，一部分幼儿继续在家庭中养育，另一部分幼儿则进入托育机构开始集体生活。教养人员在实施教养活动时，要把家庭延伸活动作为重要的补充，重视指导家长在家庭生活中有序开展幼儿教养活动。这一阶段的幼儿已经初步具备自主意识，教养人员在实施教养活动时要因时因地选择材料，合理设计活动情节，充分考虑幼儿的个性特点和个体差异，引导幼儿积极参与，达成活动目标。同时，教养人员要充分意识到家园合作的重要性，注重家园联系，给予家长建议和指导，促进幼儿的健康发展。

活动五：精细动作发展（34个月）

【活动名称】

可爱的筒宝宝。

【活动目标】

尝试用印章印画，感知各种色彩；愿意和大家一起活动，感受美术游戏的快乐。

【活动准备】

幼儿每人一只用壁纸包裹的干净奶粉筒、每人一件围兜、各种形状和图案的印章、各种颜色的颜料、抹布等。

【活动方法与步骤】

① 教养人员拿出奶粉筒，引导幼儿说一说、滚一滚。

② 教养人员示范如何给筒宝宝穿衣服。

③ 教养人员说："快看，筒宝宝穿上花衣服了。"选取筒宝宝和不同形状的印章，在颜料盘里蘸取颜料，再印在筒壁上，边印边说："筒宝宝，穿花衣。"教养人员要提醒幼儿仔细看自己是怎样用手按住筒来印的（因为筒是有弧度的）。

④ 教养人员请幼儿选择自己喜欢的印章和颜色，随意在筒宝宝的身上印图案，并鼓励幼儿尝试用各种形状和颜色印花衣。教养人员可帮助能力弱的幼儿按住奶粉筒。

⑤ 教养人员展示幼儿的作品，让幼儿指指、说说筒宝宝的花衣服。

【温馨提示】

教养人员提供各种不同的水果、动物类贴纸，让幼儿自由选择粘贴，给筒宝宝穿衣服，这样不仅可以让幼儿感受自己动手的乐趣，还可以提高幼儿左右手的配合能力。

活动六：艺术感受（35个月）

【活动名称】

大西瓜。

【活动目标】

认识大西瓜的西瓜皮和西瓜瓤；愿意与同伴一起表演手指歌谣。

【活动准备】

大西瓜1个、小刀1把。

【活动方法与步骤】

① 教养人员拿出西瓜让幼儿观察，说出西瓜的颜色和形状。

② 教养人员切开西瓜，让幼儿认识西瓜瓤。

③ 教养人员拿出挖空的半圆西瓜皮，让幼儿想象挖空的半圆西瓜皮像什么。

④ 教养人员拿着挖空的半圆西瓜皮演唱歌曲，幼儿模仿吃西瓜的动作。

⑤ 幼儿与教养人员一起边做动作边演唱歌曲。

【温馨提示】

活动结束后，让幼儿品尝西瓜，帮助幼儿对西瓜产生全面的感知。

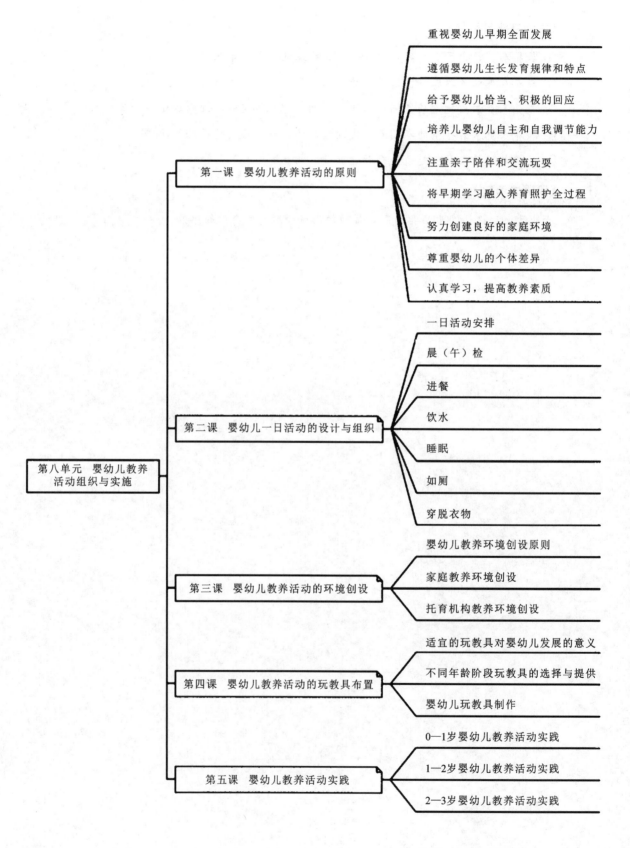

◇ 单元小结

重视婴幼儿早期全面发展

遵循婴幼儿生长发育规律和特点

给予婴幼儿恰当、积极的回应

培养儿婴幼儿自主和自我调节能力

第一课 婴幼儿教养活动的原则

注重亲子陪伴和交流玩耍

将早期学习融入养育照护全过程

努力创建良好的家庭环境

尊重婴幼儿的个体差异

认真学习，提高教养素质

一日活动安排

晨（午）检

进餐

饮水

第二课 婴幼儿一日活动的设计与组织

睡眠

如厕

穿脱衣物

第八单元 婴幼儿教养活动组织与实施

婴幼儿教养环境创设原则

家庭教养环境创设

第三课 婴幼儿教养活动的环境创设

托育机构教养环境创设

适宜的玩教具对婴幼儿发展的意义

不同年龄阶段玩教具的选择与提供

第四课 婴幼儿教养活动的玩教具布置

婴幼儿玩教具制作

0—1岁婴幼儿教养活动实践

1—2岁婴幼儿教养活动实践

第五课 婴幼儿教养活动实践

2—3岁婴幼儿教养活动实践

婴幼儿时期是个体生长发育的关键时期。这一时期大脑和身体快速发育，开展科学的早期教养活动有助于婴幼儿在生理、心理和社会能力等方面得到全面发展，为婴幼儿未来的健康成长奠定基础。教养人员要遵循以下教养活动原则：重视婴幼儿早期全面发展，遵循婴幼儿生长发育规律和特点，给予婴幼儿恰当积极的回应，培养婴幼儿自主和自我调节能力，注重亲子陪伴和交流玩耍，将早期学习融入养育照护全过程，努力创建良好的家庭环境，尊重婴幼儿的个体差异，认真学习提高教养素质。教养人员还要合理设计和组织婴幼儿的一日活动安排、晨（午）检、进餐、饮水、睡眠、如厕、穿脱衣物等活动，并培养婴幼儿良好的生活习惯，为婴幼儿创设安全、丰富的教养活动环境，帮助婴幼儿选择和提供适宜、安全的玩教具，并具备制作简单玩教具的能力，能够根据不同年龄阶段婴幼儿的身心发展特点，组织教养活动实践。

思考与练习

1. 单项选择题

（1）婴幼儿动作发展的正确顺序是（　　　　）

A. 翻身—坐—抬头—站—走　　　　　　　B. 抬头—翻身—坐—站—走

C. 翻身—抬头—坐—站—走　　　　　　　D. 抬头—坐—翻身—站—走

（2）下列不属于婴幼儿不良睡姿的是（　　　　）

A. 趴着睡　　　　　　　　　　　　　　　B. 张嘴睡

C. 枕臂睡　　　　　　　　　　　　　　　D. 侧卧睡

（3）婴幼儿失水占体重百分比（　　　）时，属于严重脱水。

A. ＜5％　　　　　　　　　　　　　　　B. 5％—10％

C. ＞10％　　　　　　　　　　　　　　　D. ＞15％

实践与实训

【实训一】

　　西西在一所托幼机构上班，今年需要给新的班级进行区域规划。要求针对新的活动室来设计区域划分，同时也需要在新生家长会上向家长讲解区域的划分与功能分析，同时针对一个区域进行材料投放的讲解。

任务：请你作为照护者，完成幼儿活动室区域创设与讲解。

拓展阅读
"活动室区域创设"考核标准。

视频资源
扫码观看"活动室区域创设"实操视频。

【实训二】

西西在一所托幼机构上班,今年晋升为主班。他所在的葡萄班幼儿的年龄为 31—36 月。这周的教研会议已经确定了本周的教学主题为动物,需要主班依此主题给在班幼儿分别设计粗大动作发展活动、精细动作发展活动、认知发展活动、语言发展活动、社会性发展活动,并予以实施。

任务:请你作为照护者,针对葡萄班的幼儿依照教研会议确定的主题来设计并实施各领域活动。

拓展阅读
"粗大动作发展活动的实施"考核标准。

视频资源
扫码观看"粗大动作发展活动的实施"实操视频。

拓展阅读
"精细动作发展活动的实施"考核标准。

视频资源
扫码观看"精细动作发展活动的实施"实操视频。

拓展阅读
"认知发展活动"考核标准。

视频资源
扫码观看"认知发展活动"实操视频。

拓展阅读
"语言发展活动"考核标准。

视频资源
扫码观看"语言发展活动"实操视频。

拓展阅读
"语言发展活动"考核标准。

视频资源
扫码观看"语言发展活动"实操视频。

拓展阅读
"社会性发展活动"考核标准。

视频资源
扫码观看"社会性发展活动"实操视频。

【实训三】

营营，2岁，男。在某早教机构的餐饮区，孩子们坐在小餐桌旁，大家都在愉快地吃着饭，但是营营却抬头看着挂在墙上的多媒体电视里播放的视频，慢慢地嚼着嘴里的饭，边吃边玩。眼看上课时间就要到了，营营想快速吃却咽不下去，委屈地哭起来。

任务：作为照护者，请完成幼儿进餐指导。

【实训四】

橙橙，2岁，男。橙橙在家里一直使用奶瓶喝水，从来没有用过水杯喝水。妈妈纠结是用鸭嘴杯好还是用吸管杯好，也担心橙橙不接受。市场上有吸管杯、敞口杯，妈妈不知道怎么选择，很是焦虑。

任务：作为照护者，指导幼儿用水杯喝水。

【实训五】

贝贝，2岁，男。因爸爸妈妈工作忙，贝贝需要白天在托幼机构生活，他在这里也玩得特别开心。但是老师发现贝贝不喜欢喝水，询问后才知道他不愿意在托幼机构上厕所，说这里的厕所跟家里的不一样。老师耐心解释后也没有好转，为此很是焦虑。

任务：作为照护者，请完成幼儿正确如厕的指导。

【实训六】

某托幼机构照护者小李为了提高幼儿的生活自理能力，先给幼儿讲解了穿外套和穿裤子的方法并进行了示范，然后要求幼儿自己学习穿衣。这时，照护者发现欢欢拿着裤子，一动不动。小李走到欢欢身边问："欢欢，你怎么了？"欢欢难为情地说："我不知道怎么穿。"

任务：作为照护者，请对欢欢进行脱穿衣物（开襟式）指导。

第九单元　婴幼儿家庭教育

◇学习目标

1. 了解婴幼儿家庭教育的内涵，把握婴幼儿家庭教育的特点以及对家长提出的要求，能够依据相关理论知识分析家庭教育实践中的问题。

2. 了解婴幼儿家庭教育对婴幼儿、家庭、社会发展的重要意义，能够意识到家庭在婴幼儿早期教育中的重要性，具备主动学习家庭教育知识的意识。

3. 了解婴幼儿家庭教育在不同年龄阶段的教育内容以及相关的亲子活动实践，能够指导家长开展家庭教育亲子活动，促进婴幼儿的全面发展。

◇情境导入

对于婴幼儿来说，家庭是最重要的地方，家里的一切都是其学习资源。现代科学研究证明，早期家庭教育质量与婴幼儿头三年大脑神经的发育有着密切联系，这使得社会和家长开始关注和重视0—3岁婴幼儿的家庭教育。那么，婴幼儿家庭教育具体包含哪些内容？它有哪些区别于其他教育的独特性呢？家长可以开展哪些家庭教育活动呢？学习完本单元，你就可以找到上述问题的答案了。

第一课　婴幼儿家庭教育概述

婴幼儿在0—3岁，会经历感知觉发展、语言发展、个性与社会性发展等诸多方面的敏感期。如果家长能够在这些敏感期开展科学的家庭教育，将极大地激发孩子的潜能，促进孩子的发展。因此，家庭不仅是婴幼儿成长的场所，也是开展早期教育的首要且重要的阵地。家长作为婴幼儿的教育引导者，要制订科学的家庭教育计划，充分发挥家庭教育的作用，首先要了解婴幼儿家庭教育的内涵与特点。

一　婴幼儿家庭教育的内涵

《辞海》对"家庭教育"的解释为：父母或其他年长者在家里对儿童和青少年进行的教育。[①]《中国大百科全书·社会学》对"家庭教育"的解释为：家庭教育包括父母教育子女和家庭成员之间相互教育两个方面，其中主要方面是父母教育子女。[②] 一般而言，我们将家庭中年长者对年少者实施的教育称为狭义的家庭教育，而将家庭中家庭成员之间的相互教育称为广义的家庭教育。长久以来，狭义的家庭教育可以说是家庭教育的主要方面，也是本书关注的重点。在我国家庭教育的法律文件出台前，人们并没有形成统一的家庭教育界定，且界定较为笼统，多是从家庭教育的主体和目的出发，对家庭教育的内涵进行阐述，缺少更为细致的描述。而《中华人民共和国家庭教育促进法》的出台使得对家庭教育内涵的界定走向统一和具体，该法律文件从家庭教育的主体、目的、内容出发，将家庭教育定义为：家庭教育是指父母或者其他监护人为促进未成年人全面健康成长，对其实施的道德品质、身体素质、生活技能、文化修养、行为习惯等方面的培育、引导和影响。

婴幼儿家庭教育相对于一般概念上的家庭教育来说，在主体和内容两个方面都表现出独特之处。在主体方面，婴幼儿家庭教育聚焦于未成年人中的0—3岁婴幼儿。在内容方面，2019年全国妇联、教育部等部门颁布的《全国家庭教育指导大纲（修订）》在"0—3岁儿童的家庭教育指导"部分，提出的关于促进0—3岁婴幼儿全面健康成长的家庭教育内容有：培养儿童健康生活方式；促进儿童感知觉发展；发展儿童的身体动作；为儿童的语言学习提供丰富的机会来促进儿童语言发展；加强亲子陪伴培养儿童良好情绪；帮助儿童做好入园准备。也就是说，0—3岁婴幼儿家庭教育的主要内容包括感知觉发展、语言发展、身体动作发展、行为习惯养成、入园准备、良好情绪形成六大方面，而后边的三大方面属于社会性发展。因此，婴幼儿家庭教育的内容可以进一步概括为感知觉发展、语言发展、身体动作发展、社会性发展四大板块。

结合《中华人民共和国家庭教育促进法》对家庭教育的定义，以及婴幼儿家庭教育主体和教育内容的独特之处，我们将婴幼儿家庭教育界定为：父母或者其他监护人为促进0—3岁婴幼儿全面健康成长，对其实施的关于感知觉发展、语言发展、身体动作发展、社会性发展等方面的培育、引导和影响。

---

① 辞海编辑委员会．辞海［M］．上海：上海辞书出版社，1980：1023．

② 中国大百科全书总编辑委员会．中国大百科全书·社会学［M］．北京：中国大百科全书出版社，1991：104．

政策法规链接
扫一扫，阅读《全国家庭教育指导大纲（修订）》全文。

二　婴幼儿家庭教育的特点

0—3岁的每一天、每一刻都是对婴幼儿进行教育的黄金期，这个时期的家庭教育对个体成长与发展的影响极为特殊且难以替代。对于教育引导者而言，要想使0—3岁婴幼儿家庭教育富有成效，必须掌握该时期家庭教育的关键特点，并对家长提出教育要求。这个阶段婴幼儿家庭教育的特点具体包括差异性、游戏性、高效性、渗透性四个方面。

（一）差异性

家庭教育的差异性指的是，家庭教育没有统一的模式或固定的模板，而是千差万别、极具个性化的，家长要依据婴幼儿的个体差异实施不同方式的教育来促进其个性发展。这主要是因为每个婴幼儿都是独一无二的，具有截然不同的性格及发展特点。家庭教育的差异性对家长提出了两点要求：一是通过观察全面了解婴幼儿的特点；二是在尊重婴幼儿个性特点的基础上，实施个性化的家庭教育。

首先，家长要通过科学的观察，全面了解婴幼儿的特点。一般而言，婴幼儿的差异性主要表现在先天的气质和后天的发展水平两方面。在先天的气质方面，每个婴幼儿都有独一无二的个性气质，比如有的婴幼儿是胆汁质，精力旺盛，喜欢哭闹；有的婴幼儿是抑郁质，敏感被动，在新环境中总是感到焦虑不安；而有的婴幼儿是多血质，爱笑乖巧，适应性强。不同气质类型婴幼儿的养育难度是不一样的，在斯泰拉·切斯与亚历山大·托马斯所做的研究中，他们依据九个气质维度将婴幼儿分为难养型、慢热型和易养型三种。[1] 有些家长不了解婴幼儿的气质特点，常常将婴幼儿的哭闹表现归因于自己无能的养育，从而压力倍增，丧失养育信心；而实际上婴幼儿爱哭闹，可能只是因为相较于其他婴幼儿，他的需求程度较高而已。这种错误的养育认知不管对婴幼儿还是对家长自身，都有着极为严重的负面影响。因此，家长要做的是通过日复一日的长期观察，全面了解婴幼儿的气质，并给予其最大限度的包容和接纳。在后天的发展水平方面，每个婴幼儿都有独一无二的发展节奏，比如有的婴幼儿身体动作发展较快，很早就学会了走路；有的婴幼儿语言发展较快，很早就开口说话。多数父母常犯的错误就是容忍不了自己的孩子一点点的落

---

① ［美］斯泰拉·切斯，亚历山大·托马斯.气质论［M］.谭碧云，译.上海：上海社会科学院出版社，2017：37.

后，一旦发现别的孩子比自己的孩子更快进入下一发展阶段，就无比着急和焦虑。这些比较和焦虑无论对于孩子的发展，还是对于父母养育孩子都是毫无意义的。父母要通过科学的观察，帮助孩子跟随自己的节奏去发展。错误的安排和过度的干预都是对孩子成长的阻碍，父母要学着去了解并接纳孩子的发展差异。

其次，家长要尊重婴幼儿的差异特点，并依据婴幼儿的特点实施个性化的家庭教育。不管是婴幼儿先天的气质差异，还是后天的发展水平差异，父母都要给予正视和尊重，依据婴幼儿的个体差异实施个性化的家庭教育，促进其健康成长。比如对于胆汁质的难养型婴幼儿，父母可以多带其参加户外运动，在消耗婴幼儿旺盛精力的同时，也要注意引导婴幼儿专注地做一件事，体会专注的美好。再如，对于抑郁质的慢热型婴幼儿，父母可以为其提供一些新鲜刺激，并给予其足够的适应时间，等婴幼儿放松下来后鼓励他们参与，帮助婴幼儿克服对新鲜事物的恐惧。[①] 家长要理解自己孩子的与众不同，而不应该只看到其身上的局限；应依据婴幼儿的特点，实施与婴幼儿匹配的家庭教育方案。

拓展阅读
扫一扫，了解"托马斯婴幼儿气质论"。

（二）游戏性

家庭教育的游戏性指的是家庭教育要与生活和游戏相结合。以游戏的形式开展婴幼儿家庭教育可以取得极佳的效果。这主要与婴幼儿的学习特点有关，0—3 岁的婴幼儿是通过感官来学习的，他们利用味觉、触觉、视觉等来感知周围环境，形成概念，获取对世界的认识。他们将这种实践作为一种游戏，在游戏过程中不断丰富自己的经验。[②] 家庭教育的游戏性对家长提出两点要求：一是充分了解婴幼儿的学习方式与特点；二是将教育与生活和游戏相结合。

首先，家长要了解婴幼儿的学习方式与特点。对 0—3 岁的婴幼儿来说，他们的任务就是成长和游戏，他们通常是在生活中借助感官和游戏进行学习，这种游戏化的学习方式生动且直观。已有研究发现，缺乏游戏会造成婴幼儿脑神经器损伤，从而对生长发育产生负面影响；而多样的游戏可以为婴幼儿提供丰富的感觉经验，刺激脑细胞的发展，从而起到促进婴幼儿认知发展的作用。[③] 游戏的教育功能不言而喻，家长要了解婴幼儿的学习方式与特点，选择合适的游戏内容，用恰当的方法来进行家庭教育。

---

① 尹亚楠，吴永和．蒙台梭利家庭方案［M］．杭州：浙江教育出版社，2018：47-50.
② 玛利亚·蒙台梭利．有吸收力的心灵［M］．蒙台梭利丛书编委会，编译．北京：中国妇女出版社，2017：129.
③ 刘文利，李佳洋．游戏对婴幼儿早期教育的重要作用［J］．教育家，2020（28）：69-70.

其次，家长在生活中要尽可能创造游戏机会来对婴幼儿进行教育。家长可以利用生活中的材料让婴幼儿自己制作游戏道具，比如废物利用，用一些废纸箱做城堡，用纸箱子涂鸦，用废纸完成配对游戏等。制作游戏材料的活动符合婴幼儿的学习特点，既能引起婴幼儿的兴趣，又能培养婴幼儿的动手能力、创造能力、想象能力等。[①]

（三）高效性

家庭教育的高效性指的是在婴幼儿 0—3 岁时进行早期家庭教育，可以产生事半功倍的效果。这主要是因为婴幼儿在这个阶段具有多个敏感期，大脑对特定的外部刺激非常敏感，容易接受外部环境所带来的影响，学习掌握某种本领非常容易且迅速。[②] 家庭教育的高效性对家长提出了两点要求：一是了解敏感期的相关知识；二是为婴幼儿提供适宜的教育环境。

首先，家长要了解敏感期的相关知识。家长不仅需要了解敏感期的内涵，还需要了解婴幼儿敏感期出现的年龄阶段和特点。"敏感期"这一概念最早是由蒙台梭利提出的，其最显著的特点是暂时性和深远性，即它只持续短暂的时间，但是家长在这短暂的敏感期内施加管理和教育会对婴幼儿产生终身的影响。[③] 比如婴幼儿在秩序敏感期会特别注重自己摆放玩具的秩序，一旦顺序被搞乱就会哭天喊地。如果家长了解敏感期的相关知识，就会明白婴幼儿正处于秩序敏感期，可以通过耐心对待并保护婴幼儿的秩序感，来帮助婴幼儿顺利度过秩序敏感期，将婴幼儿培养成为一个规范有序的人。然而，如果家长缺乏相关知识，很可能将婴幼儿的哭闹认为是婴幼儿在无厘头地闹脾气，通过批评等方式进行强行压制，而阻碍婴幼儿秩序感的发展。[④] 一般而言，0—3 岁的婴幼儿正在经历语言发展、感知觉发展、情绪和社会性发展的敏感期，家长要充分认识这些敏感期的价值并学习相关知识。

其次，家长要为婴幼儿提供适宜的教育环境，促进婴幼儿相关方面的发展。比如，当婴幼儿处于听觉发展的敏感期时，家长可以引导婴幼儿做一些有趣的听力游戏来提高婴幼儿的听觉记忆与辨别能力；当婴幼儿处于语言发展敏感期时，家长要为婴幼儿创造一个轻松、自然、丰富的语言环境，多跟婴幼儿交流，培养婴幼儿语言交往的习惯；当婴幼儿处于情绪发展敏感期时，家长要积极关注婴幼儿，感受婴幼儿的情绪，帮助婴幼儿建立安全感、信任感、归属感等积极情感。总而言之，只有环境和婴幼儿的敏感需求相一致时，婴幼儿的能力才能自然完美地发展，所以家长要提供适宜的环境，充分发挥敏感期效用。

---

① 王红 . 0—3 岁婴幼儿家庭教育与指导 ［M］. 上海：华东师范大学出版社，2020：62-63.

② 玛利亚·蒙台梭利 . 童年的秘密 ［M］. 单中惠，译 . 北京：中国长安出版社，2010：168-169.

③ 沈闻 . 别让孩子错过 0—6 岁敏感期 ［M］. 北京：中国纺织出版社，2019：20.

④ 蒙台梭利 . 蒙台梭利敏感期早教手册：0—6 岁品格习惯培养全书 ［M］. 张丽，孙丽娟，译 . 北京：北京理工大学出版社，2017：74-77.

拓展阅读
扫一扫，了解0—3岁婴幼儿敏感期的具体内容。

（四）渗透性

家庭教育的渗透性指的是，家庭生活中的各个方面都会对婴幼儿产生潜移默化的渗透作用。这主要是因为婴幼儿具有极强的心理吸收力，虽然他们对所经历的事情或是周围的环境没有什么思考，但是这些事情或是周围的环境会自然而然地成为其心理的一部分，使其身心在潜移默化中得到发展。[1] 家庭教育的渗透性对家长提出两点要求：一是认识到婴幼儿无时无刻不在学习，并做好榜样示范；二是增加亲子互动频率，为婴幼儿提供学习机会。

首先，家长要认识到婴幼儿惊人的学习能力。以往人们错误地认为0—3岁的婴幼儿不懂事，只会吃、睡、哭，因此常常只注重早期家庭照护而忽视了早期家庭教育。然而在日常生活中我们会发现，婴幼儿在6个月时只会发出咿呀声，而3岁时能说出完整的句子、熟练地运用母语，婴幼儿在极短的时间内获得了惊人的语言能力，这充分说明婴幼儿具有极强的心理吸收力，说明家长的语言教育渗透在婴幼儿生活的点点滴滴中，起到了促进婴幼儿语言发展的作用。因此，家长要认识到婴幼儿在家庭中是无时无刻不在学习的，而自己正是婴幼儿模仿学习的对象，要发挥好榜样示范作用。

其次，家长要增加亲子互动频率来为婴幼儿提供学习机会。家长要把婴幼儿当成一个懂事的孩子，在照顾的过程中增加与其互动的频率。比如，语言互动"宝宝，我是你妈妈！""宝宝，你真可爱，你的小手多嫩呀！"。或者，肢体互动，如拉着婴幼儿的小手，边晃动边让他看。这些互动对婴幼儿的听觉、语言、身体动作、情感发展都有着极为重要的促进作用。因此，家长要多进行一些亲子互动，要明白这些无意间的互动会以潜移默化的方式渗透到婴幼儿的心灵，对婴幼儿身心发展有着重要意义。

---

① 霍力岩.试论蒙台梭利的儿童观［J］.比较教育研究，2000（6）：51-56.

第二课　婴幼儿家庭教育的意义

中国有句古话叫"三岁看大，七岁看老"，日本也有"三岁之魂，百岁之才"的说法。当今社会，人们非常重视婴幼儿的早期教育。对于婴幼儿来说，他们一天的时间基本都在家庭中度过，家庭是进行早期教育的重要场所，家长是影响早期教育效果的第一负责人。近几年，婴幼儿早期家庭教育越来越受到人们的关注，《中国儿童发展纲要（2011—2020 年）》中"儿童与教育"部分明确提出积极开展 0—3 岁儿童科学育儿指导。当前社会如此重视婴幼儿家庭教育是因为早期家庭教育对孩子的身心发展、对家庭的和谐发展、对社会的稳定发展有着极为重要的意义。接下来，就让我们从微观到宏观具体了解一下婴幼儿家庭教育对孩子、家庭、社会的意义。

一　婴幼儿家庭教育有利于孩子的身心发展

神经科学在有关脑发育的研究中发现，出生 6 个月婴儿的脑体积已经发育到成人的 50%，到 4 岁时，脑体积已达到和成人一般的水平。[①] 由此可见，0—3 岁婴幼儿的大脑处于快速发展阶段，具有极强的可塑性和多个发展关键期。家庭教育在激发婴幼儿大脑潜能，促进婴幼儿神经心理发育方面具有重要的意义。已有科学研究发现，指导家长对婴幼儿进行早期家庭教育可以促进小儿精细动作、语言、社会性等心理智能发育。[②]

（一）提供感官刺激，促进感知觉发展

婴儿出生后的几个月，突触在大脑中迅速形成。突触的密度和个体的感知觉敏锐度有着密切的联系，而突触的密度受到早期生长环境的影响。[③] 也就是说，如果家长能够为婴幼儿提供有丰富感官刺激的环境，将有利于婴幼儿大脑突触数量的增长与连接，从而促进感知觉的发展；如果家长剥夺环境中的刺激，将有碍于婴幼儿大脑突触的形成，从而对其感知觉发展造成不可逆转的影响。环境刺激与神经元发育如图 9-1 所示。

① 鲍秀兰等 . 0—3 岁儿童最佳的人生开端：中国宝宝早期教育与潜能开发指南·高危儿卷［M］. 北京：中国发展出版社，2019：158-160.

② 梁旭红，朱春涛 . 家庭早期教育对 0—3 岁小儿智能发育的效果观察［J］. 中国优生与遗传杂志，2008（6）：128-129.

③ 徐芬，董奇 . 发展的认知神经科学——神经科学与认知发展研究的融合点［J］. 应用心理学，2002（4）：：51-55.

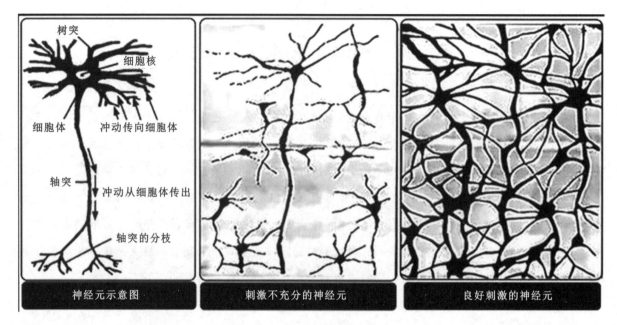

图 9-1 环境刺激与神经元发育

（图片来源：https：//www.douban.com/group/topic/74345809/? type=collect&_i=0123913Suq_td7)

案例一

　　一位意大利男孩在6岁时一只眼睛失明，医生在进行检查时并未发现这只失明的眼睛有任何问题。后来医生询问男孩的早期发育历程发现，在婴儿时期，男孩的这只眼睛受了轻微感染，家长用绷带把他的这只眼睛缠了2周，大脑视觉区相应的神经细胞由于缺少外界环境刺激而未发育完全，并随着年龄的增长发生萎缩，从而造成了后期的失明。[①]

　　从这个案例可以看出，家长忽视了早期感官刺激的重要性，没有为孩子创设丰富的视觉环境或提供相应刺激，从而阻碍了孩子的视觉发育。

案例二

　　长久以来，人们一直倾向于认为男性的空间知觉较女性而言更强，所以男性在对空间知觉和整体思维能力要求较高的国际象棋中往往更有优势。而纪录片《神奇大脑》中的一位美国女孩苏珊却击败无数男性，成为一位象棋大师。后来研究者探寻苏珊早期成长轨迹，发现苏珊的父亲从小就着力于培养其空间知觉能力，使得苏珊大脑空间知觉区的神经细胞得到了充分的刺激与连接，从而在日后成为一名国际象棋天才。

---

　　① 鲍秀兰等．婴幼儿养育和早期教育实用手册：0—3岁儿童最佳的人生开端［M］．北京：中国妇女出版社，2020：64.

这个案例说明家庭在孩子早期提供的教育与引导，可以充分促进孩子知觉能力的发展，使得普通孩子的潜能得以爆发。

上述案例从正反两面证明了婴幼儿家庭教育对个体感知觉发展的重要意义。在婴幼儿0—3岁时，家长通过感官训练刺激其感知觉，通过亲子互动丰富感知觉经验并锻炼感知觉能力，可以使婴幼儿感知觉得到健康全面的发展，帮助婴幼儿清晰准确地认识外在事物，并为日后抽象思维的发展奠定基础。

视频资源
扫一扫，观看纪录片《神奇大脑》，深入了解家长的早期教育刺激与大脑潜能激发的关系。

（二）创设语言环境，促进语言发展

语言能力是人类最重要的智力之一，语言学习存在关键期，0—5岁是婴幼儿语言学习的黄金时期，如果在这期间婴幼儿没有接触到正常的语言环境，将无法获得正常的语言能力。而家长正是为婴幼儿提供丰富语言环境的主要负责人，也是影响婴幼儿语言发展的关键人物。早期家庭语言教育与婴幼儿语言等各方面能力发展之间的关系早已被证实。达娜·萨斯金德的研究团队在3000万词汇实验中发现，在早期语言环境中，父母和婴幼儿交谈的数量和质量是极为宝贵的资源，对婴幼儿词汇量、语言处理速度、智力等方面的发展都有极为重要的意义。

达娜·萨斯金德等人发现，脑力劳动者家庭中的0—3岁的婴幼儿相比于工人和贫困家庭中0—3岁的婴幼儿来说，生活在更丰富、更积极的语言环境当中，二者一年接收的单词量有将近一千万个之差。[①] 不同家庭孩子词汇量差距的研究结果如图9-2所示。而这些不易察觉的家庭语言环境之差，不仅对婴幼儿的语言发展产生了两极化的影响，而且对其日后的学业成绩与学校适应等产生了极为显著的影响。

许多研究表明婴幼儿家庭语言教育在促进孩子语言能力发展方面极为重要。家长通过提供丰富且积极的语言环境，并在养育时经常与婴幼儿交谈，告诉婴幼儿自己在做什么、看到了什么，婴幼儿在这种环境中自然而然地听懂语言、学会说话，使得自己的语言潜能得到充分的发挥。

---

① ［美］达娜·萨斯金德，贝丝·萨斯金德，莱斯利·勒万特-萨斯金德. 父母的语言：3000万词汇塑造更强大的学习型大脑［M］. 任忆，译. 北京：机械工业出版社，2017：128.

13～36个月儿童听到的语句数

脑力劳动者家庭的孩子	487 句话每小时
工人家庭的孩子	301 句话每小时
接受福利救济家庭的孩子	178 句话每小时

一年的单词量　差距让人很吃惊

脑力劳动者家庭的孩子	1100 万个单词
接受福利救济家庭的孩子	300 万个单词
	相差 800 万个单词

累积起来的 3000 万个单词的差距

三岁孩子累计听到的单词量

脑力劳动者家庭的孩子	4500 万个单词
接受福利救济家庭的孩子	1300 万个单词
	相差 3200 万个单词

三岁孩子掌握的词汇量

脑力劳动者家庭的孩子	1116 个单词
接受福利救济家庭的孩子	525 个单词
	相差 591 个单词

图 9-2　不同家庭孩子词汇量差距的研究结果[①]

（三）训练动作技能，促进身体动作发展

婴幼儿身体动作的发育是心理行为发展的基础，婴幼儿的身体动作发育主要包括精细动作（手、眼、嘴等小肌肉的运动能力）和粗大动作（抬头、翻身、坐、爬、走等大肌肉的运动能力）发育两部分。婴幼儿正是依靠手部操作的精细动作和身体活动的粗大动作来认识外在事物的，身体动作的协调发展使得婴幼儿能够建构起完整的心理世界。家长对婴幼儿身体动作发育的有效指导不仅可以使婴幼儿的骨骼肌肉得到锻炼，还能增强婴幼儿的机体抵抗力、动作的灵活性和协调性。[②]

南京医科大学第二附属医院曾对早期家庭动作训练与婴幼儿运动发育之间的关系进行了研究。研究者设计了一套婴幼儿体智发育操，并指导实验组家长在家中运用该体操对婴幼儿进行动作技能

---

① ［美］达娜·萨斯金德，贝丝·萨斯金德，莱斯利·勒万特-萨斯金德. 父母的语言：3000 万词汇塑造更强大的学习型大脑［M］. 任忆，译. 北京：机械工业出版社，2017：90.

② 鲍秀兰等. 婴幼儿养育和早期教育实用手册：0—3 岁儿童最佳的人生开端［M］. 北京：中国妇女出版社，2020：368.

的训练，而对照组家庭不进行任何干预。在婴幼儿 1 岁时，研究者对两组婴幼儿分别进行了检测，发现实验组的婴幼儿粗大动作和精细动作的发育均快于对照组，即早期家庭动作训练可以促进婴幼儿身体动作的发展。[①]

已有研究充分论证了婴幼儿家庭教育在婴幼儿身体动作发育方面的意义。家长在遵循婴幼儿身体动作发展规律的基础上，通过体操训练或为其提供动手操作的机会来锻炼其粗大动作和精细动作，可以促进其身体动作的发展。

（四）提供交往机会，促进社会性发展

人的本质属性是社会性。涂尔干认为，教育的目的在于使年轻一代社会化。[②] 对于婴幼儿来说，家庭是使其从自然人变为社会人的重要场所，是婴幼儿社会化的开端。婴幼儿社会化教育内容主要包括社会性认知、社会性情感、社会性行为等方面，家庭中亲子之间的交往活动为婴幼儿社会化的健康发展提供了机会。

在社会性情感方面，已有理论论证了亲子交往与婴幼儿健康情感与人格之间的关系。例如埃里克森在人格发展八阶段理论中提出，母亲的养育质量会直接影响 0—1.5 岁婴幼儿安全感的建立，而这个阶段情感建立的情况将直接影响婴幼儿日后的情感发展。鲍尔比在依恋理论中提出婴幼儿与抚养者依恋关系的建立情况会影响婴幼儿日后与他人的交往情况。如果婴幼儿的依恋需求没有得到满足，将会陷入缠人型依恋模式，在与他人交往时无法放松，极度缺乏安全感。[③] 由此可见，家长与婴幼儿建立的亲子依恋关系对其健康的社会情感有着重要意义。此外，家庭教育中良好的亲子交往对婴幼儿的社会认知与社会行为的健康发展也起着重要作用。这是因为父母的行为是婴幼儿的一面镜子，亲子间的交往互动为婴幼儿提供了指导与示范，创造了练习的机会，使其能够在亲子交往中习得大量社会规范和亲社会行为。已有研究也证实了父母与婴幼儿的互动交流、对婴幼儿的管教约束以及关注帮助，对婴幼儿的社会性行为有显著的影响。[④]

各种理论及实证研究都说明了家庭是婴幼儿接受社会性教育的最初场所，家长是婴幼儿社会性交往的最初影响者，家长通过给予婴幼儿帮助、鼓励与指导，让婴幼儿学会融入社会、适应社会。由此可见，婴幼儿家庭教育对孩子的社会性认知、社会性情感以及社会性行为发展有着重要意义。

① 童梅玲，邓静云，段娅莉，等 . 早期教育对婴儿运动发育影响的研究 ［J］. 中国儿童保健杂志，2001（5）：298-299.

② 杨鑫辉 . 现代大教育观——中外名家教育思想研究 ［M］. 南昌：江西教育出版社，1990：177.

③ ［英］奥利弗·詹姆斯 . 原生家庭生存指南：如何摆脱非正常家庭环境的影响：如何摆脱非正常家庭环境的影响 ［M］. 康洁，译 . 江西：江西人民出版社，2019：321.

④ 陈菲菲 . 我国 0-18 月龄婴幼儿父母教养行为与婴幼儿社会性行为关系的研究 ［D］. 上海：华东师范大学，2013.

二 婴幼儿家庭教育有利于家庭的和谐发展

婴幼儿家庭教育实际上是一个双向互动的过程，家长通过对婴幼儿进行教育来促进其体能和智能的发展，同时家长也在对婴幼儿进行教育的过程中进行自我反思与学习，逐渐习得科学的养育知识以建立友好的亲子关系，学会以身作则地营造良好的家庭氛围等。而亲子关系以及家庭氛围的和谐正是一个家庭和谐发展的关键要素。因此，婴幼儿家庭教育不仅对婴幼儿的身心发展有着重要意义，而且可以通过形成和谐的家庭关系和家庭氛围来促进整个家庭的和谐发展。

（一）加强亲子互动，建立和谐亲子关系

一个家庭的和谐发展需要和谐的亲子关系，而和谐的亲子关系建立在亲子陪伴与亲子互动的基础上。婴幼儿家庭教育具有生活游戏化的特点，它发生在家长与婴幼儿的交往互动中，这些交往互动增加了家长与婴幼儿接触的机会，对和谐亲子关系的建立有着重要的意义。

家长对婴幼儿进行社会情感教育时，也是在建立亲密的亲子关系。例如，家长在培养婴幼儿安全依恋情感时，所表现出的积极捕捉婴幼儿需求、经常搂抱亲吻婴幼儿、鼓励婴幼儿探索并提供保护等行为对亲子关系的健康发展有重要的意义。家长对婴幼儿进行语言教育时，也是在建立平等的亲子关系。例如，家长在培养婴幼儿表达能力时所表现出的耐心倾听、鼓励其大胆发言、理解其交流方式等行为让婴幼儿感受到被尊重，这对平等民主亲子关系的建立有着重要的意义。

由此可见，家长在进行家庭教育时，和婴幼儿发生的平等友爱的交往互动，有利于和谐亲子关系的建立，从而使得整个家庭和谐发展。

（二）发挥示范作用，形成和谐家庭氛围

除了家庭关系以外，家庭氛围也影响着整个家庭的发展。婴幼儿家庭教育具有渗透性的特点，即教育时刻都在发生，家长自身的言语行为时刻影响着婴幼儿。而家长在这个过程中所发挥的示范性榜样教育作用对整个家庭文明和谐氛围的形成有着重要意义。让我们来看下面这个案例。

案例

两岁半的彤彤每天到早教中心都会主动向老师问好，老师夸赞彤彤是个懂礼貌的孩子，并对彤彤为何如此礼貌产生了好奇。在了解彤彤的家庭环境后，老师发现，原来是彤彤的父母十分注重礼节，平日里会主动向他人问好，使得家庭形成了良好的礼貌氛围，彤彤在父母的榜样作用和家庭氛围的影响下学会了不少礼貌用语，也成为一个懂礼貌的孩子。

通过这个案例可以发现，注重礼貌的家长平日会主动向他人打招呼，并引导孩子学习"你好""再见""谢谢"等礼貌用语，同时营造出懂礼貌的家庭氛围。同样，注重读书的家长会主动购买书籍，并为孩子提供主动学习阅读的榜样，同时营造出热爱学习的家庭氛围；注重遵守交通规则的家长会主动等候红绿灯，并让孩子学会遵守规则，同时营造出遵守规则的家庭氛围。

三 婴幼儿家庭教育有利于社会的进步发展

对于个体来说，婴幼儿家庭教育是"人之初"的教育，对其身心潜能起着开发作用；对于家庭来说，婴幼儿家庭教育是反思学习的教育，对整个家庭的和谐发展起着促进作用；对于社会来说，婴幼儿家庭教育是传承的教育，其作为国民教育体系的基石，作为社会最基础的教育单位，发挥着传承文化、输送人才的奠基作用。

芝加哥大学教授詹姆斯·赫克曼发现，孩子从出生到 5 岁期间的早期培养、学习经历和身体健康对个体的社会性成败有很大的影响。赫克曼认为世界各国都要加强对早期教育的干预，一方面，他利用赫克曼曲线来说明早期教育具有极为显著的社会经济效益，即增加早期教育投入对后期增加社会生产力和减少社会补偿性支出有着重要意义（见图 9-3）；另一方面，他通过启蒙项目来说明增加早期投入的关键是加强对家庭的干预，因为家庭中父母的养育能力是启蒙项目得以成功的本质。[①]

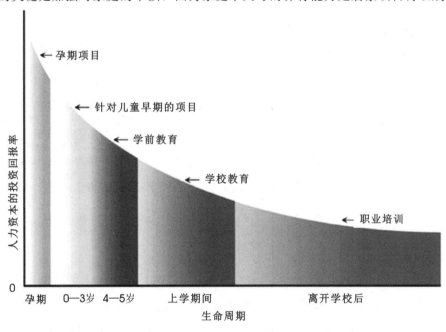

图 9-3 赫克曼曲线——不同时期的教育投资与相应的回报率

---

① 詹姆斯·赫克曼，罗斯高.世界经验对中国儿童早期发展的启示——罗斯高（Scott Rozelle）与詹姆斯·赫克曼（James Heckman）的问答录［J］.华东师范大学学报（教育科学版），2019，37（3）：129-133.

赫克曼理论表明，婴幼儿时期所开展的家庭教育通过在早期为孩子认知能力和非认知能力的发展提供刺激，起到降低日后社会犯罪率、提高社会生产力、推动整个社会进步发展的作用。

正如《大学》中所提到的，"家齐而后国治，国治而后天下平"。家庭教育影响着未来社会的繁荣发展，婴幼儿家庭教育作为基础中的基础，更是对社会人才输送、社会发展的进步有着重要意义。

第三课　婴幼儿家庭教育内容及亲子活动实践

婴幼儿身心发育具有一定的规律性，婴幼儿家庭教育的任务就是在了解婴幼儿身心发展特点的基础上，开展一系列亲子活动，开发婴幼儿各方面的潜能。根据婴幼儿家庭教育的内涵可知，婴幼儿家庭教育的内容主要包括感知觉教育、语言教育、身体动作教育和社会性教育四个方面，处在不同时期的婴幼儿在这四方面的发展有着不同的特点和敏感期，家庭教育的重点也有所不同。

一　0—1岁婴幼儿家庭教育内容及亲子活动实践

案例

贝贝从7个月大的时候开始爬行，一直到10个月还停留于匍匐前进状态，没学会腹部离地爬行。贝贝的家人十分着急，强行抬起贝贝的上半身，扶着贝贝的腰，让她能够离地爬行。几番尝试之后，贝贝在爬行方面不仅没有进展，而且开始抗拒爬行。贝贝的妈妈在学习了婴幼儿身心发展规律的知识后，意识到自己这番行为脱离了婴幼儿的发展节奏，便立马做出调整，不再用强硬的方式要求贝贝，而是以动作示范的方式让贝贝观察学习。没过多久，贝贝就在模仿中学会了腹部离地爬行。

从以上案例可以看出，如果父母在脱离婴幼儿发展节奏规律的情况下刻意教导，到头来可能只是竹篮打水一场空，甚至会起到反作用，抹杀婴幼儿的兴趣。如果家长了解婴幼儿的身心发展特点，知晓对于0—1岁的婴幼儿来说，家庭教育的重点内容是什么，并开展合理的亲子活动，就可以把握教育黄金期，帮助婴幼儿学习。

（一）感知觉教育

1. 感知觉教育内容

个体在出生时就拥有视觉、听觉等感觉，但是发育并不成熟，而婴幼儿知觉能力的发展建立在感觉能力发展的基础上，比如形状或大小知觉能力的发展需要运用视觉，所以，婴幼儿感觉的充分发育是最基础也是最重要的。对于0—1岁的婴儿来说，家庭感知觉教育内容的重点是通过亲子活动为婴儿提供感官刺激，促进婴儿感官能力的发展。

视觉方面，婴幼儿在出生后的头三周视敏度和两眼协调能力较差，但是到6个月时已经基本达到成人的水平。由此可见，出生后半年是婴幼儿视敏度发展的关键期。听觉方面，婴幼儿刚出生时听觉不甚灵敏，随着年龄的增长听觉能力逐渐提高，尤其是声音辨别能力从第4个月开始快速发育。声音辨别能力是婴幼儿语言学习的必要条件，因此在出生后的一年里为婴幼儿提供听觉辨别训练十分重要。味觉方面，味觉是新生儿最发达的感觉，已相当敏感，且婴幼儿在这一时期主要是母乳喂养[1]，因此并不需要过多提供味觉刺激。嗅觉方面，婴幼儿在出生后一周就有嗅觉辨别能力，婴幼儿具有嗅觉偏好，家长在这个时期要做的就是为其提供熟悉的气味，以帮助其建立安全感。[2]

因此，对于0—1岁的婴幼儿，家长要提供的感官教育内容主要是视听觉训练。

2. 感知觉亲子活动实践

视听觉训练是0—1岁婴幼儿家庭感知觉教育的主要内容。具体来说，在视觉训练方面，家长要锻炼婴幼儿视觉集中能力与追视能力；在听觉训练方面，家长要锻炼婴幼儿声音定向能力与辨别能力。

（1）视觉训练

家长可以采用人脸注视活动和物品注视活动来锻炼婴幼儿的视敏度。这一时期的婴幼儿是非常喜欢看人脸的，家长需要先发出声音吸引其注意力，让其注视人脸，并尽可能使用丰富且夸张的表情，比如惊讶、皱眉、微笑等，这可以加强婴幼儿的注意力，锻炼其视觉集中能力。当婴幼儿将目光集中于人脸时，家长可以向左或向右水平移动脸部，来锻炼其追视能力。此外，婴幼儿非常喜欢红色、橙色、绿色等明亮的颜色，家长可以在其身体上方20—30厘米处悬挂红色的铃铛或小球（或者在其身体前方用玩具引逗），然后触动玩具，吸引婴幼儿的兴趣，锻炼婴幼儿的视觉集中能力，之后水平或垂直移动玩具，来锻炼其追视能力（见图9-4）。

除了家庭常用的玩具物品外，家长也可以带婴幼儿到户外活动，利用户外丰富的感官刺激，比如红花绿树、奔跑的小狗、流动的河流等来锻炼婴幼儿的视觉集中与追视能力。

---

[1]　张莉. 儿童发展心理学 [M]. 武汉：华中师范大学出版社，2006：53-59.
[2]　沈闻. 别让孩子错过0～6岁敏感期 [M]. 北京：中国纺织出版社，2019：76.

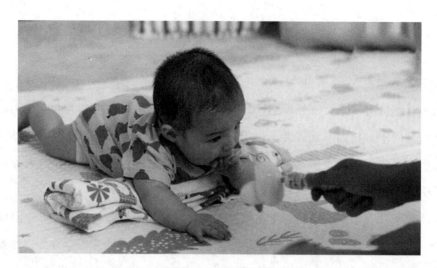

图 9-4　物体追视练习

（图片来源：https://www.moshupu.com/post/35849.html）

视频资源

扫一扫，观看视频，了解给婴儿做视听练习的实操过程。

（2）听觉训练

家长可以利用玩具、录音带、人声等开展亲子活动，进行听觉训练。

进行玩具类亲子活动时，家长可以使用能发出声音的小玩具来锻炼婴幼儿的声音定位能力。比如可以用小沙锤或拨浪鼓，在婴幼儿左右耳旁约 10 厘米的位置轻轻摇动，让婴幼儿转过头来找玩具，这不仅锻炼了其听觉定向能力，还锻炼了其对头部的控制能力。家长要注意，不要让婴幼儿看见玩具并且保持周围环境的安静，因为婴幼儿只有在不注视任何物体时才能引发听觉定向反应。

在进行录音带一类亲子活动时，家长可以为婴幼儿播放优美的音乐，或者让其听一听自然中的各种声音，比如不同动物的叫声、下雨的声音等。家长要注意，为婴幼儿提供的声音最好节奏舒缓，音量不要过高，以免对其听力造成影响。此外，家长需要在播放声音的时候和婴幼儿多交流，告诉他这是什么声音，以有利于其加深对事物的认知，提高辨别能力。

在进行人声这一类亲子活动时，可以让婴幼儿闭上眼睛，爷爷或奶奶喊婴幼儿的名字，让婴幼儿指出声音在哪个方位，由此锻炼定位能力。还可以在爷爷跟婴幼儿说话的时候，告诉他"这是爷爷在跟你讲话"，以锻炼他的辨别能力。

视频资源

扫一扫观看视频，了解玩具类听觉训练的实操过程。

（二）语言教育

1. 语言教育内容

婴幼儿的语言学习主要包括语音学习、语词理解、语句结构掌握和语言交流沟通四个部分。

在语音学习方面，语音的产生需要良好的听觉、成熟的发音器官和正常的言语中枢功能，也就是说1岁前是儿童语音的生理准备期。[1] 家长要做的就是提供语音环境，让婴幼儿感知语音语调。在语词理解方面，婴幼儿从第7个月开始可以在物体和语词之间建立联系，在第10—11个月，能够对词义产生反应[2]，因此在1岁前家长就可以跟婴幼儿进行沟通，让其逐渐理解词语的意义。语句结构和语言交流需要一定的思维能力和开口说话能力，而0—1岁的婴幼儿往往不具备正式的沟通能力，还停留在咿呀的语音发声上，这两者超越了婴幼儿当前的能力，因此不是该时期的教育重点。

因此，当婴幼儿处于0—1岁时，家长要提供的语言教育内容主要是语音学习和语词理解。

2. 语言亲子活动实践

在开展语音学习的亲子活动时，家长要注意为婴幼儿提供良好的语言环境以及感受语音、语调的机会。在开展语词理解的亲子活动时，家长要增加和婴幼儿的沟通频率并开展肢体语言游戏，进行理解性练习。

（1）语音学习

首先，家长要注意为婴幼儿创设一个语音发音标准的语言环境，为其提供正确的语音示范。其次，家长要注意用不同的语音语调与婴幼儿交流，比如：当婴幼儿表现较好时，面带微笑地用高兴的语调进行表扬；当婴幼儿表现不好时，用严肃的表情和语调与其进行对话。通过交流，让婴幼儿理解学习不同语音语调背后的感情色彩。最后，家长还要对婴幼儿发出的语音进行回应，这个时期婴幼儿对自己的发声器官很感兴趣，会不厌其烦地玩语音游戏，家长要有耐心地与其进行语音互动。

（2）语词理解

家长需要在日常生活中与婴幼儿多沟通多交流，并利用婴幼儿的感觉能力让其理解词语的含义。比如，家长带婴幼儿外出时，可以指着树叶，告诉他"这是树叶，它是绿色的"。再比如，在婴幼儿摸毛绒玩具的时候，告诉他"这是毛绒玩具，摸起来是不是很柔软呀？因为它表面有很多软乎乎的毛毛"。利用日常生活中的小事物与婴幼儿进行交流，使其不断积累新的词语、理解词语的含义。由于婴幼儿在这个阶段还不具备口头语言表达能力，所以家长可以通过肢体语言来看看他是否理解了语词。比如，家长可以把小汽车、玩具熊等不同的玩具摆在婴幼儿面前，询问"哪个是小汽车呀？可以指给妈妈看吗？"，通过肢体语言的亲子互动，来判断婴幼儿的语词理解水平。

---

[1] 张莉. 儿童发展心理学［M］. 武汉：华中师范大学出版社，2006：123.
[2] 朱智贤. 儿童心理学［M］. 6版. 北京：人民教育出版社，2018：137.

（三）身体动作教育

1. 身体动作教育内容

婴幼儿的身体动作发育包括粗大动作和精细动作两方面。粗大动作主要包括抬头、翻身、爬行、坐立等，精细动作主要包括手的抓握、手眼协调等。家庭动作教育的内容是在充分了解婴幼儿身体动作发展的特点的基础上，根据婴幼儿的发展节奏帮助其学会利用大肌肉或小肌肉进行活动。

在粗大动作方面，婴幼儿的发展具有一定的顺序性，即从身体的上部动作开始发展逐渐过渡到下部动作。大体表现为3个月时能抬头和翻身，6个月左右能靠坐，8个月左右能爬行，10个月左右能够独站并试图学步（见图9-5）。但不同的婴幼儿发展速度不同，如果到了对应月份婴幼儿没有出现该行为，家长也不需要着急，家长要做的是为婴幼儿创设能够安全运动的环境并提供相应的指导与互动。在精细动作方面，手部抓握能力和手眼协调能力是该阶段婴幼儿发展的主要任务，在6个月以前主要是手部抚摸，6个月后逐步学会手指活动，家长要做的是为婴幼儿提供抓握机会，促进其手部灵活性的发展。

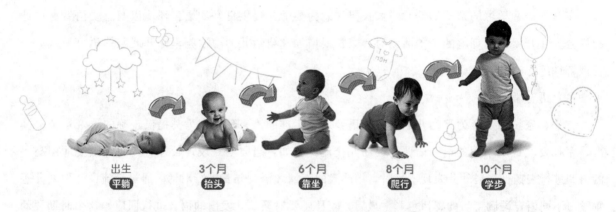

出生　3个月　6个月　8个月　10个月
平躺　抬头　靠坐　爬行　学步

图 9-5　0—1 岁婴幼儿粗大动作发展顺序

（图片来源：https://www.vtechchina.com.cn/brands/newborn）

因此，对于0—1岁的婴幼儿，家长要提供的身体动作教育内容有粗大动作中的抬头、翻身、爬行、坐立和站立的练习以及精细动作中的手部抓握活动等练习。

2. 身体动作亲子活动实践

抬头、翻身、爬行、坐立等粗大动作的练习以及手部活动的精细动作练习是0—1岁婴幼儿身体动作家庭教育的内容。

（1）粗大动作——翻爬坐站

在婴幼儿1—3个月时，家长可以引导其进行抬头练习，比如利用色彩鲜艳的玩具来吸引婴幼儿注意，鼓励婴幼儿抬头；到4—6个月时，家长可以引导婴幼儿进行翻身和坐立练习。其中，练习翻身时，家长可以在婴幼儿两侧用玩具来引导，并让其学会连续翻滚。比如家长先将玩具放在婴幼儿两侧，等他翻过来后再移动玩具，逗引其连续翻滚。练习坐立时，家长要先让婴幼儿练习靠坐，再练习拉坐，最后学会独坐。家长要循序渐进地减少婴儿身后靠的东西，并注意婴儿的肌力较弱，不能坐很久，因此把握好练习时间，切勿过度练习。到了7—9个月，家长可以发展婴幼儿的爬行能力。这需要家长为婴幼儿创造一个安全的爬行空间，通过找玩具或是游戏来鼓励婴幼儿爬行。比如在婴幼儿面前放一个玩具，或直接呼唤婴幼儿的名字，引导其往前爬（见图9-6）。在婴幼儿10—12个月时，家长可以利用游戏的方式让其尝试站立。比如家长先扶着婴幼儿站起来，等他站稳后，跟他一起进行玩捡玩具游戏。家长要及时给予鼓励和赞赏，让婴幼儿获得站立的兴趣和信心。

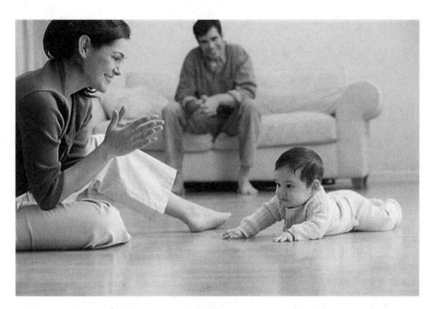

图 9-6　呼喊名字鼓励婴幼儿往前爬

（图片来源：http://baby.sina.com.cn/health/13/0609/2013-09-06/0734256860.shtml）

（2）精细动作——手部活动

精细动作的发展遵循从中心到边缘的规律。手部活动是从全手掌的活动开始的，慢慢过渡到手指的活动。所以家长在进行精细动作技能训练时，也要从抓握开始逐步过渡到捏取。在手的抓握上，家长可以利用一些婴幼儿感兴趣的玩具，如会发出声音的动物玩具或小铃铛等，逗引婴幼儿抓取，重复几次练习后，婴幼儿手的抓握能力和手眼协调能力都能够得到发展。在手指捏取上，家长可以为婴幼儿提供一些比较小的物品，比如小饼干、积木块等让其练习捏取。这个时期的婴幼儿处于口腔探索期，喜欢把东西放到嘴里，因此家长一定要注意为婴幼儿提供卫生、安全的物品。

（四）社会性教育

1. 社会性教育内容

婴幼儿的社会性教育包括社会认知、社会行为和社会情感三个方面。其中社会认知包括对自己的认识、对他人的认识以及对社会规范的认识等；社会行为主要是学习亲社会行为、抑制攻击性行为、表现出良好的行为习惯等；社会情感包括情绪社会化、亲子依恋等。

0—1岁的婴幼儿处于生理快速发展的阶段，而心理发展速度较为缓慢，他们的认知水平和行为能力都较低，所以不是进行社会认知和社会行为教育的最佳时期。对于他们来说，与父母的互动是最早的社会交往，而在最早的亲子交往中获得愉悦的情感体验是最重要的，这是他们日后接受社会性教育的基石。正如埃里克森提出的，0—1岁婴幼儿主要的社会性发展目标是建立信任感，而使其获得信任感与安全感的关键在于家长用充满关怀的方式照顾他，与他建立亲子依恋。

因此，对于0—1岁婴幼儿来说，家长要进行的社会性教育内容是建立安全型亲子依恋。

拓展阅读
扫一扫，了解不同类型的亲子依恋。

2. 社会性亲子活动实践

与家长建立安全型亲子依恋是0—1岁婴幼儿社会性家庭教育的内容。亲子活动中家长对婴幼儿的积极关注、对婴幼儿情绪的敏感度以及与婴幼儿的回应互动是建立安全型亲子依恋的关键。

在对婴幼儿的关注上，家长要兼顾婴幼儿的生理需求和心理需求，不仅根据婴幼儿的需要在衣食住行等方面进行生活照顾，并且要多用抚摸、拥抱来表达对他的爱，满足他的心理需求。在对待婴幼儿的情绪上，家长要做到接纳、共情与鼓励。比如当他面对陌生环境感到害怕时，家长要理解其怕生情绪，告诉他"我在这里看着你呢"，鼓励他主动探索的同时给予他安全感。在对婴幼儿的回应互动上，早期家长回应婴幼儿的亲子互动主要有两种。一是直接的交互互动，比如对视、微笑、对孩子做鬼脸、用声音逗孩子笑等。在直接互动中，婴幼儿最喜欢的游戏就是躲猫猫，即从家长表演出现与消失的循环动作中获取愉悦感（见图9-7）。二是间接的交互互动，主要是借助玩具来逗弄婴幼儿。这些亲子间回应互动所带来的乐趣十分有利于亲子依恋的建立。

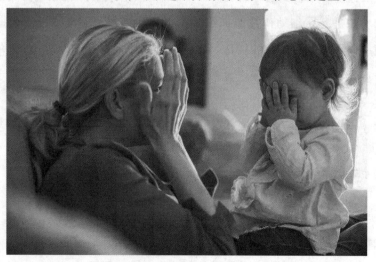

图 9-7　躲猫猫游戏

（图片来源：https://zhuanlan.zhihu.com/p/112242152）

二　1—2岁婴幼儿家庭教育内容及亲子活动实践

了解0—1岁婴幼儿的特点之后，我们要思考1—2岁的婴幼儿有哪些常见的行为。我们来看下面这个案例。

案例

明明的妈妈最近很是头痛，她发现一岁多的明明特别喜欢"搞破坏"。刚买回来的绘本，还没有进行亲子阅读，就已经被明明撕得七零八碎。刚递给他的玩具，还没有开展亲子游戏，就已经被扔在远处。扔东西、撕书、乱写乱画已经成了明明的家常便饭，明明妈妈多次发脾气，却没有任何作用。如何对待这个"捣蛋鬼"成为一家人面临的难题。

我们可以发现，日常生活中很多1—2岁的婴幼儿都喜欢"搞破坏"，一切可以看到、拿到、摸到的东西都要被他们咬一咬、撕一撕，家长的禁止不仅起不到长久的作用，还直接影响亲子关系。如果我们了解1—2岁婴幼儿的身心发展特点，就会明白随着婴幼儿动作技能、感觉能力的不断完善，他们表现出对周围世界的强烈好奇，但由于缺乏一定的认知能力，他们不知道什么该做、什么不该做，才会出现家长口中的所谓"破坏"行为。与其说1—2岁的婴幼儿是破坏者，不如说他们是天生的探索者，他们所表现出的探索行为对认识世界有非常重要的作用。

因此，对于这个年龄段的婴幼儿来说，家庭教育的作用就是继续促进他们生理能力的发展，并引导他们学会正确地、安全地探索世界，从而不断提升他们的心理能力。

（一）感知觉教育

1. 感知觉教育内容

在感觉方面，1岁婴幼儿的感觉器官发育已经接近成人，他们开始利用自己成熟的感觉器官去探索世界、认识世界，但是他们还不能把感知的经验和事物的概念或特征联系在一起。因此，家长要做的就是利用婴幼儿的感觉来教其认知和识记物品，丰富其感觉经验。

在知觉方面，对于1—2岁的婴幼儿来说，空间知觉能力是该阶段发展的重点，具体包括形状知觉、大小知觉、方位知觉等。研究显示，婴幼儿在3个月左右出现形状知觉，出生6周就具有大小知觉。[①] 当然，拥有形状或大小知觉并不代表婴幼儿能够判断或者辨别物体的形状和大小，也就

---

① 张莉. 儿童发展心理学 [M]. 武汉：华中师范大学出版社，2006：61-63.

是说，这阶段的婴幼儿还不能理解自己对物体的知觉。因此，家长要做的就是通过各种亲子活动帮助婴幼儿理解知觉经验，为其日后知觉辨别能力的发展打好基础。

总的来说，对于1—2岁的婴幼儿，家长要提供的感知觉教育内容主要为丰富其感知觉经验。

2. 感知觉亲子活动实践

丰富感知觉经验是1—2岁婴幼儿感知觉发展的重点。在感觉经验方面，家长可以通过图卡游戏、口手感物等具体游戏或操作活动来丰富婴幼儿的感觉经验。在知觉经验方面，家长要多进行语言指导与提示，通过提高婴幼儿的知觉辨别能力来丰富婴幼儿的知觉经验。

（1）丰富感觉经验

家长需要在婴幼儿用感官探索世界时通过语言指导，帮助婴幼儿建立感觉和概念之间的联系。家长可以开展的亲子活动有视听类的图卡游戏、触觉类的口手感物、味觉与嗅觉类的尝尝看闻闻看等。

【感官游戏】

图卡游戏。

【游戏道具】

内容简单、明确、色彩鲜艳的图卡。

【游戏目的】

通过识图认物的亲子互动，丰富婴幼儿的感觉经验，使其建立概念与经验之间的联系。

【游戏玩法】

1. 先告诉婴幼儿图片上的内容是什么，再让其进行指认，比如"哪个是小狗""哪个是小船"等。

2. 多次练习后可以增加游戏难度，即增加卡片数量，让婴幼儿在卡片中找出要求他找的图片。

3. 把听觉融合在游戏中，比如等婴幼儿指出小狗的图片后，加上"汪汪汪"的声音修饰。

除了常见的识图认物的图卡游戏，婴幼儿在这个阶段还经常会进行口手感物的活动。对于这类活动，家长要注意以下两点：一是保证物品的干净与卫生；二是要用正确的态度对待婴幼儿活动过程中"咬撕扔"的破坏性行为并做好配合工作。比如，婴幼儿在扔东西的时候，有时是想探索东西扔出后会发生什么事情，那么家长就可以为婴幼儿提供不同材质的玩具并进行言语提示，让其感知其中的变化，并且告诉他什么东西可以扔、什么东西不可以扔。由于婴幼儿在触觉活动中常会出现无意的"破坏性行为"，因此家长最好选择抗摔的、针对婴幼儿啃咬特点设计的玩具。

（2）丰富知觉经验

婴幼儿的知觉经验主要包括形状、大小、方位、距离等四个方面。在形状知觉和大小知觉上，家长可以通过为婴幼儿提供形状、大小不同的物品来进行知觉游戏。比如在婴幼儿摆弄物品时，家长可以通过语言进行描述，让他理解大小、形状、软硬等物品的属性概念，从而为日后辨别形状与大小打好基础。在方位知觉和距离知觉方面，家长可以通过介绍周围物体与婴幼儿的关系，来让他了解上下、远近等概念。比如把玩具小熊放在婴幼儿头上，告诉他"小熊在宝宝的头上，这是上面"。知觉对婴幼儿来说比较抽象，他们理解起来较为困难，往往难以进行匹配。如果家长发现婴幼儿难以完成正确的形状或大小匹配，不要着急，在日常生活中对婴幼儿的知觉经验给予言语概念的解释，让他在一点一滴的积累中慢慢发展知觉的判断与辨别能力。

（二）语言教育

1. 语言教育内容

通过1岁前的语音学习和语词理解，1—2岁婴幼儿在语言方面会经历里程碑式的发展——开始能够说话。当婴幼儿能够开口说话后，语句结构的学习与积极主动表达成为语言发展的主要任务。

在语句结构的学习上，婴幼儿的发展特点为1岁之后开始出现单词句，1.5岁到2岁之间开始出现双词句，2岁左右能够使用一些简单句。[①] 婴幼儿在这个过程中主要是通过模仿和应用来学习语句结构的。因此，家长要多为婴幼儿提供语言示范。在积极主动表达上，家长对婴幼儿表达的回应、与婴幼儿丰富的交流、对婴幼儿的指导和鼓励等是激发其表达欲望的重要因素。因此，家长要积极地与婴幼儿交流互动，调动其表达兴趣，为其提供表达机会。

因此，对于1—2岁婴幼儿来说，家长要提供的语言教育内容为学习语句结构和提供表达机会。

2. 语言亲子活动实践

在学会了发音和理解了简单语词的基础上，家长要多开展双向的亲子交流活动，帮助婴幼儿逐渐掌握正确的语句结构。同时，家长要注意亲子交流形式的丰富性和趣味性，多与婴幼儿进行指物说名、唱儿歌等语言游戏，激发婴幼儿的表达兴趣，鼓励婴幼儿练习表达。

（1）学习语句结构

婴幼儿在这个时候已经学会使用单词句，家长要帮助其学习双词句和简单句。在开展语言交流的亲子活动时，家长首先要根据情境理解婴幼儿的意思。比如，婴幼儿说"吃"时，家长要理解他是想表达给你吃还是自己吃等；其次要提供语句示范，把句子补充完整，让婴幼儿模仿学习，比如对婴幼儿说"是要给妈妈吃"或者"我想吃这个"，让婴幼儿明白正确完整的语句顺序和结构应该是什么样的；最后要鼓励表扬，鼓励婴幼儿重复自己刚刚示范的语句并对其语言的进步给予肯定。

（2）锻炼语言表达

提高表达能力需要多进行表达练习，家长要为婴幼儿提供表达机会。在引导婴幼儿进行表达练习

---

① 张莉．儿童发展心理学［M］．武汉：华中师范大学出版社，2006：128．

时，家长要注意以下几点：一是耐心等待，给予他充足的时间表达自己；二是引导启发，引导他说出自己的需求；三是多开展语言表达游戏，比如和他"玩指着物品说名称""唱儿歌"等游戏。总之，家长要抓住日常生活中的各种活动机会，鼓励婴幼儿进行语言表达，在这个过程中锻炼其表达能力。

（三）身体动作教育

1. 身体动作教育内容

1—2岁婴幼儿的粗大动作和精细动作在之前的基础上继续发展。在粗大动作方面，婴幼儿取得的里程碑式的进步是学会了走路，他们在此时会执迷于练习走路的本领，但是由于身体还不够平衡稳定，在走路时容易跌倒。因此，家长需要帮助他们练习走路，在这个过程中逐步提高他们身体的协调性。在精细动作方面，这个阶段的婴幼儿能够自如地抓起、拿捏小物件，堆叠积木，但是手部活动能力还不够灵活准确。因此，家长要继续为婴幼儿提供手指操作活动的机会，为其生活自理能力的发展打好基础。

因此，对于1—2岁的婴幼儿，家长要提供的身体动作教育内容为行走的练习与手部灵活性的训练。

2. 身体动作亲子活动实践

1—2岁的婴幼儿在身体发展上获得了里程碑式的进步，他们的行走能力将大幅度提高。家长要抓住行走的黄金期，与婴幼儿共同进行行走练习。除了关注粗大动作发展以外，家长也要注意锻炼婴幼儿的手部灵活性，因为这是其日后完成自我服务的基础。

（1）粗大动作——进行行走练习

家长在开展行走练习的亲子活动时，首先要做的就是创设适宜行走的安全环境。安全环境的标准主要有以下两点：一是宽敞，要有足够大的空间，物品摆放要有序，确保婴幼儿有充足的行走空间；二是撤走危险物品，比如热水壶、剪刀等。

其次，家长要给予婴幼儿练习走路的机会。很多家长担心婴幼儿磕着碰着，在户外活动时往往选择抱着婴幼儿，这阻碍了婴幼儿腿部力量的训练。家长要明白，越练习婴幼儿的动作发展越自如。家长要做的不是过度保护，而是在婴幼儿练习走路时给予关注、安全保护和提醒。

最后，家长要鼓励婴幼儿，比如婴幼儿走到家人怀里时抱抱他，并告诉他"你真棒"；再如，婴幼儿摔倒了，鼓励他自己站起来，并夸奖"真勇敢"，等等。

（2）精细动作——加强手部动作灵活性

加强婴幼儿手部动作的准确性与灵活性是婴幼儿日后独立穿衣、吃饭的基础。家长可以开展涂鸦、系扣子、搭积木、舀东西等活动锻炼婴幼儿的手部灵活性。这个阶段的孩子对涂鸦有着极大的兴趣，家长在开展学用笔的亲子涂鸦活动时要先示范如何控制手的动作，之后再让婴幼儿自己尝试涂画，要注意鼓励表扬婴幼儿，还要告诉婴幼儿什么地方可以画、什么地方不能画的规则。开展"舀小球活动"时，家长将小球放在小盆里，先示范怎么用勺子来舀小球，然后把勺子递给婴幼儿，引导婴幼儿用勺子从小盆里舀小球，舀起再倒回盆里。"舀小球""系扣子"之类的活动，在加强婴幼儿手部锻炼的同时培养了其生活自理的能力。

（四）社会性教育

1. 社会性教育内容

很多婴幼儿在1岁前就通过建立安全型亲子依恋获得了对社会生活的信任感。那么，接下来为了更好地适应社会生活，婴幼儿要进行社会认知和社会行为的学习，而良好行为的发生又是建立在正确的认知基础上的。因此，对于1—2岁的婴幼儿来说，丰富其社会认知是最主要的任务，具体包括对自我的认知和对简单生活规则的认知。

在对自我的认知上，著名的点红实验发现1—2岁是个体自我意识快速发展的阶段，是个体认识生理自我的时期，家长在日常生活中要注意用语言描述婴幼儿的生理特征，帮助婴幼儿加强自我认识。在对简单生活规则的认知上，1—2岁的婴幼儿对规则的理解是非常有限的，但是认识规则对他们来说又是社会化过程中非常重要的环节。对于这个阶段的婴幼儿来说，他们需要掌握一些简单的生活规则，比如就餐规则、睡前规则、礼仪规则等，以养成良好的习惯。家长要让婴幼儿理解简单的生活规则，培养他们良好的生活习惯。

因此，对于1—2岁的婴幼儿，家长要进行的社会性教育内容为增强他们的自我意识以及认识简单的生活规则以养成良好的生活习惯。

拓展阅读
扫一扫，了解点红实验。

2. 社会性亲子活动实践

帮助婴幼儿产生自我意识、认识社会生活规则是提高他们社会认知水平、调节自我与社会的关系等逐渐社会化的关键。在自我意识方面，家长要帮助婴幼儿从近到远、从大到小循序渐进地认识自我。在社会生活规则方面，家长要依据婴幼儿感知运动的思维特点以及爱观察模仿的学习特点，在具体的实践活动中做好榜样示范，帮助婴幼儿理解规则、掌握规则。

（1）激发自我意识

在婴幼儿能够认识到自己是脱离客体的独立存在后，家长就要在亲子活动中帮助其认识自我。一是认识生理自我，家长可以通过照镜子的亲子活动，让孩子观察镜子中的自己，认识各个身体部位并意识到自己对身体的控制感，比如指着孩子的眼睛告诉他"这是你的眼睛，是用来看东西的，你可以控制眼睛的转动，来试一试转眼睛"；二是认识自我所属物，如自己的帽子、衣服等；三是认识自己的名字，家长要多称呼孩子的名字并引导他叫自己的名字，比如问他"你叫什么呀""果果是不是你呀"等问题。

（2）学习生活规则

1—2岁的婴幼儿主要是在具体的实践中理解规则，因此家长要把规则贯穿于生活，让婴幼儿对这些规则习以为常，从而掌握规则，养成良好习惯。首先，家长要正面告知婴幼儿具体的规则，规则表述要清晰、具体，让婴幼儿容易理解。比如，不能只是笼统地说"见人要有礼貌"，而是具体告诉他，主动打招呼并说"叔叔好"是有礼貌的表现。其次，家长要以身作则，主动带婴幼儿去做，让婴幼儿在操作中理解规则。比如睡觉前要刷牙、换睡衣，吃饭时不能看电视，玩完玩具要整理等；此外，家长要以温柔而坚定的态度让孩子遵守规则。比如婴幼儿犯规时，家长要用坚定的眼神和手势告诉他不可以，同时在婴儿幼遵守规则时要积极主动进行赞扬。最后，家长要坚守底线，不要因为婴幼儿的哭闹而选择妥协退让。

三 2—3岁婴幼儿家庭教育内容及亲子活动实践

案例

两岁半的其其好像进入了"叛逆期"，不仅脾气大，而且喜欢和家长对着干。其其妈妈让其其把玩具摆好，其其说"不要"。妈妈无奈之下帮其其整理玩具，可谁想到其其发现玩具位置变动后嚎啕大哭。其其妈妈对此表示："真是拿他没办法，稍有一点不顺他的意就发脾气。"

这种情况不是个例，很多妈妈反映孩子到了2岁后难以管教。实际上，这是因为幼儿在2岁后自我意识越来越强烈，有了自己的主见，想寻找独立自主的方法，又缺乏情绪管理能力。因此，当自己的规则、想法被破坏时，他们就用发脾气的方式表达不满。这正是2—3岁幼儿的身心发展特点，即生长速度减慢，而自我意识、交往能力、自理能力、表达能力等快速发展。接下来就让我们走进2—3岁的家庭教育，全方位了解该阶段幼儿家庭教育的重点内容以及亲子活动实践。

（一）感知觉教育

1. 感知觉教育内容

经历2年的感知觉教育，幼儿在2岁时已经拥有了发育成熟的感官并积累了一定的感知觉经验，那么家长接下来的主要任务就是锻炼幼儿的感知觉能力，以此来促进幼儿认知的发展。

既有研究发现，在2岁前，能正确识别并命名颜色的幼儿仅占30%，能按语言指示辨别形状大小的不足50%。然而到3岁时，他们在颜色、形状、大小等知觉方面的辨别正确率超过90%。[1] 由

---

① 张莉.儿童发展心理学［M］.武汉：华中师范大学出版社，2006：55-62.

此可见，2—3岁是幼儿形状、大小、颜色等感知觉判断和辨别能力飞速进步的时期。因此家长应顺势而为，通过教育来锻炼幼儿的能力，让幼儿掌握形状、大小、方位的概念并能进行比较。

因此，2—3岁幼儿感知觉家庭教育的重点是利用幼儿已有的感知觉经验来锻炼他们的感知觉判断力、辨别力等。

2. 感知觉亲子活动实践

2—3岁的幼儿已经积累了一定的感知觉经验，接下来的家庭教育重心在于感知觉判断力与辨别力的培养，包括大小知觉、方位知觉、时间知觉等。提高判断力需要掌握概念，提高辨别力需要通过实物实操练习。家长在开展相关亲子活动时也主要从这两个方面入手，让幼儿学会、掌握大小、形状、方位、颜色、多少等概念并能够根据语言指示进行辨别。

在1—2岁时，婴幼儿的概念学习主要是家长主导，家长将形状、大小等概念告知孩子，孩子作为被动的参与者，积累形状、大小等实物经验。那么，当孩子进入2—3岁的年龄段时，家长在概念习得的活动中要发挥幼儿的主导作用。家长可以借助小游戏或蒙氏玩教具（见图9-8），让幼儿依据关于形状、大小等概念指令选择相对应的物品，由此判断幼儿的概念习得与辨别水平，并在此基础上查漏补缺，加以引导，进而提高幼儿知觉的判断和辨别能力。

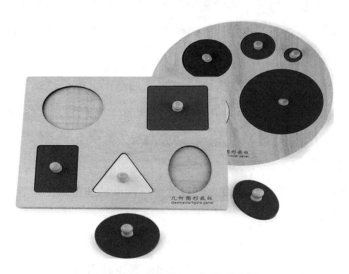

图 9-8　蒙氏教具：几何图形嵌板

（图片来源：https：//cn. bing. com/images/search？q＝％e5％87％a0％e4％bd％95％e5％9b％be％e5％bd％a2％e5％b5％8c％e6％9d％bf&form＝HDRSC2&first＝1)

【知觉概念训练游戏】

积木分类。

【游戏道具】

各种形状、大小的积木块。

【游戏目的】

通过对不同形状、大小的积木进行分类，训练幼儿对形状、大小等概念的辨别与判断能力。

【游戏玩法】

1. 让幼儿根据形状对积木进行分类，将同一形状的放在一起。

2. 让幼儿根据大小对积木进行分类，将同一大小的放在一起。

3. 让幼儿根据形状、大小对积木进行分类，将同一形状同一大小的放在一起。

（二）语言教育

1. 语言教育内容

2岁时幼儿的语词理解能力有了很大的进步，不仅能明白家长讲的大部分内容，还能用语言初步表达想法[①]，但是其语言表达还不连贯、不顺畅，词汇量也还不充足。因此，该阶段语言教育的任务主要集中在词汇积累和语句表达两方面。

在词汇积累方面，这一阶段幼儿的词汇量会在之前的基础上成倍增长，这是一个词汇量飞速积累的阶段，幼儿每天能够学会的新词为9个左右。[②]因此家长要在幼儿的能力范围内丰富其词汇量。在语句表达方面，这一阶段的幼儿在句子长度、复杂性等方面会有一定的发展，家长要帮助幼儿逐步掌握简单句以及一些简单的复合句，使幼儿能够更完整、准确地表达自己的想法。

因此，2—3岁幼儿语言家庭教育的重点内容是丰富词汇量和鼓励语句表达。

2. 语言亲子活动实践

2—3岁的幼儿已经能够听懂故事情节、记住书中的信息，而且对于图书有着浓厚的兴趣，因此，家长可以通过开展亲子阅读活动来丰富幼儿的词汇量并锻炼其表达能力。要充分发挥亲子阅读的语言教育作用，家长在开展活动时要注意以下几点。

首先，注重对图书的选择。幼儿已经拥有语词理解的基础，所以家长在选择图书时可以选择一些绘本故事，而不局限于学习颜色、形状等基本概念的图书，但同时要兼顾这一阶段幼儿无法保持长久专注力的特点，选择的绘本故事尽量简单短小。其次，注重亲子阅读中的言语互动。家长可以采取对话式阅读法，在亲子阅读过程中通过提问、回答、反馈等方式引导幼儿积极参与，从而提高幼儿的语言能力。最后，注重设置专门的亲子阅读时间。每天固定的亲子阅读活动可以让幼儿养成

---

① 斯蒂文·谢尔弗美国儿科学会美国儿科学育儿百科［M］. 7版. 唐亚等，译. 北京：北京科学技术出版社，2020：1519-1520.

② 陈国鹏. 0—3岁宝宝智能开发全书［M］. 上海：上海科学技术出版社，2009：223.

阅读的习惯，并在日积月累中掌握更多的语言词汇。亲子阅读要从以家长为中心逐渐过渡到以幼儿为中心，在后期要多让幼儿进行简单的描述，这有利于锻炼幼儿的表达能力。

总而言之，家长在开展亲子阅读活动时要兼顾活动前的图书选择与时间安排以及活动中的互动交流，不只是让幼儿在亲子阅读的过程中提高语言能力，更是借此来养成阅读习惯。

拓展阅读
扫一扫，了解对话式阅读法。

（三）身体动作教育

1. 身体动作教育内容

在生活中，我们会发现，2岁多的幼儿似乎一刻也安静不下来，不停地跑动蹦跳，这是因为幼儿在2岁时，身体大动作有了质的发展，其走路逐渐平稳，能够进行更活跃的肢体大动作，他们特别喜欢大幅度的活动。这也是肢体协调性、平衡性、灵活性快速发展的阶段，在接下来的几个月，幼儿跑步会变得更流畅，上楼梯更平稳，也学会了踢球、单脚站立等对粗大动作能力要求更高的活动。因此，家长要关注幼儿粗大动作的发展，为幼儿提供跑跳机会来增强其身体的平衡性。在精细动作上，幼儿已经学会了抓握、捏取等，但是还不够熟练灵活，而且双手的配合能力也有待提高。因此，家长要关注幼儿手指的灵活操作与控制以及双手的协作配合。

因此，2—3岁幼儿身体动作家庭教育的重点内容为：在粗大动作上，提高幼儿身体的平衡性、协调性、灵活性；在精细动作上，发展幼儿的双手协作、协调、控制能力。

2. 身体动作亲子活动实践

锻炼幼儿的粗大动作，提高肢体的平衡性、灵活性与协调性需要为其提供充分的活动练习的机会。家长要多带幼儿进行户外活动，让幼儿体验滑滑梯、荡秋千、攀爬、踢皮球、追跑等活动，在这个过程中增强幼儿身体的力量、耐力、速度等。在锻炼幼儿的精细动作技能时，家长可以为幼儿准备一些复杂的工具，开展剪纸、拼图等复杂但充满趣味性的活动，以此来提高幼儿的双手协作、协调、控制能力。其中，球类运动和拼图活动是最常见的亲子活动，它们对于幼儿粗大动作能力、精细动作技能、专注力等的发展卓有成效。

案例一

【粗大动作训练游戏】

球类运动。

【游戏道具】

皮球。

【游戏目的】

借助皮球，进行亲子互动，锻炼幼儿的踢、跑、跳等能力，提高幼儿肢体的灵活性和协调性。

【游戏玩法】

1. 接球

和幼儿隔开一定的距离，轻轻地把球抛给幼儿，鼓励幼儿接住。注意根据幼儿的完成情况适当地调整接抛球的距离。

2. 拍球抱起

教幼儿把球往下拍，然后抱住球。这对2岁多的幼儿来说是比较难掌握的，家长可以把动作进行分解，帮助幼儿分步完成。比如家长拍球，让幼儿抱球，或是让幼儿拍球，家长抱球。反复多次，再教幼儿连起来做。接近3岁的幼儿基本可以掌握了。如果幼儿完成情况较好，家长就可以教他连续拍球了。

3. 踢球

放一个球在幼儿脚下，让幼儿先练习原地用脚底板滚球，等熟练了以后，教幼儿用脚把球踢出去，并和幼儿玩传球游戏，让幼儿拦截或追逐家长踢回来的球。

案例二

【精细动作训练游戏】

拼图游戏。

【游戏道具】

拼图。

【游戏目的】

锻炼幼儿手部的捏取和控制能力，以及幼儿的专注力和观察力。

【注意事项】

1. 感兴趣的图案

拼图的图案一定要选择幼儿感兴趣的，这样才能吸引幼儿参与。

2. 适宜的难度

要依据幼儿的月龄选择难度适宜的拼图，可以先从2—3块的配对拼图开始，让幼儿理解拼图的基本逻辑，在重复练习的过程中，帮助幼儿体验玩拼图的成就感。之后慢慢增加难度，增加拼图图块的数量、颜色区分的难易程度、大小块布局的复杂程度等。

3. 示范与模仿

拼图是一个需要认知参与的益智游戏，家长要先讲解示范，让幼儿在观察模仿中学习如何拼图。

4. 适宜的指导

家长要注意指导的方式，多鼓励、少纠错、适时帮助。家长尽量不要在幼儿玩的过程中经常打断纠错。如果经常听到"不对，不是这样拼的"，幼儿在感受到这个游戏好玩之前，就可能因为被否定而丧失了兴趣。家长可以通过"仔细检查一下刚才拼得对吗"的指导语，引导幼儿自己检查校对。

（四）社会性教育

1. 社会性教育内容

社会性教育是这个时期教育的重点，具体体现在社会认知和社会行为两方面。

在社会认知方面，2—3岁是幼儿认识社会自我的时期，其自我意识飞速发展，越来越意识到自己的能力，想要独立地完成事情。因此，家长要抓住幼儿独立性意识的萌芽期，培养幼儿的自我生活能力，在自理的过程中使幼儿进一步了解自己的实际能力并锻炼自己的能力，进而促进社会认知中自我认知的发展。在社会行为方面，幼儿在2岁以后，攻击性行为迅速发展，主要以身体侵犯为主。而这个年龄段的孩子又开始喜欢和同伴玩耍，研究显示，2岁左右幼儿的社会性游戏大大超过单独游戏。[1] 显而易见，攻击性行为不利于幼儿的同伴交往。因此，家长要注意对幼儿进行交往行为技巧的教育，让幼儿表现出更多的亲社会行为，减少攻击性行为，提高同伴交往水平。

因此，2—3岁幼儿社会性家庭教育的重点内容是锻炼生活自理能力以促进自我认知的发展，同时学习社会性交往行为以提高交往能力。

2. 社会性亲子活动实践

在社会性亲子活动上，家长可以通过做游戏、讲故事等亲子活动锻炼幼儿的生活自理能力，这具有提高幼儿社会自我认知和社会适应能力的双重价值。此外，家长要帮助幼儿扩大交往范围、提供交往机会、反思交往行为，由此来发展幼儿的社会交往能力。

（1）提高生活自理能力

2—3岁幼儿的生活自理能力主要包括吃饭、喝水、如厕、穿脱衣物等。家长可以通过亲子间的做游戏、唱儿歌、讲故事等互动来教会幼儿如何自理。比如家长可以把关于生活自理能力的技巧编成一首儿歌，并配合具体的活动展开，加深幼儿对于动作的理解，使幼儿更快地掌握这些技能。家

---

① 张莉. 儿童发展心理学［M］. 武汉：华中师范大学出版社，2014：213.

长还可以寻找一些与生活自理相关的绘本（见图9-9），引导幼儿观察绘本中的主人公是如何穿衣服、上厕所的，让幼儿模仿学习，并给予幼儿实操的机会，在这个过程中学会自理。

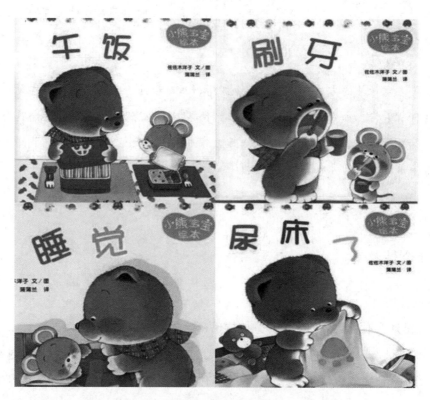

图9-9　小熊宝宝系列绘本

（图片来源：https：//cn. bing. com/images/search？q＝％e5％b0％8f％e7％86％8a％e5％ae％9d％e5％ae％9d％e7％bb％98％e6％9c％ac&form＝HDRSC2&first＝1.）

在培养幼儿生活自理能力的过程中，家长要理解幼儿在这个阶段自理能力尚处于萌芽发展期，在穿衣服、吃饭等事情上难免耗时多且效果差，但不能为了节省时间和精力而选择包办，使得幼儿失去练习的机会；家长还要多鼓励表扬幼儿，让他们对自己的能力充满自信，积极大胆地尝试，并持之以恒，不断提高自理能力。

案例

穿衣服儿歌

衣服前面贴肚皮，抓住大口头上套，
脑袋钻出大山洞，胳膊钻出小山洞。

（2）提高交往能力

幼儿在这个时期开始喜欢和同伴接触，家长可以在小区或是附近的公园为幼儿寻找小伙伴，鼓励幼儿与小伙伴一起游戏。除了寻找小伙伴以外，家长在家中还要对幼儿进行交往行为技巧的教育，家长可以通过讲故事、做游戏、榜样示范、交往反思等活动来提高幼儿的交往能力。

家长可以先通过讲故事的方法让幼儿学习如何与他人交往相处，家长可以选择互助分享类的故事，让幼儿在头脑中树立帮助他人、与他人分享自己的东西等友好相处的概念。在这之后，家长可以与幼儿进行合作游戏，让幼儿在这个过程中培养耐心等待、遵守规则等品质，为与同伴交往打下良好的基础。在具体的同伴交往活动中，幼儿难免会因为游戏输赢、玩具分配等产生冲突，家长可以借此对幼儿进行教育，帮助幼儿看淡输赢，学会用和谐的方式而不是攻击的方式应对矛盾。在培养幼儿交往能力的过程中，家长一定要注意自己的言行举止，因为幼儿往往是在父母与他人交往的过程中学习如何与同伴相处的。家长在日常生活中要做好榜样示范，让幼儿在耳濡目染中习得亲社会行为，杜绝攻击性行为。

◇ **单元小结**

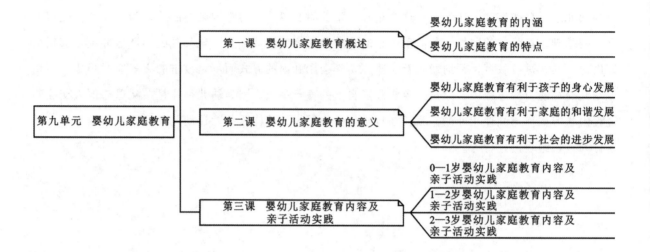

婴幼儿家庭教育指的是父母或者其他监护人为促进0—3岁婴幼儿全面健康成长，对其实施的关于感知觉发展、语言发展、身体动作发展、社会性发展等方面的培育、引导和影响，具有差异性、游戏性、渗透性、高效性等特点。

婴幼儿家庭教育具有三个重要意义，即促进孩子的身心发展、家庭的和谐发展和社会的进步发展。

婴幼儿家庭教育主要包括感知觉、语言、身体动作、社会性发展四个方面，但在不同的年龄段，具体开展的内容与活动有所不同。对于0—1岁的孩子，家长要围绕锻炼感觉器官、学习语音语词、学习基本身体动作、建立亲子依恋等来开展教育活动；对于1—2岁的孩子，家长要围绕丰富感知经验、学习语句结构、练习基本身体动作、激发自我意识等来开展教育活动；对于2—3岁的孩子，家长要围绕发展感知觉能力、鼓励语言表达、加强动作的灵活协调性、提高社交能力等来开展教育活动。

思考与练习

1. 简答题

（1）简要阐述婴幼儿家庭教育对婴幼儿身心发展的意义。

（2）简要阐述0—1岁婴幼儿家庭教育的内容。

（3）试述0—3岁婴幼儿感知觉家庭教育内容及可开展的亲子活动。

2. 材料分析题

（1）女儿桐桐2岁时，我通过看书认识到她应该多交朋友，所以总是特别热情地拉着她跟小朋友打招呼。可桐桐偏偏不爱说话，急性子的我就替她说，不想玩游戏我就替她参加，桐桐总是默默地跟在后面。后来，我发现桐桐一个人的时候，竟然不知道自己要玩什么，而且特别在乎别人是否把她当朋友。上幼儿园之后，她经常说不想去幼儿园，因为没有好朋友。我开始意识到我强迫孩子交往已经给她带来了深深的焦虑和不安。

我再也不强迫桐桐了，开始带她出去，慢慢引导她自己玩。我的转变也带来了孩子的转变，她变得越来越自信，跟小朋友打招呼也逐渐自然，朋友慢慢多起来。

请你依据所学知识，分析上述材料体现了婴幼儿家庭教育具有什么特点，以及材料中体现的特点对家长提出了哪些要求。

（2）每天晚上我和明明的爸爸都会陪明明一起玩游戏，搭积木、拼图，有时还会用竞赛的方式，因为这样明明更有积极性，同时能培养他的竞争意识。为了让他更自信，也更有胆量，我们都会故意示弱，让孩子赢。每次赢了，他都特别有成就感。

明明2岁多开始喜欢和小伙伴玩耍，有一次，明明和同伴玩滚球游戏，结果他输了。不服输的明明接着和同伴比赛，输一次情绪不对了，输两次没耐心了，输到第三次的时候就开始发脾气大哭起来，甚至还将球砸向小伙伴以宣泄情绪。

① 依据所学知识，分析材料中父母教育行为的优缺点。

② 为了弥补明明社交能力的不足，父母应该怎么做？

实践与实训

【实训一】

结合你对0—3岁婴幼儿家庭教育情况的了解，用所学知识分析当前婴幼儿家庭教育的可取之处和不足之处，并总结科学的婴幼儿家庭教育对幼儿、家庭及社会的重要意义。

目的：掌握婴幼儿家庭教育的重要意义，提高学习婴幼儿家庭教育知识以及指导婴幼儿家庭教育实践的自觉性。

要求：依据对当前婴幼儿家庭教育现状的了解，运用婴幼儿家庭教育的特点和对家长要求的相关知识分析家庭教育的优缺点。

形式：小组讨论。

【实训二】

结合所学知识，为0—3岁不同年龄段的婴幼儿家长提供适宜的家庭教育指导。

目的：掌握0—3岁不同年龄段婴幼儿家庭教育的教育内容及亲子活动实践知识，能够以此为依据为家长提供指导与帮助。

要求：从感知觉教育、语言教育、身体动作教育、社会性教育四个板块出发，结合不同家庭的特点与差异，给予针对性的建议与指导。

形式：个性化访谈与分析。

第十单元　婴幼儿社区支持与服务

◇ **学习目标**

1. 了解社区支持的内涵，知晓社区支持婴幼儿保育与教育的内容，理解社区进行婴幼儿支持的具体形式，了解社区环境与资源的拓展。

2. 理解社区支持对婴幼儿及其家庭发展的重要意义。

3. 了解国内外社区支持婴幼儿早期教育的实践案例。

◇ **情境导入**

婴幼儿家庭生活于社区之内，与社区联系紧密。社区是影响婴幼儿发展的重要中观系统，社区内有丰富的资源可支持婴幼儿早期保育与教育，在保障婴幼儿健康成长的同时，也可以缓解家长育儿压力。那么，什么是社区支持？社区能提供哪些资源供婴幼儿及其家庭使用？社区是如何支持婴幼儿及其家庭发展的？国内外社区支持的相关实践又有哪些？学习完本单元的内容，你就能找到答案了。

第一课　婴幼儿社区支持概述

2016 年颁布的《关于指导推进家庭教育的五年规划（2016—2020 年）》明确指出，"强化社区家庭教育服务功能。依托城乡社区公共服务设施、城乡社区教育机构、儿童之家、青少年宫、儿童活动中心等，普遍建立家长学校或家庭教育指导服务站点"，"通过家庭教育指导服务，进一步强化家长的监护主体责任，引导家长依法履行家庭教育职责。帮助家长全面学习家庭教育知识，系统掌

Note

握家庭教育科学理念和方法，时时处处用正确行动、正确思想、正确方法教育引导孩子"。[①] 2022年1月1日起，《家庭教育促进法》正式实施，随后全国妇联、教育部等11个部门联合印发了《关于指导推进家庭教育的五年规划（2021—2025年）》，规划提出：进一步构建覆盖城乡的家庭教育指导服务体系、健全学校家庭社会协同育人机制，要形成一个包含家庭教育指导服务中心、社区家长学院、家庭教育指导站等在内的机构体系和指导工作队伍。现今，以社区为基础的婴幼儿早期教养指导已经成为推进托育体系及家、校、社协同育人的重要内容，也是我国社会治理现代化的重要特点。[②]

 社区支持婴幼儿保育与教育的内涵

社区作为区域性的社会组织，具有政治性和社会性，社区拥有极为丰富的教育资源，是推动婴幼儿早期教育发展的一个重要平台。社区支持婴幼儿保育与教育的目的是帮助家长更有效地开展家庭教育活动，提高家长的科学育儿水平，为家长赋能，以便家长能更好地对婴幼儿进行保育与教育，促进社区内全体婴幼儿身心全面发展。

要理解婴幼儿社区支持的内涵，就要先理解社区支持的内涵。社区支持是以社区为基础，对家庭中存在教养问题或有养育需求的家庭提供的帮助与支持，其中包括提供社区教育资源、完善社区支持网络、提高家长运用社区资源的能力，并通过与家长的互动以及为家长提供帮助，引导其更好地教养孩子，在提升家长养育能力的同时改善婴幼儿家庭照护发展的困境。[③] 美国社会学家戴维·波普对"社区"的定义是"在一个地理区域，围绕日常交往方式而组织的一群人"。[④] 社区对婴幼儿保教的支持主要是通过为有需要的婴幼儿及其家长提供物质方便、教育指导、亲子互动等助力家长更好地教养婴幼儿。从体制上看，以社区为基础的婴幼儿早期教育服务网络的构建，除了要有稳定的社会运行机制，还需要依托一个制度成熟且有文化内涵的社区。[⑤]

 社区支持婴幼儿保育与教育的内容

在社区与婴幼儿家庭的互动中，社区要充分发挥支持作用，帮助婴幼儿家庭获得全方位的指

① 关于指导推进家庭教育的五年规划（2016—2020年）[EB/OL].[2023-07-01].http://www.moe.gov.cn/jyb_xxgk/moe_1777/moe_1779/201702/t20170220_296761.html.
② 任克强.政府主导城市基层治理模式的现代转向[J].南京社会科学，2021（3）：64-70.
③ 程玲玲.社区资源整合视角下的城中村早期教育研究——以S社区早期教育项目为例[D].南昌：江西师范大学，2020.
④ ［德］斐迪南·滕尼斯.共同体与社会[M].林荣远，译.北京：商务印书馆，1999：18.
⑤ 薛烨，朱家雄，等.生态学视野下的学前教育[M].上海：华东师范大学出版社，2007：228-229.

导，切实改善社区支持婴幼儿早期教育的现状，让家长感受到社区支持的力量。社区支持通过对婴幼儿早期家庭教育的物质、情感和信息等多方面的支持，提升家庭教育发展的质量和水平，为家长赋能，促进婴幼儿健康成长。

（一）社区支持内容

国内外研究者从物质环境、身体健康、家长育儿、文化娱乐和社区人际关系四个方面建立了儿童家庭教育社区支持指数。[①] 还有学者指出，社区对婴幼儿及其家庭的支持包括三个方面——物质支持、信息支持和情感支持。其中，物质支持包括对家庭的资金支持、建设可供家庭成员活动的场所等；情感支持包括为广大家长提供交流育儿问题的场所，营造相互理解的氛围，从而减轻家长育儿压力，给予家长情绪支持；信息支持主要包括线下和线上两种方式，线下社区为家长开办育儿专题讲座，提供科学育儿的知识，线上支持包括开设育儿热线，通过网络传递信息。[②] 社区还可以通过举办家长经验交流会、亲子互动活动会等方式为家长提供支持。在这些形式中，获得家长支持率最高的活动是社区组织亲子活动，这能直接帮助家长获得专家的指导，提高他们育儿水平。[③][④]

（二）社区资源利用

社区支持婴幼儿保育与教育离不开社区的资源，但出于种种原因，社区对婴幼儿保育与教育的服务存在缺口，社区资源未能得到充分利用。我国各级政府除了加大对0—3岁婴幼儿的财政投资力度外，还应该进一步完善相关政策，吸引更多的社会资本，如企业资助、慈善资金等，建立一个以公益为导向的、具有普遍性的、综合性的0—3岁婴幼儿学前教育的公共服务体系。社区应根据自身实际情况构建一个婴幼儿早期教育的社会服务体系，可以通过在社区设置早期教育指导中心，配备专业的早期教育工作人员，促进社区早期教育服务的发展。

社区除了积极挖掘自身资源，还应处理好与社区外部相关资源的接触。多数社区本身资源十分有限，仅依靠社区自身的资源条件是无法保证为婴幼儿及其家长提供较好的服务的，因此，社区积极与外部资源进行合作对于保证服务质量来说是极有效的途径之一。社区可以与社区医院、卫生服务站、辖区幼儿园或者社区附近早期教育机构的相关人员进行协商与合作，争取获得他们的支持，并邀请他们参与社区早期教育服务。社区利用这些外部资源所拥有的专业知识，切实为社区早期教育服务提供支持与帮助，与此同时，这些外部资源也通过对社区的支持，提高自身知名度，实现互利互惠、合作共赢。例如，社区支持婴幼儿保育与教育指导主要是通过线上指导与线下指导相结合

① 李晓巍，刘倩倩，王梦柯. 幼儿家庭教育的社区支持指标体系：构建与应用 [J]. 教育学报，2019，15（2）：66-76.

② 梁飞. 城镇化背景下我国农村家庭教育社会支持体系的构建 [J]. 中国成人教育，2017（7）：154-157.

③ 关颖. 家庭教育社会学 [M]. 北京：教育科学出版社，2014：414-419.

④ 周雪珍. 开展社区家庭教育的初步研究 [J]. 教育现代化，2018，5（26）：279-280.

的方式，促进幼儿园、婴幼儿家庭、社区三方的合作。国内学者郭海燕在其文章中提到一个由科研小组组成的"儿童之家"机构在0—3岁婴幼儿社区的早期教育模式实践中，就采用了线上与线下相结合的方法。① 此外，温州市尝试在社区支持开展婴幼儿保育与教育指导，主要是通过社区专业医师对婴幼儿父母进行育儿知识、方式、理念等方面的教育。②

社区的资源整合也是至关重要的，部分社区存在许多可用资源。这些资源中，有的是社区配备的显而易见的资源，有的是需要挖掘的隐性资源，社区要挑选适合婴幼儿保育与教育的相关资源。如果社区能将这些资源进行合理有效的整合与分配，使其发挥最大的效能，将有效地促进婴幼儿发展。家庭与社区的整合，可以帮助家庭更好地运用社会资源，促使家庭更好地养育婴幼儿。在社区支持婴幼儿保育与教育时，应充分考虑结合社会力量，多渠道、多途径、多种方式鼓励社会群体及社区多部门参与社区的支持与建设，合理整合社会资源，为社区支持家庭教育提供形式丰富、内容翔实的活动，助力社区支持婴幼儿家庭教育的开展。③

（三）社区支持婴幼儿入户指导项目的开展

入户指导是社区支持婴幼儿保育与教育的方式之一。越来越多的研究表明，婴幼儿接受积极的早期教养与其后天大脑的健康发育有关，同时指出了婴幼儿早期教养的重要性。④ 许多研究证实了入户指导对婴幼儿身心发展和为家长赋能的有效性。入户指导能有效利用婴幼儿对家庭环境更为熟悉等优势，促进婴幼儿的认知、语言、运动等能力的发展，也提升了婴幼儿家长的养育水平。入户指导还能有效降低婴幼儿发育不良（发育迟缓或死亡）的概率。⑤⑥ 婴幼儿家长参与入户指导项目的频率越高，其积极的育儿行为出现的频率就会越高。⑦ 日本的研究者通过为1—2个月婴儿的母亲提供入户指导，发现此项目能够有效地降低家长们的育儿压力，且增加了社区的社会资本。⑧

---

① 郭海燕.儿童之家——0—3岁婴幼儿社区早期教育模式探索 [J].教育现代化，2019，6（84）：73-74.

② 王文洁，高瑾，乔添琪，等.0—3岁婴幼儿家庭科学育儿的社区支持策略研究——以温州市×社区为例 [J].教育导刊（下半月），2021（11）：74-79.

③ 于杨，张超.沈阳市学前儿童家庭教育指导需求调查与对策思考 [J].辽宁教育行政学院学报，2019，36（4）：61-64.

④ Luby J，Belden A，Botteron K，et al. The effects of poverty on childhood brain development：The mediating effect of caregiving and stressful life events [J]. JAMA Pediatrics，2013，167（12）：1135-1142.

⑤ Olds D L，Kitzman H，Cole R，et al. Effects of nurse home-visiting on maternal life course and child development：Age 6 follow-up results of a randomized trial [J]. Pediatrics，2004，114（6）：1550-1559.

⑥ Olds D L，Kitzman H，Knudtson M D，et al. Effect of home visiting by nurses on maternal and child mortality：Results of a 2-decade follow-up of a randomized clinical trial [J]. JAMA Pediatrics，2014，168（9）：800-806.

⑦ Nievar M A，Van Egeren L A，Pollard S. A meta-analysis of home visiting programs：Moderators of improvements in maternal behavior [J]. Infant Mental Health Journal，2010，31（5）：499-520.

⑧ Fujiwara T，Natsume K，Okuyama M，et al. Do home-visit programs for mothers with infants reduce parenting stress and increase social capital in Japan？ [J]. Journal of Epidemiology and Community Health，2012，66（12）：1167-1176.

社区支持婴幼儿保育与教育的形式

社区支持婴幼儿保育与教育的根本宗旨在于帮助家长理解科学的育儿理念、掌握科学的育儿方式、运用科学的育儿方法，帮助家长更好地指导婴幼儿，充分发挥家庭的教育功能，为家长赋能。[①]社区开办育儿知识讲座、亲子活动、社区教育宣传等都是社区支持的形式。其中，育儿知识讲座是社区普遍采用的一种形式。[②]

（一）政府方面

1. 支持婴幼儿保育与教育体系的建立

政府正在积极推动学前教育转变为公共服务，拓展社区婴幼儿的早期教育指导模式，努力构建儿童友好型社会。政府需要加快职能转变，侧重于对教育质量的宏观把控。政府还应加强制度建设，颁布相关政策法规，加大对婴幼儿保育与教育的支持力度，全面建立个性化的婴幼儿家庭早期教育指导体系。但仅仅依靠政府的补助是无法全面满足婴幼儿及其家长需求的，政府可以鼓励社区、非营利机构和市场提供多方面的帮助，使服务选择多元化。

2. 明确政府各部门的权责分配

政府鼓励多方配合协同展开婴幼儿家庭早期教育指导服务工作，逐步探索政府推进、各部门配合、社会支持、家庭参与的体系机制。0—3岁婴幼儿的保育与教育支持涉及多个领域，例如，社区、妇联、幼儿园等。如果社区能汇聚多方力量，实现部门联动、资源整合，形成合力，就能最大限度地为婴幼儿家庭提供科学的早期教育指导。政府要充分利用城乡社区的公共服务设施，强化社区中的婴幼儿服务设施，注重与社区卫生、文化等功能的衔接；大力鼓励和引导社会力量以社区为基础开展婴幼儿早期教育等服务，使资源下沉到社区，更好地服务社区内的婴幼儿家庭。

（二）师资方面

1. 加强婴幼儿教师培训体系的建设

在师资队伍建设上，当前针对社区内婴幼儿家庭早期家庭教育指导教师的准入制度还未出台相关标准，社区内的指导教师多为幼儿园教师或托育机构的老师。社区要定期开展教师交流课堂，为教师提供交流经验的场所，提升教师在婴幼儿保育与教育和家庭教育指导方面的能力。

---

① 谭慧娟，彭先桃. 社区家庭教育的内涵及功能探析［J］. 长江大学学报（社会科学版），2015，38（11）：67-69.

② 李燕，张惠敏. 学前儿童家庭与社区教育［M］. 北京：高等教育出版社，2017：188-190.

2. 借鉴国内外已有的发展经验

可以以政府购买服务的方式，借鉴国内外已有的发展经验，提升社区现有婴幼儿早期发展服务人员的专业性。为解决社区缺乏婴幼儿保教相关专业指导人员问题，以色列严格筛选并培训家庭专业指导人员；爱尔兰都柏林社区也针对婴幼儿母亲进行培训，旨在建立社区内的专业化家庭养育网络。[①]

3. 完善社区指导教师评价体系

在社区内提供婴幼儿早期家庭教育指导教师薪酬补贴、完善教师职称评价体系、出台教师奖励制度，激发教师的工作热情与动力，提升教师参与社区婴幼儿建设的积极性。现今，社区内开展的服务内容较为单一，无法满足婴幼儿家长的需求。[②] 因此，在服务内容的制定方面，社区应注重挖掘各类与婴幼儿早期教育相关的资源，注重线上指导与线下服务相结合。与社区或附近的幼儿园、妇联、图书馆等建立合作关系，形成合力，促进社区支持婴幼儿保育与教育服务的推进与发展。

（三）社区方面

1. 开展丰富多样的教育活动

社区应针对不同的婴幼儿教养群体，提供有针对性的多元的早期教养指导。根据不同的育儿阶段、主要教养人的不同文化程度进行有针对性的教养指导。如果婴幼儿的主要教养人为祖辈，社区可以采用通俗易懂的教育指导模式，可以通过较为传统的方式，如社区内的消息宣传栏、海报等进行宣传。此外，社区可以开展针对祖辈教养人的学习活动，提升祖辈教养人的教育意识，减少他们与父辈教养人的教育冲突。家庭教养指导配合亲子活动、育儿知识能力竞赛等，可以有效提升家庭内部的教育默契（见图 10-1）。如果婴幼儿的主要教养人为父辈，社区可以通过微信公众号、微博等线上网络平台为婴幼儿家长传递最新的早期教养信息，也可定期推送婴幼儿教养相关文章供家长学习。在社区支持中，应避免单一、机械化地提供信息支持，而应将信息支持与对家长的情感支持相结合，从情感鼓励与支持出发，更有效地满足婴幼儿家长的现实需求。

2. 提供亲子活动场地

社区要开展多样化的婴幼儿早期教养支持活动，提供种类丰富的可供家庭选择的活动场所。社区除了汇聚多方力量支持婴幼儿保育与教育和指导婴幼儿主要教养人开展学习活动之外，还需关注家庭的个性化具体需求，提高家庭对社区支持的参与度。社区可为0—3岁婴幼儿及其家庭提供可供选择的种类丰富的支持场所，例如亲子阅览室、儿童活动室等（见图 10-2），既便于社区内的婴幼儿与同伴交流，也便于婴幼儿家长交流、学习育儿经验，切实让婴幼儿家庭参与其中，并得到社区支持。

---

① 周采. 比较学前教育［M］. 北京：人民教育出版社，2010：374-375.
② 边玉芳，张馨宇. 新时代我国家庭教育指导服务体系：内涵、特征与构建策略［J］. 中国电化教育，2021（1）：20-25.

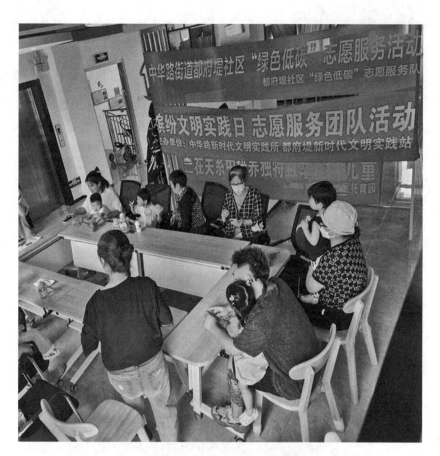

图 10-1 某社区学习教育活动

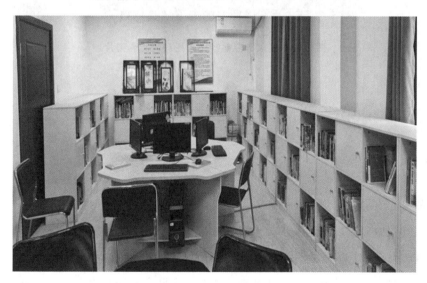

图 10-2 社区活动室

3. 社区与政府和市场形成合力

要通过构建"政府＋社区＋市场"的婴幼儿早期教育指导服务系统，充分发挥社区的功能，形成政府、社区、市场三方合力，共同促进婴幼儿健康成长。例如，成都市某社区在学习型城市建设的背景下，结合开展社区婴幼儿家庭保育与教育的发展目标，联合教育局、卫健委、妇联等多个部门推进社区支持婴幼儿早期家庭教育；社区专门成立了幼教指导工作小组，对社区内的幼教工作进行全面规划和指导；此外，社区还形成了跨部门合作，进行资源整合，立足社区，面向婴幼儿家庭，全方面保障婴幼儿早期健康发展。社区除了为0—3岁婴幼儿家长提供保育与教育支持外，还应建立体系化、专业化、便利化的托育渠道，为婴幼儿家长提供其他支持途径。社区也可以提供类型多样的托育方式，例如，武汉市户部巷社区托育园就有计时托、半日托、全日托等相关服务（见图10-3），可以有效缓解家长的养育压力与工作冲突。

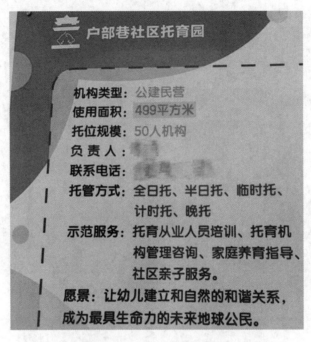

图10-3 武汉市户部巷社区托育园简介图片

第二课 婴幼儿社区支持的意义

社区是支持婴幼儿早期保育与教育的关键力量。婴幼儿宛若白纸，家长的教育观念和形式会直接影响婴幼儿的身心发展。从现实情况来看，家长欠缺婴幼儿保教相关的专业知识。[①] 许多家长在面对繁杂的育儿知识时，难以辨别真伪，也有一些家长没有科学育儿的时间和能力[②]，或没有良好的条件开展家庭教育[③]。这都是婴幼儿父母养育压力较大的原因。社区是家庭的依托，除了家庭，社区是婴幼儿接触最密切的外部环境。社区支持能有效帮助家长减轻育儿压力，不仅可以弥补婴幼儿照护服务的不足，还可以将家长掌握的育儿知识与资源转化为适合婴幼儿健康发展的方式，减轻

① 余晖. 家长专业化进程中家庭教育指导的价值误区及其澄清 [J]. 南京社会科学，2022 (7)：145-154.

② 刘爽，马妍. 传统与变迁：透视中国的"家庭妇女" [J]. 妇女研究论丛，2009 (3)：31-36.

③ 姬甜甜，康丽颖. 可为，难为与超越：学校开展家庭教育指导服务的路径选择 [J]. 教育科学研究，2022 (2)：27-33.

婴幼儿家长的育儿压力。社区支持婴幼儿家庭教育的目标是在提升婴幼儿家长养育水平的同时，保证婴幼儿的身心健康发展。[①]

此外，社区具有良好的地域、资源等优势，能为婴幼儿及其家庭提供内容丰富的服务指导。社区要逐步建立与婴幼儿家庭相互沟通和协作的良好关系，进一步促进家庭教育的发展。

一 有利于促进婴幼儿身心健康发展

社区是婴幼儿家庭生活的主要外在环境，在一定程度上影响着婴幼儿的家庭教育。社区内的服务设施、社区文化、社区人际氛围、社区内指导教师水平、社区组织管理、教育资金都与社区支持婴幼儿家庭教育的开展息息相关。[②]婴幼儿生长发育的最初三年，是其头脑发育、言语发展、习惯养成的关键时期[③]，也是其智力、社会性发展、运动等能力发展的重要阶段。如果婴幼儿在此阶段能受到适当的、有效的刺激，将大大提高自身大脑神经元的突触数目，充分激发智力与潜力。

婴幼儿是在与人和环境的互动中逐渐成长的。社区内蕴含丰富多样的教育资源，其教育价值和功能是托幼机构所不能及的。霍格伍德等人将社区对学前儿童的家庭支持看作一种服务形式，认为它能帮助促进婴幼儿的认知、情绪情感和社会性方面的发展，并指出，接受过社区提供的早期教养服务的婴幼儿各方面都表现出较高的能力，并能较好地面对成长中可能遇到的困难。[④] 上海市某社区为评价社区开展的早期婴幼儿保育与教育服务对婴幼儿智能发育的影响，采用社区干预的研究方法，选取了 359 名新生儿及其家庭作为项目对象。研究结果发现干预组婴幼儿的智力指数均高于对照组，有效证明了社区对婴幼儿的早期保育与教育的支持促进了婴儿的智力发育。[⑤] 江苏省某社区运用随机抽样的研究方法，选取了 200 名 3 个月的婴幼儿进行社区支持下的早期教育，并在这些婴幼儿 1 岁时与未接受社区支持早期教育的同龄婴幼儿进行对比，研究结果发现，在粗大动作、精细动作、语言表达、个人社交等方面，实验组的表现均优于对照组，由此得出结论，社区支持下的早期教育可有效提升婴幼儿的智能发展，应将社区早期教育指导纳入社区日常的儿童保教工作中。[⑥]

① 程香晖 . 我国社区家庭教育指导研究述评 [J]. 江苏教育研究，2018（9）：12-16

② 李涛 . 学前儿童家庭与社区教育 [M] 上海：华东师范大学出版社，2017：53-57.

③ Grantham-McGregor S，Cheung Y B，Cueto S，et al. Developmental potential in the first 5 years for children in developing countries [J]. The Lancet，2007，369（9555）：60-70.

④ Hoagwood K E，Cavaleri M A，Serene Olin S，et al. Family support in children's mental health：A review and synthesis [J]. Clinical Child and Family Psychology Review，2010，13（1）：1-45.

⑤ 刘宁，刘小芹，周小萍，等 . 社区早期婴幼儿教育与服务对婴儿智能发育的影响 [J]. 中华流行病学杂志，2007，28（9）：863-867.

⑥ 王桂荣，宋媛，邱克，等 . 社区早期教育对婴幼儿综合发展影响的研究 [J]. 实用预防医学，2011，18（1）：93-94.

有利于缓解婴幼儿家长的养育压力

　　家长是婴幼儿的第一任老师，也在家庭教育中承担了主要的教养责任。早期家庭教养不仅要为婴幼儿提供其身心发展所必需的物质支持，还应提供心理支持。社区支持婴幼儿家庭教育的中心任务就是帮助婴幼儿家长掌握且能熟练运用科学的育儿方法，为家长赋能，使其能更好地教养孩子，最大限度地发挥家庭教育的作用。[①] 已有研究发现，社会支持是缓解家长养育压力的重要因素。[②] 我国是以家庭育儿为主，每个家庭都存在不同的养育压力，大力建设社会支持网络能有效减轻家长的育儿压力。[③] 较大的育儿压力会对婴幼儿家长的身心健康、生育愿望带来不利影响，同时影响婴幼儿的身心健康发展。[④] 政府应参与社会支持婴幼儿发展，制定相关政策法规，给予资金保障。[⑤] 相关研究表明，社区支持可有效缓解婴幼儿家庭的育儿压力。[⑥] 相关社区支持研究显示，社区内开展的最受婴幼儿家长欢迎的活动是亲子活动，占比高达80.7％。由此可见，社区为婴幼儿及其家长开展亲子活动，不仅有利于婴幼儿的身心健康发展，还能提高亲子互动的质量，为家长赋能，大大提升家长的育儿自我效能感。[⑦]

 有利于宣传科学育儿的理念与方法

　　社区有能力、有条件，可以组织相关人员进行婴幼儿保育与教育方面的学习，同时社区拥有良好的宣传氛围，能召集社区内人员进行各类婴幼儿相关的活动。例如，社区可以开展家长课堂、亲子阅读分享会、亲子健康知识宣讲会等。社区积极宣传婴幼儿家庭早期教育指导的相关内容，主要

　　① 谭慧娟，彭先桃.社区家庭教育的内涵及功能探析 [J]. 长江大学学报（社会科学版），2015，38（11）：67-69.

　　② Abidin R R. The determinants of parenting behavior [J]. Journal of Clinical Child Psychology，1992，21（4）：407-412.

　　③ 李雨霏，袁瑜翎，王玲艳.0—3岁婴幼儿母亲育儿压力现状与影响因素 [J]. 学前教育研究，2019（9）：68-80.

　　④ 小杉正太郎，大塚泰正，島津明人.ストレス心理—個人差のプロセスとコーピング [M]. 东京：川島書店，2002：131-145.

　　⑤ 崔巍，王练.城市年轻母亲育儿感受与育儿支援——基于北京与南京4所幼儿园的调查研究 [J]. 中华女子学院学报，2015，27（2）：93-99.

　　⑥ 罗娟，杨彩霞，朱晓宇，等.社会支持对家庭育儿压力的缓解作用——基于儿童早期发展社区家庭支持服务项目的分析 [J]. 学前教育研究，2020（7）：39-49.

　　⑦ Guskin K A，O'Brien R A. Using logic models to strengthen implementation and outcome evaluation：Collaborations among early childhood home visitation programs [C] //Poster presented at the Head Start Eighth National Research Conference. Washington DC，2006.

目的是根据实际情况有意识地逐步引导和鼓励婴幼儿及其家长参与活动，接受科学育儿知识和理念，提高育儿水平与能力。随着社会形态和家庭教养模式的不断更新，原有的一些婴幼儿教养理念已不能满足家长的教育需求，现今要努力寻找一种能更好地满足婴幼儿家庭现实需求的方法。社区通过对婴幼儿家庭提供支持与引导，可以有效为婴幼儿家庭教育和社区文化的发展提供良好的环境，从而推动学习型家庭的形成。

四　能够为婴幼儿家庭提供多元化服务平台

社区支持涵盖婴幼儿早期家庭教育的各种需求，并根据不同的需求提供不同内容和形式的支持。社区支持可以将传统和现代媒介合理结合，有效地为婴幼儿家长提供信息和情感上的支持，帮助婴幼儿家长提升对婴幼儿教养的理解与认识，从而更好地促进婴幼儿及其家庭的发展。如果家长在教养过程中遇到一些与保教相关的问题，可以反馈给社区，获得相关教育支持。

社区也可作为一个提供有保障转介服务的平台，收集家长反馈的育儿问题、信息，及时归纳整理后再统一寻求外界专业渠道的帮助。社区为婴幼儿家庭提供各种支持服务，不仅可以提高婴幼儿家长的教育水平和教养能力，也能促进婴幼儿的身心健康发展，在维护婴幼儿家庭和谐、促进婴幼儿健康发展的同时，提高了婴幼儿家庭教育的整体水平。此外，社区还要注重推动社区精神文明建设，因为良好的社区文化环境也有助于婴幼儿家庭教育的快速发展。社区建立亲子活动中心为婴幼儿家长搭建了一个交流育儿心得和经验的互动平台、一个增强社区凝聚力的活动平台、一个有效整合社区资源的交流平台，充分调动各类可用资源，构建社区发展共同体。社区支持婴幼儿保育与教育不能仅依靠政府单方面的责任和义务，也不能完全依赖市场的功用，社区托幼服务的良性发展需要政府、市场和社会（包括社区、家庭）形成合力，共同促动。

第三课　婴幼儿社区支持的实践

一　国外社区对家庭教育支持的研究

（一）美国

美国是社区发展比较早、发展程度比较高的国家之一，其在社区发展建设中拥有丰富的实践经验。美国政府为社区发展进行了规划与干预，也为社区发展提供了一个很好的框架，同时在社区发展中进行了大量投资,这使得美国的社区家庭教育得到了飞快的发展。[①]

美国的社区按照不同家庭的需求,组织和安排社区的支持服务。社区的专业指导人员会为婴幼儿家长制订家庭教育的训练方案,为家长提供优质的服务支持。社区会举办丰富多样的活动,也会对婴幼儿家长进行非全天的课程教学。[②] 此外,社区会根据婴幼儿家长的教养需求,开展各种形式的活动,以灵活多样的方式支持婴幼儿家长的教养行为。例如,有的社区通过电视、网络等媒体媒介提供服务;有的社区举办各种活动,如亲子阅读、婴幼儿保健、家长课堂等。美国的社区重视与企业的协作,学校也会积极开展各类与家庭教育有关的活动。美国社区支持家庭教育,实际就是向家长提供非正式的教育指导服务。

美国社区支持婴幼儿家庭教育的项目经验较为丰富。例如,在美国各州开展的"父母即教师"项目(Parents As Teachers Program,PAT)中,政府对那些初为父母的家庭提供资助,让他们从怀孕直至孩子三岁期间都能有机会接受与婴幼儿保教相关的知识与技能。与未参与此项目的儿童相比,参加该项目的儿童认知能力及入学率较要高且身心发展状况更好,父母参与亲子互动活动的频率有所增加、育儿态度及教养知识与技能得到明显提升,这一点在非白人及处境不利家庭中表现得更显著。[③] 该项目曾在多个社区进行试点评估,通过有效性实证研究发现"父母即教师"项目在影响儿童家长的教养方式和亲子互动行为方面一致性较高,且家访计划对处境不利家庭的影响更大一些。[④] 社区中会有受过专业教育和训练的父母成为社区内的"父母指导员",他们会用通俗易懂的方式为社区内需要帮助的父母提供育儿指导与帮助。该项目通过提升家长自身的养育能力,创新婴幼儿家长的参与形式,在社区的支持下,发展出一批具备专业素养的"家长志愿队"。

此外,美国某地曾开展一项以评估社区为基础的入户指导项目 Community-based Enrichment of HV(简称 CBV-HV)。该项目旨在利用社区内部资源有效提高入户指导项目中婴幼儿家长参与率和保留率。[⑤] 该项目包括三种主要方法。

第一种方法是社区主张相关部门积极参与、支持项目的开展。社区设置一个指导委员会,该委员会通常由与社区利益紧密相关的人员组成。婴幼儿家庭相关数据信息和资源等都由社区指导委员会管理。例如,在开展婴幼儿家庭育儿讲坛时,由社区指导委员会首先确定本次开展的教育主题,主题确定后再由具体人员收集与主题相关的育儿知识。在该研究中,社区指导贯穿婴幼儿的成长过程,例如,在日常生活中,所在地教会和学校会在社区发放相关宣传材料。这一举措有效增强了社区对入户指导项目的信任与认可,正是有了社区这一媒介,入户指导项目的开展才愈发顺利。

---

① 李东泉.美国的社区发展历程及经验[J].城市问题,2013(2):89-92.

② 谢芳.美国社区[M].北京:中国社会出版社,2004.

③ 杨启光,孙玉丽.美国"父母即教师"项目(PAT)的发展及效果评估[J].比较教育研究,2012,34(3):47-51.

④ Wagner M,Spiker D,Linn M I.The Effectiveness of the Parents as Teachers Program with Low-Income Parents and Children[J].Topics in Early Childhood Special Education,2002,22(2):67-81.

⑤ Folger A T,Brentley A L,Goyal N K,et al.Evaluation of a community-based approach to strengthen retention in early childhood home visiting[J].Prevention Science,2016,17:52-61.

第二种方法是利用从社区指导委员会获得的科学育儿知识来指导社区内需要帮助的婴幼儿家庭，为其提供额外支持。社区支持婴幼儿家庭的方式是提供固定的地点，每月定期开展产妇支持小组会议和亲子活动。社区还会利用该区域的教堂去分发捐赠的物品，为处境不利的婴幼儿家庭提供物质支持。

第三种方法是社区通过协调员和指导人员来支持入户指导项目的开展。社区会根据婴幼儿家庭的需求，分配不同的社区指导人员对婴幼儿家长进行指导，这能有效满足婴幼儿家庭的个性化需求。社区内的协调员负责统筹规划婴幼儿家庭参与社区开展的活动，起到协调和督促的作用。

（二）德国

德国社区的发展最初是以重视社区内的基本建设为基础，随后逐步实现法治化并且逐步加大资金的投入，原联邦德国以社区为导向的管理模式逐渐细化和多样化。[①] 德国的"邻里之家"是社区家庭教育指导的重要形式。"邻里之家"主要是为社区居民解决各种日常生活中的问题并给予帮助，通过多种形式为家庭提供各种社会福利与保障。社区会举办丰富多样的活动，例如家庭教育讲座、亲子活动、海外访问等。社区还会分发《学习活动项目表》，以便家长能随时掌握本社区开展的各项活动的计划。社区工作人员引导社区内的家庭积极参与自身感兴趣的活动，充分展示自身的技能与知识，以期提高社区家庭的生活质量，改善社区的生活品质，增进邻里间和睦友善的关系。德国的社区高度重视弱势家庭的教育需求，以社区为核心，以政府和企业为辅助，全社区成员共同支持，为弱势群体家庭提供相关服务。[②]

（三）日本

日本是亚洲地区开展社区支持家庭教育最早的国家。日本政府很早就认识到了在社区中开展家庭教育指导服务工作的重要性，非常注重相关教育政策的制定，并在此基础上大力推动社区内家庭教育的发展。日本于1987年推行家庭教育区域交流活动，促进家庭教育与社区支持相结合。日本政府为支持社区开展家庭教育，不惜投入大量资金，把家庭教育融入地方社区自治。[③] 日本社区以"公民馆"为基础，其是婴幼儿家长平时学习与休闲的地方。家长也可在"公民馆"内接受家庭教育指导，这是日本社区教育的一大特点。"公民馆"由日本政府出资建设，是具有代表性、综合性的社区教育机构，也是学校、家庭、社区三个方面的沟通渠道。[④]"公民馆"在社区的支持下，组织

① 王维达. 联邦德国的社区行政任务发展及其启示 [J]. 德国研究，1995（2）：49-52＋45＋61.
② 谢红仔，仇少平. 德国双元制模式对我国社区教育的启示 [J]. 当代教育论坛，2003（4）：82-84.
③ 刘佩芸，孟凡君. 日本社区教育活动特征及启示 [J]. 河北师范大学学报（教育科学版），2012，14（4）：59-61.
④ 姚舜，张德伟. 日本区域教育发展模式管窥——以社区学校为例 [J]. 全球教育展望，2015，44（5）：97-107.

举办了许多活动，例如家庭教育讲座、亲子活动等，还招募和培训社区志愿服务人员，进一步促进社区对家庭教育的支持，鼓励社区家庭参与。

日本社区的发展以居民参与为主，在"官督民办"到"民推官办"再到"官民合作"的过程中，始终坚持以居民为中心，注重居民的参与。日本的社区发展到今天，已经逐步形成了社区居民自觉投入社区建设与自治的意识，居民通过参加社区志愿活动和社区义工组织为社区发展提供建议，很大程度上提升了家庭对社区教育活动的参与程度。[①]

（四）以色列

在以色列，为了保证婴幼儿的教育效果，各社区都非常注重对不同年龄段的婴幼儿家长进行分级教育。社区为了更好地指导婴幼儿家长，会挑选并推荐专业的协调员和家访员。在经过统一的培训之后，每个协调员负责管理几个家访员，每一个家访员则负责指导十多个家庭的家长。在第一年，家访员需要每周去家访一次，在第二年，家访员每两周去家访一次。这样做的目的是让婴幼儿家长更好地了解游戏对于婴幼儿成长的重要意义，为家长赋能，教会其如何高质量地与孩子玩耍。为了保障对婴幼儿家长指导的质量，教育部组织相关专家编写了一套针对 0—2 岁婴幼儿进行指导的教材，教材与活动方案相结合。每套教材含 9 册活动指导数目，每一项活动持续时间为几分钟。家访员每两周会对处境不利的家庭展开一次访问，向婴幼儿家长传递关于保教方面的知识，帮助其营造良好的家庭教育环境，提升父母的教育水平。家访员还鼓励家庭建立互助小组，每两个月开展一次活动，讨论教养孩子的问题，得到了家长们的积极响应和支持。

二　国内社区对家庭教育支持的研究

（一）上海市社区对家庭教育支持的研究

上海市是教育部指定的 0—3 岁婴幼儿早期教育试点地区。从 2006 年起，上海就率先建立了 0—6 岁学前教育一体化管理体系。在政府的指导下，上海市逐步形成了以市、区为单位的早期教育指导中心。静安区地处上海市中心，辖区面积约 37 平方千米，常住人口 97.57 人，下辖 13 个街道 1 个镇、266 个居（村）委会。[②]静安区于 2018 年 12 月被民政部确定为全国第三批社会治理和服务创新试验区，并在此基础上设立了早期教育指导中心。

---

① 胡澎. 日本"社区营造"论——从"市民参与"到"市民主体"[J]. 日本学刊，2013（3）：119-134＋159-160.

② 上海市静安区人民政府. 静安概览［EB/OL］.［2020-01-03］. https://www.jingan.gov.cn/jagl/006012/006012002/hsjamoreinfo.html.

上海市社区早期教育指导中心由妇联牵头，教育局、原卫计委联合成立。[①] 各区教育指导中心的治理结构为：区委和区政府为权力机构；区妇联、区教育局、区卫健委为决策机构；幼儿和家庭教育指导中心为执行机构；区教育指导中心的工作人员大多为具有本科学历及在编的幼儿园教师。早期教育指导中心能有效协调各部门之间的配合与工作，更好地发挥各职能部门的功用。科学合理的课程安排是早期教育指导中心的核心，课程设置要符合不同年龄阶段婴幼儿的发展情况及婴幼儿家庭的需求，及时、按需获得婴幼儿早期保育与教育指导对婴幼儿及其家人而言是极为重要的。课程内容是将美国《FPG 早教方案》进行本土化改良，针对不同月龄的婴幼儿设计不同的课程。除此之外，早期教育指导中心定期开展专题讲座、亲子活动、家长线上交流等活动。

上海市静安区的早期教育指导中心根据婴幼儿家庭的个性化需求设计了丰富多样的活动课程，以集中指导为主，结合个别指导，开展多类别的婴幼儿早期教育指导服务，有效依托社区这一平台促进了婴幼儿家庭与幼儿园教师和社会各方资源的合作，形成合力，共同促进婴幼儿早期教养的发展。但经费、场地、人员等方面的限制在一定程度上阻碍了社区活动的开展。

（二）北京市社区对家庭教育支持的研究

全国妇联儿童工作部与联合国儿童基金会 2013—2018 年合作开展了"儿童早期发展社区家庭支持服务项目"（简称 ECD 项目），惠及 6 万余人。该项目在湖南、湖北、河北的 13 个区县选择经济较为落后的 62 个社区，每个社区设置了面积不少于 20 平方米的"社区儿童早期发展活动中心"，通过专家团队的悉心指导与培养，每个活动中心配备 1~2 名固定志愿者（每月给予少量的酬金）及 1 名妇女干部，按照项目机制定期为婴幼儿家庭提供科学的教育与指导，确保每个婴幼儿都能拥有一个良好的开端。[②]

社区支持婴幼儿家庭发展的服务内容包括以下几个方面。

1. 开放亲子活动中心

社区每周会至少开放五天亲子活动中心，为婴幼儿提供安全、便利的日常活动环境。亲子活动中心配备了可供婴幼儿玩耍的设施，婴幼儿家长也可在此与其他家长交流育儿知识与经验。社区组织亲子游戏、亲子阅读等免费活动供婴幼儿及其家长参与。亲子活动中心促进亲子关系和谐发展的同时，为家长赋能。

2. 开办家长课堂

社区牵头邀请各类专家开展家长课堂活动，宣传科学的育儿理念，引起家长对婴幼儿早期教养的重视。此外，专家也可为有育儿困惑的家长答疑解惑，提供咨询与指导服务。

① 白鸽，夏婧. 基于社区的早期家庭教育指导服务模式：治理结构与运行机制［J］. 教育发展研究，2022，42（2）：55-62.

② 罗娟，杨彩霞，朱晓宇，等. 社会支持对家庭育儿压力的缓解作用——基于儿童早期发展社区家庭支持服务项目的分析［J］. 学前教育研究，2020（7）：39-49.

3. 社区宣传与转介服务

社区充分利用各种途径进行社区动员，宣传婴幼儿保教相关知识，在社区内营造健康的有利于婴幼儿发展的早期教养环境，构建了便捷可靠的供家长交流联系的平台。社区和有关部门保持良好的沟通，及时上报本社区处境不利的婴幼儿家庭的情况，为其提供更为有效的社区支持。

4. 社区提供入户指导服务

社区定期对婴幼儿家庭提供入户指导服务，对不方便外出参加社区活动或有其他特殊情况的家庭进行入户指导，根据这些家庭的具体需求提供个性化的服务。

（三）香港社区对家庭教育支持的研究

香港的社区服务大多是社区组织行为，其中主要包括中心托管小组和社区保姆服务两部分。中心托管小组照顾的多为3—9岁的儿童，社区保姆服务多面向9岁以下的儿童。[1] 在香港，社区保姆是一种特殊的社会现象。服务中心依据每个社区具体情况设置"社区保姆"的基本要求。例如香港的天水围区，对社区保姆的要求是有爱心和有责任心的女士。符合条件的女士将会参加培训课程以及30小时实习课程。社区保姆还要符合个人家庭安全、卫生评估等要求，并接受由服务中心提供的不定时家访和后续的跟踪管理服务。政府对于在社区从事相关婴幼儿服务的人员会给予一系列福利，如奖金等。

拓展阅读
扫一扫，了解北京市D区教育部门主导下对社区家庭教育的研究。

---

① 肖锐琴，林楚燕. 香港婴幼儿服务设施体系的构成特征及其规划启示 [J]. 上海城市规划，2022（3）：115-121.

◇ **单元小结**

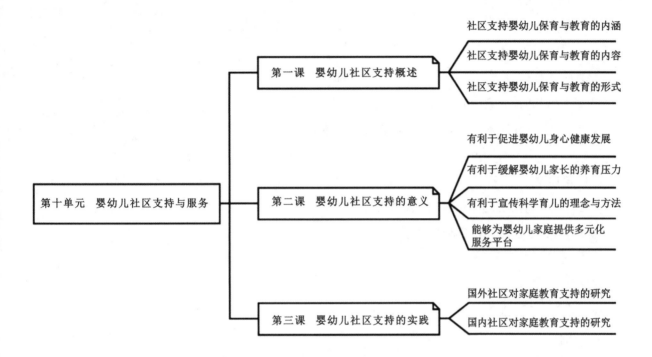

　　本单元首先对婴幼儿社区支持进行概述，其中包括社区支持婴幼儿保育与教育的内涵、内容及形式。之后介绍了婴幼儿社区支持的意义。现今由于种种原因，社区对婴幼儿保育与教育的服务存在缺口，社区资源未能得到充分利用。我国各级政府除了加大对 0—3 岁婴幼儿的财政投资力度之外，还应进一步完善相关政策法规，为婴幼儿家庭提供多元化服务平台，涵盖婴幼儿早期家庭教育的各种需求，根据不同的家庭需求提供不同内容和形式的支持。社区支持还可以将传统和现代媒介进行整合，有效地为婴幼儿家长提供信息和情感上的支持，帮助婴幼儿家长提升对婴幼儿教养的理解与认识，从而更好地促进婴幼儿及其家庭的发展。

　　最后，本单元讲授了婴幼儿社区支持的实践，其中包含国内外社区对家庭教育的支持与研究，帮助读者拓宽视野。

思考与练习

1. 选择题

（1）2022 年 1 月 1 日起，（　　）正式实施，随后全国妇联、教育部等 11 个部门联合印发了《关于指导推进家庭教育的五年规划（2021—2025）》。

A.《家庭教育法》 　　　　　　　　　　B.《家庭教育促进法》

C.《家庭教育促进条例》 　　　　　　　D.《家庭教育政策法》

（2）社区对婴幼儿及其家庭的支持包括（　　　）（多选）。

A. 物质支持 　　　　　　　　　　　　B. 交往支持

C. 信息支持 　　　　　　　　　　　　D. 情感支持

2. 简答题

（1）请简述社区支持的概念。

（2）请简述社区支持婴幼儿保育与教育的具体形式。

3. 论述题

（1）试论述社区支持婴幼儿保育与教育的意义。

（2）试论述社区支持婴幼儿保育与教育的形式。

实践与实训

【实训一】

结合本章所学内容，任选一个社区，对其情况进行分析，结合具体的社区支持婴幼儿保育与教育的情况，分析与总结该社区有关婴幼儿保育与教育现状，发现问题并提出改进措施。

目的：了解社区对婴幼儿保育与教育的重视与发展程度，发现不足，思考改进措施。

要求：根据社区的实际情况，分析社区的支持对婴幼儿保育与教育的影响，并举例说明。

形式：实地观察与分析。

【实训二】

参观乡镇和城市的不同社区，对所见的不同类型的社区情况进行分析，结合具体例子总结不同社区对婴幼儿发展支持的影响。

目的：了解不同类型社区对于婴幼儿保育与教育的支持情况，找出异同，进行分析。

要求：以小组为单位，参观不同类别的社区，分别写出各个社区支持婴幼儿保育与教育的现状，分析问题产生的原因。找出乡镇和城市社区在社区支持婴幼儿发展方面的异同，进行客观的评析，并谈谈启示。

形式：小组合作。

参考文献

[1]［美］伯顿·L.怀特.从出生到3岁:婴幼儿能力发展与早期教育权威指南［M］.宋苗,译.北京:北京联合出版公司,2016.

[2]［美］达娜·萨斯金德.父母的语言:3000万词汇塑造更强大的学习型大脑［M］.北京:机械工业出版社,2017.

[3]［美］劳拉·E.贝克.儿童发展［M］.5版.吴颖,等译.南京:江苏教育出版社,2002.

[4]［美］塔尼娅·奥尔特曼.美国儿科学会育儿百科［M］.7版.唐亚,等译.北京:北京科学技术出版社,2020.

[5]［意］蒙台梭利.蒙台梭利敏感期早教手册:0—6岁品格习惯培养全书［M］.张丽,孙丽娟,译.北京:北京理工大学出版社,2017.

[6]Folger A T,Brentley A L,Goyal N K,et al. Evaluation of a community-based approach to strengthen retention in early childhood home visiting［J］. Prevention Science,2016,17:52-61.

[7]Goal M D. Laying the foundations:Early childhood care and development［J］. Save the Children,2012,43（1）:132-139.

[8]Hoagwood K E,Cavaleri M A,Serene Olin S,et al. Family support in children's mental health:A review and synthesis［J］. Clinical child and family psychology review,2010,13（1）:1-45.

[9]University of Alberta Evidence—based Practice Center,Edmonton,Alberta,Canada. The Effectiveness of Different Methods of Toilet Training for Bowe land Bladder Control［M］. AHRQ Publication,2006.

[10]鲍秀兰等.婴幼儿养育和早期教育实用手册:0～3岁儿童最佳的人生开端［M］.北京:中国妇女出版社,2020.

[11]陈帼眉.学前心理学［M］.北京:北京师范大学出版社,2015.

[12]陈荣华,赵正言,刘湘云.儿童保健学［M］.5版.南京:江苏凤凰科学技术出版社,2017.

[13]崔焱,张玉侠.儿科护理学［M］.7版.北京:人民卫生出版社,2021.

[14]邓和平,蔡迎旗.我国婴幼儿照护服务政策的演进逻辑、问题及改进思路——基于"理念—任务—工具"的分析框架［J］.基础教育,2022,19（2）:69-77.

[15] 丁建云，武现珍，李琼．婴幼儿生活照料与保健［M］．上海：上海交通大学出版社，2022.

[16] 顾荣芳．学前儿童卫生学［M］．南京：江苏凤凰教育出版社，2006.

[17] 关颖．家庭教育社会学［M］．北京：教育科学出版社，2014.

[18] 洪阳，陈文凯，刘玉华．婴幼儿卫生与保健［M］．北京：中国人口出版社，2022.

[19] 蒋一方．0～3岁婴幼儿营养与喂养［M］．上海：复旦大学出版社，2011.

[20] 金春燕，卢陈婵．婴幼儿生活照护［M］．上海：复旦大学出版社，2022.

[21] 李敬，区绮云，刘中勋．托育机构组织管理导论［M］．北京：中国人口出版社，2022.

[22] 李涛．学前儿童家庭与社区教育［M］上海：华东师范大学出版社，2017.

[23] 刘昊．托育机构质量管理与自我评估指导手册［M］．北京：教育科学出版社，2022.

[24] 刘玺诚，王惠珊．婴幼儿睡眠与成长［M］．北京：中国中医药出版社，2011.

[25] 刘中一．普惠托育服务的内涵、实现路径与保障机制［J］．中州学刊，2022（1）：99-105.

[26] 蒙台梭利．蒙台梭利早期教育法［M］．龙玫，译．杭州：浙江工商大学出版社，2018.

[27] 人力资源和社会保障部，中国就业培训技术指导中心．育婴员［M］．北京：海洋出版社，2013.

[28] 史建强，张锡宝．儿童皮肤病学［M］．北京：科学出版社，2017.

[29] 史明洁．婴幼儿营养、安全与卫生实务［M］．南京：东南大学出版社，2016.

[30] 王道俊，郭文安．教育学［M］．6版．北京：人民教育出版社，2009.

[31] 王红．0—3岁婴幼儿家庭教育与指导［M］．上海：华东师范大学出版社，2020.

[32] 王萍．学前儿童保育学［M］．北京：清华大学出版社，2015.

[33] 王卫平，孙锟，常立文．儿科学［M］．北京：人民卫生出版社，2018.

[34] 向洪，张文贤，李开兴．人口科学大辞典［M］．成都：成都科技大学出版社，1994.

[35] 薛烨，朱家雄等．生态视野下的学前教育［M］．上海：华东师范大学出版社，2007.

[36] 杨菊华．理论基础、现实依据与改革思路：中国3岁以下婴幼儿托育服务发展研究［J］．社会科学，2018（9）：89-100.

[37] 尹凤玲，金梅，路中等．婴幼儿健康与预防保健［M］．济南：山东科学技术出版社，2014.

[38] 张力．婴幼儿照护服务立法：目标定位、问题与路径［J］．求索，2021（4）：145-155.

[39] 张莉．儿童发展心理学［M］．武汉：华中师范大学出版社，2014.

[40] 张亮．中国儿童照顾政策研究——基于性别、家庭和国家的视角［M］．上海：上海人民出版社，2016.

[41] 张原震，邓卫东，王晖．托育服务政策法规与职业伦理［M］．北京：中国人口出版社，2022.

[42] 中华医学会儿科学分会．儿童保健与发育行为诊疗规范［M］．北京：人民卫生出版社，2015.

[43] 周昶，尹毅．婴幼儿生活保育［M］．北京：高等教育出版社，2022.

版权声明

为了方便学校课堂教学，促进知识传播，便于读者更加直观透彻地理解相关理论，本书选用了一些优质文字案例，以及图片和视频资源。为了尊重这些内容所有者的权利，特此声明，凡本书中选用的内容，版权、著作权均属于原作品版权人、著作权人等。

在此向这些作品的版权所有者表示诚挚的谢意！由于客观原因，我们无法联系到您，如您能与我们取得联系，我们将在第一时间改正任何错误或疏漏。

与本书配套的二维码资源使用说明

本书部分课程及与纸质教材配套数字资源以二维码链接的形式呈现。利用手机微信扫码成功后提示微信登录，授权后进入注册页面，填写注册信息。按照提示输入手机号码，点击获取手机验证码，稍等片刻收到 4 位数的验证码短信，在提示位置输入验证码成功，再设置密码，选择相应专业，点击"立即注册"，注册成功。（若手机已经注册，则在"注册"页面底部选择"已有账号，立即登录"，进入"账号绑定"页面，直接输入手机号和密码登录。）接着提示输入学习码，刮开教材封底防伪涂层，输入 13 位学习码（正版图书拥有的一次性使用学习码），输入正确后提示绑定成功，即可查看二维码数字资源。手机第一次登录查看资源成功以后，再次使用二维码资源时，在微信端扫码即可登录进入查看。